医学研究相关安全防护与法规

主　　编　彭宜红　王嘉东

副主编　王　岳　胡　新　王　杰

编　　委　（按姓氏笔画排名）

王　杰　王　岳　王　玲　王维虎　王嘉东

刘小云　李小满　李六亿　吴　昊　邹清华

张冰丽　赵慧云　胡　新　彭宜红

秘　　书　邓　娟

U0197285

北京大学医学出版社

YIXUE YANJIU XIANGGUAN ANQUAN FANGHU YU FAGUI

图书在版编目（CIP）数据

医学研究相关安全防护与法规 / 彭宜红，王嘉东主
编. -- 北京 ： 北京大学医学出版社，2024. 9. -- ISBN
978-7-5659-3225-0

Ⅰ. R318；D922.161

中国国家版本馆CIP数据核字第20248PZ357号

医学研究相关安全防护与法规

主　　编：彭宜红　王嘉东

出版发行：北京大学医学出版社

地　　址：（100191）北京市海淀区学院路 38 号　北京大学医学部院内

电　　话：发行部 010-82802230；图书邮购 010-82802495

网　　址：http：//www.pumpress.com.cn

E－mail：booksale@bjmu.edu.cn

印　　刷：北京瑞达方舟印务有限公司

经　　销：新华书店

责任编辑：靳 奕　　责任校对：靳新强　　责任印制：李 啸

开　　本：787 mm×1092 mm　1/16　印张：16.25　字数：426 千字

版　　次：2024 年 9 月第 1 版　2024 年 9 月第 1 次印刷

书　　号：ISBN 978-7-5659-3225-0

定　　价：55.00 元

本书由

北京大学医学出版基金资助出版

前　言

生物医学领域是一个跨学科的交叉领域，涉及生物学、基础医学、临床医学、药学、公共卫生等学科。生物医学研究涉及生物技术、临床试验、流行病学及公共卫生防控、药物及疫苗研发等，这些实践活动都可能涉及病原微生物、危险化学品和放射性物质，因此相关工作具有并可带来潜在风险与威胁。由此可见，生物医学领域的实践活动在追求创新、深入探索以期解决实际问题的同时，必须将"安全"视为基础，并将其作为生物医学研究工作的首要前提。具备病原微生物、危险化学品、放射性物质的危害性知识，掌握正确、有效的防护方法及相关法规政策，可以降低安全风险，保障实践活动的正常进行，避免对人群及环境造成不必要的危害，进而为人类社会的安定及可持续发展提供重要保障。

生物安全是构成国家安全的基本要素之一，其重要性在科技进步和社会安全需求的提高过程中得到了显著强化。20 世纪 50 年代，随着微生物学和分子生物学的快速发展、实验室感染事件的频发，以及人们对传染病认识的提高，生物安全的重要性开始得到广泛关注。20 世纪 70 年代，重组 DNA 技术的发展引发了新的生物安全及伦理问题，科学家开始关注生物安全风险和制定相应的防护措施。1983 年，世界卫生组织（World Health Organization，WHO）出版了《实验室生物安全手册》（*Laboratory Biosafety Manual*）。1984 年，美国出版了《微生物和生物医学实验室生物安全》（*Biosafety in Microbiological and Biomedical Laboratories*，BMBL）。由此，实验室生物安全的重要概念及基本原则出现，并成为指导各国制定并建立安全的微生物学操作规范。21 世纪初，生物安全等级实验室和生物安全柜在实际工作中的应用，进一步增强了人们对生物安全风险的意识，并促使人们不断完善保障措施。随后，全球化的进程和生物恐怖威胁又使生物安全进入了一个全新的发展阶段。对新发传染病的防控和生物实验室工作的管理，当今国际组织及各国政府已经形成了一整套严格和不断完善的法规和制度。生物安全及防护的意识及要求已深入到生物医学领域中的科学研究、临床实践、教育教学，以及生产活动等方面。

放射医学是研究电离辐射对人类健康影响的科学。早年的放射医学主要研究射线带来的局部损伤和肿瘤放射治疗中的生物学问题，即医学放射生物学阶段。第二次世界大战末期，原子能用于战争，高剂量的照射对人类健康造成极大的危害，引起了急性放射病等危害效应。放射医学工作者投入相当大的努力进行研究，放射医学进入了核医学的发展阶段。目前，随着辐射源和核能的广泛应用，人类在最大限度利用电离辐射源和核能的同时，应加强辐射防护，尽量避免或减少电离辐射可能引起的辐射危害。放射医学安全与防护是保障辐射技术在科学研究、医学诊断和治疗中的大规模应用的重要基础，对保障从业人员、患者和环境的辐射防护均具有重要的意义。

化学实验室是高校，特别是医药院校进行教学和科学研究的重要场所，也是生物医学研究中安全与防护的重要组成部分。化学安全主要关注药品、仪器、化学反应及人员安全等方面。化学试剂是化学实验室的主角，大量的药品被归为危险品，因其易燃、易爆、有毒、具有腐蚀性、放射性，不少常见药品被国家管控为易制毒、易制爆、剧毒或麻醉药品、精神药品。化学实验室内还有各种大中型分析、制备、测试、鉴定仪器，很多仪器的操作复杂，运行环境严格，高温、高压、高速设备都可能对人员造成潜在的风险，需要严格按照规程操作。化学反应研究是化学实验室的主要工作之一，大量反应需要在非常规条件下进行，这些都对化学实验室的安全和防护提出了严格要求。化学安全与防护涉及实验室化学品的潜在风险，强调如何安全地处理和储存化学物质，并在紧急情况下做出妥善的应对。目的是防止化学物质对人员和环境带来的潜在损害，确保实验的可持续进行，同时保障科研人员和公众的健康安全。

高校生物医学实验室，不仅是学术探索和医疗创新的前沿阵地，更是生物安全管理的关键区域，还承载着培养新时代创新型人才和科技创新的使命。实验室安全是高校安全工作的重要组成部分，实验室安全教育已经被纳入大多数高校相关专业的本科生和研究生教学培养方案。因此，深入理解和掌握生物医学实践中的安全和防护原则、操作规程以及相关的法规政策，是生物医学专业的学生以及工作人员必须具备的知识及职业素养。我们必须深入理解生物医学实验室面临的安全与防护挑战，不断增强安全意识，营造一个安全可靠的工作环境，共同维护国家安全和公共卫生福祉。

本教材的前身是北京大学医学出版社 2007 年出版的《生物医学安全与法规》，本教材更新并增加了近年相关领域的新进展及新法规，涵盖了生物医学、放射医学以及医用化学实验室安全与防护等交叉学科内容，并结合一些生动案例来总结经验教训或解说法规条文。此外，本教材配有同名称的线上课程，由教材的编写者亲自讲授。教材及课程适用于研究生进入科研实验室和临床工作的岗前培训，临床医务工作者和医学科研人员亦可参考使用。

由于出版物时效性的限制，如新颁布的国家相关法规政策与本教材内容不同，以新的法规政策为准。对于本书不足之处，请读者批评指正。

编者

2024 年 5 月

目　录

第一篇　生物安全与防护

第二篇　生物及医学放射安全与防护

第三篇　医用化学实验室安全与防护

第一篇

生物安全与防护

　　生物医学融合了生物学、基础医学、临床医学等多领域，是学术研究与医疗实践及科技创新的前沿，也是生物安全管理的重要领域。生物安全与防护是预防、控制病原微生物，以及有害生物因子对人类、动物、植物、环境造成危害的一系列措施。其目的是防止生物污染，控制传染病传播，保障生命健康与生物多样性，维护社会稳定和全球公共卫生安全。

第一章 实验室生物安全

根据《中华人民共和国生物安全法》（下文简称《生物安全法》）的定义，生物安全是指国家有效防范和应对危险生物因子及相关因素威胁，生物技术能够稳定健康发展，人民生命健康和生态系统相对处于没有危险和不受威胁的状态，生物领域具备维护国家安全和持续发展的能力。因此《生物安全法》所指的生物安全具有**生物安全**（biosafety）和**生物安保**（biosecurity）两层含义，其主要关注的是生物武器扩散、生物恐怖威胁、重大传染病、异常突发疫情、非法获取病原微生物，以及非和平目的应用生物技术，或蓄意施放有害生物等非法行为的防范与控制等问题。因此，生物安全问题也是国家公共安全问题的重要组成部分。

实验室（laboratory）是进行科学实验、研究和分析的专门场所。**病原微生物实验室**是对致病性微生物等生物危害因子进行科学研究、教学、检测、诊断等活动的实验场所，也是专业人才培养的基地。病原微生物实验室也称为**生物安全实验室**（biosafety laboratory），即根据不同的实验目的，通过实验室的设计与建造、必要设施设备的配置和布局、个人防护装备（personal protective equipment，PPE）的使用，通过严格遵守预先制定的安全操作程序、标准操作规范（standard operating procedure，SOP）和管理规定等综合措施，达到保护实验样品、保护实验人员安全、保护环境不被污染，能安全、正确地开展人及动物疾病诊断、检测、监测，以及研究和教学等活动的实验室。**生物安全实验室的主要研究对象**包括各种病原微生物、毒素、基因工程载体及生物等，这些材料都具有感染性。此外，实验室活动产生的废弃物也可能具有感染性。因此，病原微生物实验室的安全问题就是实验室生物安全问题。

据统计，从事病原微生物研究的工作人员发生实验室感染的概率较普通人群高 5～7 倍。实验室感染不仅损害实验室工作人员的健康，给所在单位、部门带来不利影响，甚至可造成疾病的流行，危及人群健康和生命安全，乃至妨碍社会经济发展以及社会的安定。为此，应高度重视实验室生物安全，防止实验室生物危害，保障研究者和公众的健康与安全。

第一节 实验室生物安全概述

实验室生物安全是确保科学研究和公共卫生安全的重要领域。从早期的简单防护到现代的严格规范，其发展历程见证了科学与伦理的不断进步。本章将探讨将追溯其发展历史，阐释相关概念，并介绍其在保障科研与公共卫生安全的核心功能。

一、实验室生物安全发展史

实验室生物安全理念的起源与传染病、实验室感染、生物武器的生产有关，且与实验室感染事件频发密切相关。1886 年，德国细菌学家科赫（Robert Koch）报告了首例实验室感染事件，即德国柏林的一名学生在处理霍乱弧菌培养物时被感染并发病。随后，伴随着病原微生物研究的不断发展，发生在实验人员中实验室感染意外事件不断出现，如伤寒、霍乱、鼻疽、布鲁菌病等。此外，第二次世界大战期间，美国、日本、德国、苏维埃社会主义共和国联盟（苏联）等利用致病性病原微生物制造生物战剂，导致这些实验室的实验室感染事件高发。20 世纪中后期，美国等国家调查发现，实验室人群中微生物感染事件比普通民众高 5~7 倍，凸显实验室微生物感染问题的严重性。

20 世纪 50 年代以来，随着现代生物技术的发展，特别是基因工程技术的迅猛发展，新出现的重组 DNA 技术带来的潜在安全风险，逐渐引起了全球广泛关注。

1975 年，以美国分子生物学家 Paul Berg 为首的全球 150 多名生物学家，在美国加州阿西洛马（Asilomar）举行会议，制定了《阿西洛马会议声明：重组 DNA 分子研究准则》（*Summary Statement of the Asilomar Conference on Recombinant DNA Molecules*）。该文件强调了重组 DNA 技术的风险和采取安全措施的必要性，推荐所有实验室在进行重组 DNA 实验前进行风险评估。阿西洛马会议被视为现代生物安全政策的起点，促进了全球对生物技术研究安全性的重视，同时也体现了科学界对新兴技术潜在风险的前瞻性思考和负责任的态度。

1976 年，美国国立健康研究院（National Institutes of Health，NIH）发布《NIH 重组 DNA 分子研究指南》（*Guideline for Research Involving Recombinant DNA Molecules*），首次提出"生物安全"（biosafety）概念，即："为了使病原微生物在实验室受到安全控制而采取的一系列措施"（a series of procedures in the laboratory to ensure that pathogenic microbes are safely contained），此处定义的"生物安全"仅指实验室生物安全，属于狭义生物安全概念，此后生物安全含义的拓展都是基于这一概念而来。该指南成为首份针对生物安全的官方规范性文件，并不断在线更新。

1983 年，WHO 发布首份《实验室生物安全手册》（*Laboratory Biosafety Manual*，LBM），这是全球实验室生物安全管理体系中的一个重要文件，分别于 1983、1993、2004、2020 年发布了 4 版；最新版的手册强调根据实际情况开展以循证为基础的风险评估，鼓励在共同认可的生物安全基本概念的基础上，各国制定各自的政策和实践，在全球范围被业内广泛认可。

1984 年，美国 NIH 和疾病控制与预防中心（Centers for Disease Control and Prevention，CDC）联合编写发布了《微生物和生物医学实验室的生物安全》（*Biosafety in Microbiological and Biomedical Laboratories*，BMBL），系统阐述了美国实验室生物安全与防护的风险管理和操作规范，提供了微生物和生物医学实验室安全管控生物危害的指导建议和最佳实践，为专业人员及相关机构制定实验室生物安全政策和规范的重要参考依据。在第一版 BMBL 中，首次提出将生物安全防护水平（biosafety level，BSL）分为 1、2、3 和 4 级，即 BSL-1、BSL-2、BSL-3 和 BSL-4，BSL-4 是最高防护级别。截止到 2020 年 BMBL 共发布 6 版。

为了保障实验室生物安全，生物安全实验室也在不断发展。1947 年 NIH 建立了首个微生物安全研究实验室，1984 年，美国 CDC 和美国陆军传染病医学研究所建立全球第一个 BSL-4 实验室。此外，20 世纪 80 年代起，加拿大、德国、法国、英国、瑞士、日本和新加坡等国不断丰富和完善本国的实验室生物安全建设标准，相继建立了各自的高等级生物安全实验室和生物安全管理体系。

随着实验室生物安全技术及相关产业的快速发展，对人员培训、生物安全防护技术、仪器设备等提出了更高的要求。为此，很多国家和地区先后成立了生物安全协会，以期开展快速、畅通的信息交流，促进行业发展，努力保障实验室生物安全，如美国生物安全协会、欧洲生物安全协会、亚太生物安全协会等。

2003 年严重急性呼吸综合征（severe acute respiratory syndrome，SARS）疫情之后，我国实验室生物安全工作得到了高度重视。2004 年 11 月国务院颁布了《中华人民共和国病原微生物实验室生物安全管理条例》，卫生部等有关部委相继制定和发布了一系列配套的法规、标准及文件。例如，卫生部 2006 年发布的《人间传染的病原微生物名录》（2023 年更名为《人间传染的病原微生物目录》）、《人间传染的病原微生物菌（毒）种保藏机构管理办法》《可感染人类的高致病性病原微生物菌（毒）种或样本运输管理规定》《人间传染的高致病性病原微生物实验室和实验活动生物安全审批管理办法》等法规。制定了中华人民共和国国家标准《实验室 - 生物安全通用要求》（GB19489—2008）、中华人民共和国卫生行业标准《微生物和生物医学实验室生物安全通用准则》（WS233—2002）、中华人民共和国国家标准《生物安全实验室建筑技术规范》（GB50346—2008）和中华人民共和国医药行业标准《生物安全柜》（YY 0569—2005）等。这些法规、标准的制定和出台，使我国实验室生物安全工作逐渐步入法制化和规范化的轨道。实验室生物安全工作得到了快速发展，越来越受到各方面高度重视，并已成为新时期国家安全的重要组成部分。国家对实验室生物安全管理的不断加强，支持力度不断加大，促使我国的生物安全实验室建设进入了蓬勃发展的新时期。

二、基本概念

微生物和生物医学实验室生物安全的发展已经有近 70 年的历史了，已形成了一套完整的理论、技术和标准，同时也形成了一些专用的概念和名词。为了更好地理解实验室生物安全的理念，需要了解以下几个基本概念：

1．生物安全（biosafety） 控制生物因素的危害，维护生命健康、生态环境、社会经济的安全状态。生物因素包括自然存在和转基因的动物、植物、微生物等生物因子，以及生物技术。

2．生物安保（biosecurity） 保护微生物资产不被盗窃、丢失或转移，以防止其未经授权的获取、丢失、盗窃、滥用、转移或故意释放，导致这些病原体的不当使用，造成公共卫生损害，甚至危害国家利益。

3．实验室生物安全风险（biosafety risk） 病原微生物实验室涉及的病原微生物和其毒素具有感染性和致病性，有可能对人、环境和社会造成危害，或存在一定的危害的概率以及可能后果。

4．实验室生物安全（laboratory biosafety） 在从事病原微生物实验活动中，避免病原微生物对工作人员和相关人员造成危害，对环境造成污染和对公众造成伤害，以及为了保证试验研究的科学性，保护被实验因子免受污染。

5．病原微生物实验风险评估（risk assessment） 评估实验室中进行病原微生物实验活动的风险大小以及确定其是否可接受的全过程。风险评估是生物安全的核心内容，是制定和实施生物安全防护措施的科学依据。

6．生物安全防护水平（biosafety level，BSL） 针对微生物危险度等级，由实验室操作和技术、安全设备和实验室设施组合而确立的相应生物安全防护级别。

7．微生物危险等级（risk group of microorganisms） 依据微生物的致病性、传染性、宿主范围、临床可用的治疗与预防措施等因素，将微生物的危害程度进行分级。通过微生物危险度等级来确定适当的生物安全防护水平，实施有效的分级防护与管控，以避免和控制其对生命健康、环境生态和社会经济发展造成生物危害。

8．生物安全实验室（biosafety laboratory）　根据不同实验操作目的，通过实验室设计与建造、必要设施与设备的配置和布局、个人防护装备的使用、安全操作程序、标准操作规范和管理规定等综合措施，达到保护实验样品、保护实验人员安全、保护环境不被污染，能安全、正确地开展人及动物疾病诊断、检测、监测，以及研究和教学等活动的实验室。根据处理对象的危险程度，依照生物安全防护水平（BSL）由低到高，把生物安全实验室分为4级，即BSL-1、BSL-2、BSL-3和BSL-4实验室。从事动物感染研究的生物安全实验室称为动物生物安全实验室，按照生物安全防护水平的高低，动物生物安全实验室可以分为4级，即ABSL-1、ABSL-2、ABSL-3和ABSL-4实验室。

9．实验室感染（laboratory-associated infection）　实验室工作人员及有据可查的非实验室人员，被实验室内病原体感染而发病，又称为实验室获得性感染（laboratory-acquired infections，LAIs）。

10．一级防护屏障（primary barriers）　指为了消除或减小实验室操作人员暴露于感染性材料，在人员与感染物料之间设立一个物理隔离屏障。一级防护屏障包括工作区域的生物安全柜及类似的设备、个人防护装备、密闭容器等。

11．二级防护屏障（secondary barriers）　指防止实验室活动过程中产生的感染性"三废"[废气、废液和固体废弃物（废固）]逸出实验室污染外环境，通过实验室设施建立一道物理防护屏障。BSL-1和BSL-2实验室的二级屏障包括将实验室工作区域和自动关闭的门以及消毒设备（如高压蒸汽灭菌器）和洗手装置。BSL-3和BSL-4实验室的二级屏障包括保证定向气流的特殊通风系统、高效粒子空气过滤器（high efficiency particulate air filter，HEPA）、消毒设备（如高压蒸汽灭菌器）、把实验室与公共区域分开的控制通过区等。

12．生物安全柜（biological safety cabinet，BSC）　是一种具有向内定向气流的负压箱形安全设备，能够保护操作者和实验室内外环境不受操作产生的有害危险物质和微生物气溶胶的暴露和污染，保护实验样品不受环境物质的污染。按防护能力生物安全柜分为Ⅰ级、Ⅱ级、Ⅲ级。

13．个人防护装备（personal protective equipment，PPE）　是指在实验室工作中，实验人员随身穿戴的防止人员个体受到生物性、化学性或物理性等危险因子伤害的器材和用品。使用的目的是屏蔽有害因子不与人体发生直接接触。

14．感染性废弃物处置（treatment of infectious waste）　对携带病原体的废弃物进行处理，消除其感染性的活动。感染性废弃物主要指科研、疾病预防控制、教学、生产和医疗救治活动中产生的各种含有病原体的废弃物质，包括废气、废液和固体废弃物。这些废弃物携带的病原体具有感染性，可污染环境，造成人员感染和疾病传播，必须经过物理化学等方法消除其感染性，使之无害化。

三、实验室生物安全的主要功能及原理

（一）实验室生物安全的主要功能

1．保护实验室内外环境的安全　通过设施的标准化设计，确保实验室在生物安全防护

方面符合国家标准的要求，实现对实验室外部环境和内部环境的生物安全防护。同时，对实验活动中产生的感染性废物"三废"进行无害化处理，防止对环境造成感染材料的污染。

2. 保护实验室工作人员的安全　配备个人防护装备和安全设备（如二级生物安全柜等），确保实验室工作人员在实验活动中得到安全防护。

3. 保障感染性实验材料的安全　通过对实验活动的风险评估，并建立标准操作技术规范，有效地防止操作人员的随意操作，保护感染性实验材料的安全，防止交叉污染和失窃，有效地避免或降低实验过程中的生物危害风险，保障工作人员的安全。

（二）实验室生物安全原理

实验室生物安全是指按照相关法规和标准的要求，通过设施建设、安全设备配置和日常管理等措施，使实验室的生物安全条件和状态达到可以接受的水平，从而避免实验室人员、来访人员、社区及环境受到感染性因子的感染威胁和污染危害。实验室生物安全原理主要包括感染性生物因子的风险识别、风险评估和风险控制。

1. 风险识别　指对实验室使用的微生物可能对人员和动物造成的危害风险进行必要判定，包括病原体来源、致病性及感染途径、有效的治疗及预防措施，以及既往的感染事件等。

2. 风险评估　指对实验室可能使用的有危害的或有潜在危害的微生物以及可能携带这些有危害性微生物的材料进行评估，以确定对实验室工作人员、社区和环境造成的风险。风险评估应包括：现有的实验室设施、现有且在使用的安全设备、拟用的生物因子或可能携带有害生物因子的材料、人员现状和现行的标准操作规范。

3. 风险控制　风险控制是指在风险评估的基础上，按照国家和行业制定的法律法规、技术标准以及单位建立的生物安全管理规范，对评估发现的风险采取必要的措施来消除风险或将风险降低到可接受的程度。

第二节　实验室感染

实验室工作人员及有据可查的非实验室工作人员被实验室内的病原微生物或医学寄生虫感染或发病，统称为实验室感染。生物安全实验室的出现以及数量的不断增加，实验室感染事件也随之增加。1965 年，Wedum AG 研究发现，实验室感染中 65% 以上是由微生物气溶胶引起的。1978 年，美国学者 Pike RM 对 1941—1976 年间全世界 3921 例实验室相关感染进行统计分析发现，涉及的病原体有细菌、病毒、立克次体、寄生虫等。已知原因的实验室感染只占全部感染的 18%，不明原因的实验室感染却高达 82%。2004—2014 年，美国生物安全实验室的数量增加约 2 倍。2012 年美国 CDC 统计，美国生物实验室感染事件 2004 年为 16 起，2008 和 2010 年分别为 128 和 269 起。2004 年北京一家实验室发生了 SARS 实验室感染事件，导致 9 名研究人员感染 SARS 冠状病毒，其中 1 人死亡。这次事件暴露了实验室生物安全管理的漏洞，也促使中国政府加强了实验室生物安全监管工作。

实验室感染事件的原因很多，如被锐器刺伤、被感染的实验动物咬伤等。进一步研究表明，大多数实验室感染事件的发生原因为实验操作产生的微生物气溶胶、接种操作失误、动物咬伤、注射器喷溅、离心机事故等。其中，实验操作产生的微生物气溶胶是导致实验室感染的主要原因，占全部实验室感染的 80% 以上。实验室感染的防控可以保护实验室工作人员和公众免受感染，防止实验室感染传播，对确保实验室工作安全和有效进行、维护社会发展和稳定具有重要意义。

一、实验室感染的主要途径

生物学及医学实验室往往含有大量的致病微生物标本，引起实验室感染的致病因子众多，是引起实验室内以及与实验室有关联的人员发生感染的潜在危险场所。因此，实验室安全防护已成为实验室能否开展致病微生物研究的先决条件。

实验室感染依据暴露途径主要包括：

1．呼吸道吸入感染　吸入感染是实验室获得性感染的主要途径，在已知报道的实验室感染事故中，80%的实验室获得性感染是经该途径感染的。实验室实验活动易形成微生物气溶胶的操作主要有：细菌接种、标本涂片及搅拌粉碎、匀浆振荡、混合标本、离心操作、开启安瓿、注射、使用移液管及倾倒液体标本、意外摔碎菌液瓶等过程等。

实验室中产生的微生物气溶胶可随空气流动扩散污染实验室的空气，当工作人员吸入了污染的空气，便可以引起实验室相关感染。微生物气溶胶对实验室工作人员的危害程度取决于微生物本身的毒力、气溶胶的浓度、气溶胶粒子大小以及当时实验室内的微小气候条件。研究发现，粒径大于100 mm的飞沫沉降很快，而粒径小于50 mm的飞沫在0.4 s内就扩散开了；粒径小于5 mm的飞沫核被人吸入后，可以到达肺深部的肺泡处；粒径大于5 mm的飞沫核易被呼吸道的黏膜捕获。一般来说，微生物气溶胶颗粒越多，粒径越小，实验室的环境越适合微生物生存，引起实验室感染的可能性就越大。

2．经皮接种感染　经皮接种感染是实验室获得性感染中第二大感染途径，主要是锐器、利器等实验室器材刺伤皮肤引起的感染。在实验室许多实验活动中，需使用注射器、针头、剪刀，以及其他锐器，使用操作不当或出现操作意外（如破损玻璃器皿等刺伤）时，均可能扎伤引起经皮感染；感染动物时因操作不慎被动物咬伤、抓伤也有发生，从而导致伤口感染。这些感染原因是清楚的，伤情是明显的，一般情况下，可以采取自救自治，或立即到医院救治，除非是无药物治疗或疫苗预防的高致病性病原微生物，一般不会出现严重的后果。

3．直接接触感染　接触感染是实验室获得性感染的一个不可忽视的感染途径，在许多实验操作中会产生许多看不见的、含有病原微生物的、较大的粒子或液滴（直径大于5mm），这些粒子或液滴会沉降到工作台面、实验区内的表面、设备、物品，当工作人员接触这些污染物时，均会造成手或其他部位污染，可能导致感染。在处理感染性材料污染时也可能导致手的污染。如果工作人员的手或裸露的皮肤有伤口或破损处，较大的粒子或液滴落入伤口或破损处就会引起感染；另外，实验操作中产生的较大粒子或液滴也可能溅入或通过呼吸进入口腔、鼻腔，甚至落入眼睛中导致黏膜感染。

4．经消化道感染　食入被病原微生物污染的食物，或口吸移液管的行为，也可以引起实验室感染。这种实验室获得性感染是较为少见的感染途径，在一些仪器设备落后的实验室中，经常会发生工作人员用口吸移液管或不带口罩操作产生的液滴溅入口腔，导致食入感染；在实验室工作区内吃东西或喝水等都可能导致感染。

二、实验室感染的来源

实验室感染是由多种因素综合作用导致的，构成实验室感染的主要来源为：

（一）含有病原微生物的标本

主要为含有病原微生物的实验室材料及临床标本，如微生物培养物、含有微生物的动物实验材料、临床实验室工作人员所接收的各种患者的血液、尿液、粪便和其他病理标本可能含有各种致病因子。临床实验室检测时往往面对的是未知疾病的标本，既无法预先判断标本中所带的致病微生物的高危程度，更难确定哪种类型的检测应该在哪个级别的生物安全实验室中进行。因此，为防止实验室感染的发生，最大限度地保障科研及医务人员的健康和环境安全，根据 WHO《实验室生物安全手册》和国家卫生健康委员会行业标准《病原微生物实验室生物安全通用准则》，科研及教学实验室、医院临床实验室和检验科，因接触可能含有致病微生物的标本，对实验室要求是最低应达到二级生物安全防护标准。

（二）仪器设备使用过程产生的污染源，包括：

1．离心机　可能造成实验室感染的有气溶胶、飞溅物的产生和离心管泄漏等。

2．组织匀浆器、粉碎器及研磨器　可能造成实验室感染的有气溶胶的产生，以及溢漏和容器破碎等。

3．超声波器具　可能造成实验室感染的有产生气溶胶。

4．真空冷冻干燥机及离心浓缩机　可能造成实验室感染的有产生气溶胶、直接接触污染等。

5．搅拌器、振荡器和混匀器　可能造成实验室感染的有产生气溶胶、飞溅物和溢出物等。

6．恒温水浴器和恒温振荡水浴器　可能造成实验室感染的有微生物生成、叠氮钠与某些金属形成易爆化合物等。

7．厌氧罐　可能造成实验室感染的有厌氧罐爆裂和散布传染性物质等。

8．干燥罐　可能造成实验室感染的有干燥罐内爆和散布传染性物质等。

9．冷冻切片机　可能造成实验室感染的有飞溅物的产生等。

（三）操作过程产生的污染

1．可产生微生物气溶胶的操作

（1）接种环操作：培养和划线培养、在培养介质中"冷却"接种环、灼烧接种环等。

（2）吸管操作：混合微生物悬液、吸管操作液体溢出在固体表面等。

（3）针头和注射器操作：排除注射器中的空气、从塞子里拔出针头、接种动物、针头从注射器上脱落等。

（4）其他操作：离心，使用搅拌机、混合器、超声波仪和混合用仪器，灌注和倒入液体，打开培养容器，感染性材料溢出，在真空中冻干和过滤、接种鸡胚、微生物培养物收取等。

2．可引起危害性物质泄漏的操作　样本在设施内传递、倾倒液体、搅拌后立即打开搅拌容器、打开干燥菌种安瓿、用乳钵研磨动物组织、液体滴落在不同表面上等。

3．可造成意外事故的操作　主要指注射、切割伤或擦伤的操作，如离心时离心管破裂、打碎干燥菌种安瓿、摔碎带有培养物的平皿、实验动物尸体解剖、用注射器从安瓿中抽取液体、动物接种等。

（四）实验动物

在动物实验中，实验人员可因接触了被微生物感染的实验动物而导致感染；饲养中的动物将接种的病原体通过呼吸、粪和尿等途径排出体外，污染室内环境，若当时实验室人员防护或操作不当，就会接触到污染物而被感染；用来做实验研究的野生动物也可能携带人兽共患病病原微生物，对人类产生严重威胁；此外，若研究的动物在运输过程中感染带毒，而实验室没有对动物进行彻底隔离观察和有效的病原检测就直接进入实验，可能会引起实验室的污染以及对实验室工作人员造成危害。

三、预防实验室感染的安全防护

1．提高实验室工作人员对实验室生物安全防护（safety protection）的认识水平和重视程度，执行定期培训制度。

2．对实验室严格管理，认真执行规章制度。

3．使用必要的安全防护设施　①生物安全实验室、生物安全柜、高压蒸汽灭菌器以及洗眼器等设备；②乳胶手套、口罩、密封塑料离心管、专用污物袋等耗材，防护面具、移液管助吸器、垃圾储运桶等器材。

第三节　生物恐怖

生物恐怖（bioterrorism）的定义：参照《生物安全法》第十章"附则"第八十五条注释："生物恐怖是指故意使用致病性微生物、生物毒素等实施袭击，损害人类或者动植物健康，引起社会恐慌，企图达到特定政治目的的行为。"生物制剂可以通过多种方式释放，包括通过空气、水或食物，或通过直接接触感染者或受污染的表面。

生物恐怖属于生物安保的范畴，其可以针对个人、群体或整个国家。它可能被用作战争手段，也可能是恐怖主义行为。生物恐怖是一个严重的威胁，因为生物制剂可能非常致命，并且很难防御。目前还没有针对所有生物制剂的有效疫苗或治疗方法。

用于制造生物武器的生物因子（表1-1）主要分为3种类型：

1．**致病性微生物**　包括细菌、病毒、立克次体、螺旋体和真菌等。这些微生物能够引起各种疾病，包括鼠疫、天花、炭疽等重大传染病。

2．**微生物产生的毒素**　例如肉毒毒素可以经由呼吸道、消化道或创口进入人体，引起中毒反应，甚至危及生命。

3．**携带致病原微生物的有害昆虫**　如蚊、蝇、蚤、虱等。这些昆虫可以主动将病原微生物传播给人类和动物宿主，或污染物品及食物传播疾病。这些昆虫可以作为生物武器载体，对人群进行袭击。

表 1-1　美国 CDC 对于可应用于生物恐怖的病原体分类

类别	特点	病原体及毒素
A	极易播散，致死率高，可导致社会动荡，需要特殊应对策略	天花病毒、炭疽芽孢杆菌、鼠疫耶尔森菌、肉毒毒素、埃博拉病毒、马尔堡病毒、拉沙热病毒
B	相对易播散，罹患率中等，致死率不高，需要专业实验室检测与诊断	伯氏柯克斯体、布鲁氏菌、类鼻疽伯克霍尔德菌、委内瑞拉马脑炎病毒、东方马脑炎病毒、西方马脑炎病毒、蓖麻毒素、ε 毒素、金黄色葡萄球菌肠毒素
C	来源广，可由生物工程技术获得，具有潜在致病性，对人类健康影响较大	汉坦病毒、克里米亚 – 刚果出血热病毒、蜱传脑炎病毒、黄热病毒、耐药性结核分枝杆菌

一、生物恐怖活动的历史和现状

生物恐怖活动由来已久。生物恐怖的历史可以追溯到人类战争的早期，当时人们已经开始尝试使用细菌和疾病作为武器。20 世纪初至二战结束，多国秘密研制生物武器。其中，日本 731 部队在中国进行惨无人道的生物武器研究，用病原体感染战俘和平民，造成至少 10 000 人死亡。日本在二战期间发动的生物战，造成超过 300 万中国军民死亡。

1925 年以来，国际上已经制定了一系列禁止生物武器的公约。1925 年的《日内瓦议定书》（Geneva Protocol）是国际法中第一个禁止使用化学和生物武器的条约。1975 年 3 月生效的《禁止生物武器公约》（Biological Weapons Convention）是第一个禁止研制、生产和储存生物武器的条约。这些公约构成了国际社会禁止生物武器的法律框架。然而，一些国家和组织并未遵守这些约定，继续利用生物武器进行恐怖袭击。1984 年，罗杰尼希教在美国俄勒冈州发动了一系列生物恐怖袭击，蓄意投放伤寒沙门菌污染餐馆的沙拉，导致 751 人中毒。这是美国历史上特别严重的生物恐怖袭击事件之一。2001 年 "9·11" 事件之后，生物恐怖袭击的威胁更加突出。炭疽邮件事件是一起从 2001 年 9 月 18 日开始在美国发生的为期数周的生物恐怖事件。从 2001 年 9 月 18 日开始有人把含有炭疽杆菌芽孢的白色粉末信件寄给数个新闻媒体办公室以及两名民主党参议员。这个事件导致 5 人死亡，另有 17 人感染发病。炭疽邮件事件发生后，美国联邦调查局（FBI）立即展开调查。经过调查，FBI 确定这次袭击事件是由美国陆军科学家布鲁斯·爱德华兹·艾文斯（Bruce Edwards Ivans）实施的。艾文斯在 2008 年服毒自杀。他死后，FBI 宣布他就是炭疽攻击事件的唯一嫌疑人（图 1-1，图 1-2）。

经济全球化、国际科技交流、生物制剂流通方式多样化、生物技术人员流动性增强、生物制剂管理漏洞等因素，都增加了恐怖组织获取生物战剂的可能性。生物恐怖具有强大的杀伤性和隐蔽性，随着恐怖主义更加追求暴力性，生物恐怖可能成为重要的恐怖威胁形式。因此，制定成熟可行的防范措施对于控制生物恐怖的威胁和挑战至关重要。

二、生物恐怖的危害

生物武器、核武器与化学武器并称为大规模杀伤武器。生物武器或生物战剂引起的生物恐怖危害，主要包括：

1. 对人员生命安全的威胁　生物恐怖袭击可能会造成大规模的人类感染和死亡。一些

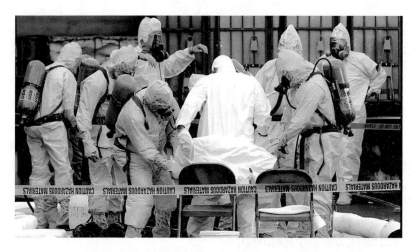

图 1-1　美国联邦调查局工作人员忙于处理发现"炭疽邮件"的现场

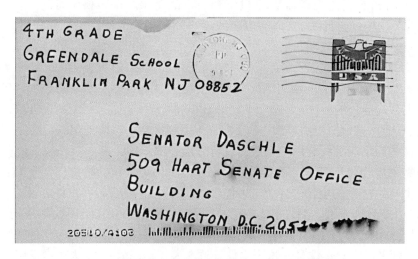

图 1-2　疑似含有炭疽芽孢杆菌的"白色粉末信件"

病原体，如天花病毒、鼠疫耶尔森菌、炭疽杆菌、埃博拉病毒等，可以在短时间内传播，导致数千人甚至数百万人的感染和死亡，对人员的生命安全造成严重的威胁。

2．对环境的污染　生物恐怖袭击会对环境造成长期的污染和危害体现在以下几个方面：①部分病原体（如炭疽芽孢）长期存活，导致受害地区感染风险，生态环境受潜在污染和危害。②生物恐怖病原体可形成新疫源地，持续危害生态环境。③生物恐怖袭击破坏生态平衡，污染环境，危害生物多样性。日军细菌战导致东北鼠疫疫情，严重危害当地生态系统。

3．对医疗体系的挑战

（1）短期挑战：伤员救治、暴露者防护、污染消除等，短期内加剧医疗处置难度和体系负担。

（2）长期挑战：生物袭击危害作用时间长，传染性强，传播途径多，对医疗体系的压力远超常规武器。需特殊卫生防护：疫情侦察、污染处理、人员整顿、检疫和免疫接种等。生物袭击易致疾病暴发流行，需大量医疗资源应对。

（3）根本挑战：防范生物袭击是保障公共卫生安全和国家安全的关键。

4．对社会心理压力与恐慌的影响　社会心理压力与恐慌的影响是生物袭击的严重后果之一。除了对个人造成伤害外，还会对整个社会造成恐慌和不稳定。因此，在应对生物袭击时，除了医疗救治外，还需要重视对公众的心理疏导和安抚工作。

三、各国对生物恐怖的应对措施

生物恐怖袭击是当今世界面临的严峻挑战之一。西方发达国家已相继建立国家级生物防御体系，并制定了一系列生物防御计划。包括：①美国："生物盾牌计划""生物传感计划"和"生物监测计划"。②欧盟国家：成立联合专家组，储备治疗炭疽病的抗生素，宣传运动，告诉公众已经做好准备应对恐怖分子的任何生化攻击。③法国：启动新的反生物恐怖计划，增加对饮用水的安全检查，加强感染病例的监测和报警系统，加大生产抗生素和重新开始生产某些疫苗，以及增强对伤病患者的诊断和救护能力等。④德国：成立了一个生物战剂信息中心，评估和研究德国面临的生物战剂袭击的可能性及预防措施等。

中国采取了十分严密的防范措施应对生物恐怖，具体包括：①建立健全法律法规体系。出台了《中华人民共和国生物安全法》《中华人民共和国传染病防治法》《突发公共卫生事件应急条例》等法律法规，为生物安全和生物恐怖防范工作提供了法律依据。②成立专门机构，加强组织领导。国务院成立了国家生物安全委员会，负责统筹协调全国生物安全工作。各省、自治区、直辖市也成立了相应的生物安全委员会或工作机构。③加强生物安全基础设施建设。建立了国家生物安全实验室体系，包括各等级的生物安全实验室。同时，还建立了国家生物安全信息平台、国家生物安全应急指挥系统等基础设施。④开展生物安全风险评估和监测。定期开展生物安全风险评估，及时发现和评估潜在的生物安全风险。同时，加强生物安全监测，对重点地区、重点人群和重点单位进行生物安全监测，及时发现和报告可疑情况。⑤加强生物安全教育和培训。开展生物安全教育和培训，提高公众对生物安全的认识和防范意识。同时，加强对生物安全专业人员的培训，提高他们的专业技能和应急处置能力。⑥加强国际合作。积极参与国际生物安全合作，与其他国家和国际组织交流生物安全信息，分享生物安全经验，共同应对生物恐怖威胁。通过采取以上措施，中国构建了较为完善的生物安全防范体系，有效提高了应对生物恐怖袭击的能力，保障了公众健康和安全。

生物恐怖袭击防范是一项涉及多方面的庞大工程，各国共同努力加强信息交流和技术合作，建立生物安全信息共享平台，共同应对生物恐怖袭击。

第四节　实验室生物安全管理

实验室生物安全管理即为风险管理，原则是依法、循证、严格，但必须具有科学性和实际可操作性。实验室生物安全管理应贯彻国家安全观，统筹发展和安全，坚持以人为本、风险预防、分类管理、协同配合的原则。

生物安全监管的框架及实验室生物安全管理的方式对于不同国家有较大差异。一些国家制定了详细的生物安全和生物安保立法，实行严格的监管，并建立了明确界定利益相关方的责任和程序，而另一些国家则缺乏相关监管规定或指南。我国制定了与实验室生物安全相关的法律法规，如《中华人民共和国生物安全法》（2020年）、《病原微生物实验室生物安全管理条例》（2004 年颁布，2018 修订）等。

生物安全实验室涉及面广，本节将依据我国的法律法规，对病原微生物实验室生物安全管理进行讨论。

一、实验室生物安全管理原则

1. 依法管理 严格遵守国家标准和实验技术规范、操作规程。

2. 循证管理 基于科学证据，充分利用合理逻辑，充分援引事实，将科学管理原理结合本单位的具体情况转化为实践和组织行为。

3. 严格管理 实验室生物安全管理根据"安全第一，预防为主，综合治理"的方针，按照所建立的规章、制度和措施进行严格规范管理，消除或防范所有不安全因素。

4. 风险管理 明确实验室拟开展的生物因子及实验活动之后，对拟操作的生物因子及开展的实验活动、实验室条件（设施、设备和环境）、实验人员、实验室能承担的工作量或工作强度、现有管理体系等进行风险识别和风险评估，制定相应的风险控制措施，以降低和消除生物安全风险。风险管理措施的制定应科学合理，采用操作性强并能解决问题的方法。

5. 可持续性 即在实验室建设和运行管理中要考虑实验室的将来发展，包括经费、物质资源、人力资源和学科发展等。

二、实验室生物安全管理体系的组织架构

实验室设立单位的管理体系组织架构的主要组成如下：

1. 单位实验室生物安全法定代表人 与实验室负责人一起对实验室的生物安全负责。

2. 单位实验室生物安全管理部门 负责管理和协调实验室生物安全的相关工作。

3. 单位实验室生物安全委员会 负责组织专家对实验室的设立、生物安全管理体系及其运行等进行监督、评估、技术咨询和指导，并提出处理和改进意见等（包括实验室运行的生物安全风险评估和实验室生物安全事故的处置）。

4. 实验动物管理委员会和动物伦理审查委员会 由所在单位的相关专业专家组成。负责受理实验动物伦理审查的申请，检查各有关部门实验动物福利和伦理审查制度及其执行情况。

5. 生物安全实验室负责人 依据生物安全法的要求必须对实验室的生物安全负责。

6. 实验室生物安全保障部门 实验室设立单位应有相关职能部门负责实验室安全保障，建立保卫制度，采取有效的安全措施，以防止病原微生物菌（毒）种及样本丢失、被窃、滥用、误用或有意释放。从事高致病性病原微生物相关实验活动的实验室应向当地公安机关备案，接受公安机关对实验室安全保卫工作的监督指导，并应按照国家有关规定建立相应的保密制度。

三、实验室生物安全管理制度体系

实验室生物安全管理制度体系由依据国家的法律法规和相关标准制定的规章制度、管理规程、程序文件及规范操作程序（SOP）组成。实验室生物安全管理制度体系包括依据国家

的法律法规和相关标准制定的规章制度、管理规程、程序文件、作业指导书、规范操作程序和记录表单等。然而，生物安全管理制度的重点是执行力，因此在指定生物安全管理制度体系时应考虑可操作性。

1. 管理制度体系建立原则　实验室生物安全管理制度体系应文本化，将所涉及的政策、制度、规范、程序、方法、标准及过程记录等形成文件（即管理体系文件，包括制度、程序、SOP、记录表单等）、应对风险和应急事件的方案或措施（即应急预案）。确保实验室全体工作人员熟悉、理解、贯彻执行生物安全管理体系文件，以保证实验室有序和有效的（生物）安全运行。编写管理体系文件时可参考《实验室生物安全通用要求》（GB 19489—2008）、《病原微生物实验室生物安全通用准则》（WS233—2017）等标准。

2. 管理体系编制主要原则　实验室生物安全管理制度体系的制定和编写应由实验室设立单位负责实验室生物安全的机构组织协调，相关职能部门和实验室参与管理制度体系制定、编写和审核，由相关职能部门及有实践经验的技术和管理人员参加文件编制。

3. 管理体系文件框架　包括实验室生物安全管理手册、程序文件、作业指导书和记录表格四个层级。

4. 应急预案　生物安全实验室应制定应急预案和意外事故的处置程序，包括生物性、化学性、物理性、放射性等意外事故，以及火灾、水灾、冰冻、地震或人为破坏等突发紧急情况等。

四、实验室生物安全管理体系运行

实验室管理者应具备过程观念，理解管理体系运行规律，及时解决问题，并适应内外部环境变化，确保体系有效运行。关键环节包括管理人员责任明确、人员培训与考核、健康监测、内务与活动管理、动物管理、物品管控、废物处理、菌（毒）种管理、设备维护、监督检查、安保与内审、持续改进，均需记录并存档。管理体系应根据法规更新和实施情况适时调整。

风险管理是体系运行的核心，需识别和评估不确定因素，通过沟通、监测、审评和控制措施进行管理。特别注意感染性废弃物合规处置，符合《医疗废物管理条例》规定，由专人负责并记录。同时，应培训所有人员应急预案和事故处置，确保熟悉流程，强化实验室应急响应能力。

（彭宜红）

思考题

1. 结合实际情况，论述实验室生物安全的概念、原则和实践，并分析如何通过加强实验室生物安全管理来预防和控制实验室感染。
2. 结合实际情况，分析实验室感染的发生原因和传播途径，并提出相应的预防和控制措施。
3. 以某次实验室感染事件为例，论述实验室感染的溯源和调查技术，并分析如何利用这些技术来追踪和识别实验室感染的源头。
4. 结合实际情况，分析生物恐怖袭击可能对公共卫生系统造成的影响，并提出应对策略。

5. 以炭疽疫情为例，论述生物恐怖袭击的溯源和调查技术，并分析如何利用这些技术来追踪和识别生物恐怖袭击的源头。

6. 结合生物技术的发展，探讨未来生物恐怖袭击可能出现的新形式和新威胁，并提出相应的防范措施。

7. 简介实验室生物安全管理的特点。

参考文献

[1] 张福春，孙永涛，刘志刚，等. 我国生物安全法律法规体系建设研究. 中国公共卫生，2022，38（1）：1-5.

[2] 陈志刚，王云龙，李庆华，等. 我国生物恐怖防范体系建设研究. 中国生物安全，2020，29（5）：1-6.

[3] 朱万孚，陈冠英. 生物医学安全与法规. 北京：北京大学医学出版社，2007.

第二章 病原微生物危害程度分类及其实验活动风险评估

参照《中华人民共和国生物安全法》注释，**病原微生物**（pathogenic microorganism）是指可以引起人、动物感染甚至传染病的病原体，包括病毒、细菌、支原体、衣原体、立克次体、螺旋体、放线菌、真菌、原虫、蠕虫和节肢动物。微生物具有种类繁多、结构相对简单、分布范围广、繁殖速度快等特点；微生物中仅少数对人和动物致病，大多数为正常微生物群（microbiota），对人或动物生命健康有益。

病原微生物实验室研究的对象为各种病原微生物，实验过程中所涉及的病原微生物和其毒素具有感染性和致病性，有可能对人、环境和社会造成危害，或存在危害的概率以及可能导致的不良后果，称为实验室**生物安全风险**（biosafety risk）。病原微生物实验室生物安全是国家生物安全的重要组成部分，病原微生物分类管理是实验室生物安全管理以及风险防控的基础。

对于医学、生物学实验室，特别是病原生物学实验室而言，通过科学的分析方法，找出生物安全风险所在，帮助操作者正确选择合适的生物安全水平，以及实验设施、设备和操作，制定相应的操作程序和管理规定，采取相应的安全防护措施，降低或避免实验室生物安全风险，防止实验室感染及严重后果的发生，这个过程称为实验室生物安全风险评估（risk assessment）。

具有感染性和致病性的病原微生物是导致实验室生物安全风险的始作俑者。在使用感染性或有潜在感染性材料进行实验前，需要基于病原微生物的危害程度分类进行微生物危害的风险评估，以保障实验活动安全进行，防止发生实验室感染及导致严重后果，最终保障人类健康和实现生态环境安全。

本章重点介绍病原微生物危害程度分类和病原微生物实验的风险评估两部分内容，为学习后续的生物安全实验室及其防护等内容奠定基础。

第一节 病原微生物危害程度分类

病原微生物危害程度分类是根据病原微生物对个体和群体感染并可能产生的相对危害程度进行划分的。由于病原微生物在不同国家及地区的流行状况不同，不同的国家根据病原微生物的传染性、感染后对个体或群体的危害程度、流行状态，以及现有的预防治疗措施等要素，对病原微生物按危害程度进行分类。

一、病原微生物的危害程度分类

2018 年修订的《病原微生物实验室生物安全管理条例》（国务院令第 424 号）（下文简称

《条例》）中，我国根据病原微生物的传染性及感染后对个体或者群体的危害程度，将病原微生物分为4类：

第一类　能够引起人类或者动物非常严重疾病的微生物，以及我国尚未发现或者已经宣布消灭的病原微生物，如天花病毒、黄热病毒、克里米亚 – 刚果出血热病毒（新疆出血热病毒）、埃博拉病毒等。

第二类　能够引起人类或者动物严重疾病，比较容易直接或者间接在人与人、动物与人、动物与动物间传播的微生物，如汉坦病毒、SARS 冠状病毒（SARS-CoV）、SARS 冠状病毒 2（SARS-CoV-2）、高致病性禽流感病毒、狂犬病病毒、人类免疫缺陷病毒、霍乱弧菌、鼠疫耶尔森菌、炭疽芽孢杆菌、布鲁氏菌、结核分枝杆菌、粗球孢子菌、荚膜组织胞浆菌等。

第三类　能够引起人类或者动物疾病，但一般情况对人、动物或者环境不构成严重危害，传播风险有限，实验室感染后很少引起严重疾病，并且具备有效治疗和预防措施的微生物，如流感病毒、乙型肝炎病毒、麻疹病毒、产气荚膜梭菌、破伤风梭菌、金黄色葡萄球菌、肠致病性大肠埃希菌、幽门螺杆菌、问号钩端螺旋体、白念珠菌等。

第四类　在通常情况下不会引起人类或者动物疾病的微生物，如生物制品用活菌苗或活疫苗，生产用的各种减毒、弱毒菌株，少数动物肿瘤病毒，如鼠白血病病毒等。

我国规定高致病性病原微生物是指第一类和第二类病原微生物。各国基本遵循将病原微生物按危害程度分为4类，但分类排序有不同：如加拿大、澳大利亚和新西兰等国家，将病原微生物按危害程度由低到高顺序分类，故这些国家定义的高致病性病原微生物是指第三类和第四类病原微生物。

条例对病原微生物实现分类管理，并对实验室进行分级管理。根据实验室对病原微生物的生物安全防护水平，将实验室分为生物安全防护一级、二级、三级和四级。

二、病原微生物危害程度分类的主要要素

1．微生物的致病性　病原微生物的致病性越强，导致的疾病越严重，其等级越高。

2．微生物的传播方式和宿主范围　微生物的传播方式是指其从传染源到达另一个感染机体的方式，包括水平传播和垂直传播两种方式。微生物的传播及其宿主范围与病原微生物传播方式的便利性、当地人群已有的免疫水平、宿主群体的密度和流动、适宜媒介的存在，以及环境卫生水平等因素有关。

3．当地所具备的有效预防措施　包括通过接种疫苗或给予免疫血清的预防（被动免疫）；卫生措施，例如食品和饮水的卫生；动物宿主或节肢动物媒介的控制。

4．当地所具备的有效治疗措施　包括被动免疫、暴露后接种疫苗以及使用抗生素、抗病毒药物和化学治疗药物，还应考虑耐药菌株致病等情况。

第二节　《人间传染的病原微生物目录》介绍

条例的实施，促进了我国对病原微生物分类管理的规范化。2006 年，我国公布实施的《人间传染的病原微生物名录》（卫科教发〔2006〕15 号）（下文简称《名录》）是我国第一部涉及人间传染的病原微生物目录。《名录》在法规条例层面对我国传染病控制、病原微生物的科学研究、教学、临床标本检测等起到了规范和指导作用。随着病原微生物研究及实验

室生物安全规范化管理的不断提升，以及新的人间传染的病原微生物的发现，对病原微生物的生物学特点、致病性等有了更多新的认识，为确保实验室生物安全，国家卫生健康委员会组织专家对 2006 年版《名录》进行了修订，基于 2021 年实施的《中华人民共和国生物安全法》，组织制定并更名为《人间传染的病原微生物目录》（国卫科教发〔2023〕24 号）（简称《目录》），于 2023 年 8 月 18 日颁布执行，《名录》即行废止。

《目录》制定坚持以人为本、风险预防、分类管理的原则，以《名录》为基础，参考借鉴国际国内相关规定和研究成果，科学评判病原微生物的传染性、感染后对个体或者群体的危害程度，以及我国在传染病预防、治疗方面的能力及发展，并充分考虑病原微生物研究、教学、检测、诊断等工作实际需求。

一、主要内容

《目录》整体架构与《名录》保持不变，由病毒、细菌、真菌三部分组成，主要内容为病原微生物名称（中文名、英文名、分类学地位）、危害程度分类、实验活动所需实验室等级、运输包装分类及备注等。

如表 2-1 所示，《目录》中共包括三大类病原微生物，共 501 种。危害程度第一类有 29 种，全部是病毒；危害程度第二类有 71 种，其中病毒有 45 种，细菌 19 种，真菌 7 种；危害程度第三类 396 种，其中病毒、细菌及真菌分别为 81 种、171 种、144 种；危害程度第四类有 5 种，均为病毒。此外，附录中包含了 7 种由朊粒（即朊病毒）所致的朊粒病。

表 2-1　《目录》中病原微生物类型及危害程度分类

危害程度分类（种）	第一类	第二类	第三类	第四类	合计	附录（朊粒病）
病毒数	29	45	81	5	160	7
细菌数	—	19	171	—	190	—
真菌数	—	7	144	—	151	—
合计	29	71	396	5	501	7

二、《目录》中病毒分类有关说明 [1]

1．种类及分类　《目录》中病毒为 160 种，附录 7 种，其中危害程度分类为第一类的 29 种，第二类的 45 种，第三类的 81 种和第四类的 5 种。

2．有关概念或定义　针对病毒名称、危害程度分类、实验活动所需实验室等级、运输包装分类等方面涉及的特有问题内容进行进一步说明 [2]。

a．病毒培养　指病毒的分离、扩增和利用活病毒培养物的相关实验操作（包括滴定、中和试验、活病毒及其蛋白质纯化、核酸提取时裂解剂或灭活剂的加入、病毒冻干、利用活病毒培养物或细胞提取物进行的生化分析、血清学检测、免疫学检测等）以及产生活病毒的重组实验。

---

[1] 此部分内容依据为《目录》中的表 1。

[2] 以下英文字母标题保留了《目录》表 1 中的相应内容。

b．动物感染实验　指以活病毒感染动物和感染动物的相关实验操作（包括动物饲养、临床观察、特殊检查，动物样本采集、处理和检测，动物解剖，动物排泄物、组织、器官、尸体等废弃物处理等）。

c．未经培养的感染性材料的操作　指未经培养的感染性材料在采用可靠的方法灭活前进行的病毒抗原检测、血清学检测、核酸检测、生化分析等操作。未经可靠灭活或固定的人和动物组织标本因含病毒量较高，其操作的防护级别应比照病毒培养。

d．灭活材料的操作　指感染性材料或活病毒采用可靠的方法灭活，但未经验证确认后进行的操作。

e．无感染性材料的操作　指针对确认无感染性的材料的各种操作，包括但不限于无感染性的病毒 DNA 或 cDNA 操作。

f．运输包装分类　按国际民航组织文件 Doc9284《危险品航空安全运输技术细则》的分类包装要求，将相关病原和标本分为 A、B 两类，对应的联合国编号分别为 UN2814（动物病毒为 UN2900）和 UN3373。对于 A 类感染性物质，若表中未注明"仅限于病毒培养物"，则包括涉及该病毒的所有材料；对于注明"仅限于病毒培养物"的 A 类感染性物质，则病毒培养物按 UN2814 包装，其他标本按 UN3373 要求进行包装。凡标明 B 类的病毒和相关样本均按 UN3373 的要求包装和空运。通过其他交通工具运输的可参照以上标准进行包装。

3．针对《目录》中具体病毒实验室活动的说明

g．这里特指亚欧地区传播的蜱传脑炎、俄罗斯春夏脑炎和中欧型蜱传脑炎。

h．2019 冠状病毒：未经培养的感染性材料操作在 BSL-2 实验室，个人防护应遵从国家卫生健康委相关规定。

i．脊髓灰质炎病毒：这里只是列出一般指导性原则。目前对于野生脊髓灰质炎病毒（WPV）、疫苗衍生脊灰病毒（VDPV）、疫苗株脊髓灰质炎病毒以及潜在感染性材料的保存、运输、病毒分离、培养、灭活等的操作应遵从国家卫生健康委员会有关规定。对于Ⅰ型和Ⅲ型疫苗株按第三类病原微生物的实验活动要求进行操作。Ⅰ型和Ⅲ型 VDPV 培养的防护条件为 BSL-3，动物感染为 ABSL-3，未经培养的感染性材料的操作在 BSL-2，灭活和无感染性材料的操作均为 BSL-1。上述指导原则会随着全球消灭脊髓灰质炎病毒的进展状况而有所改变。

j．猴痘病毒：未经培养的感染性材料操作在 BSL-2 实验室，个人防护应遵从根据国家卫生健康委的相关规定。

k．人免疫缺陷病毒：这里只列出一般指导性原则。对采样量不超过 100 μl 的血液样本进行即时检测（仅需将样本和缓冲液加入试剂卡，无需额外实验操作即获得结果），应遵从国家卫生健康委有关规定。

l．肠道病毒属和心病毒属因型别较多，其生物风险相似，以病毒属代表此类病毒，而同属的不同风险级别的病毒单独列出，如肠道病毒属的脊髓灰质炎病毒；以及我国重要的同属病毒也单独列出，如肠道病毒属的肠道病毒 A-71 型等。

4．说明

（1）在保证安全的前提下，对临床和现场的未知样本检测操作可在生物安全二级或以上防护级别的实验室进行，涉及病毒分离培养的操作，应加强个体防护和环境保护。要密切注意流行病学动态和临床表现，判断是否存在高致病性病原体，若判定为疑似高致病性病原体，应在相应生物安全级别的实验室开展工作。

（2）本表未列出之病毒和实验活动，由各单位的生物安全委员会负责危害程度评估，确定相应的生物安全防护级别。如涉及高致病性病毒及其相关实验的应经国家病原微生物实验室生物安全专家委员会论证。

（3）朊病毒为特殊病原体，其危害程度分类及相应实验活动的生物安全防护水平单独列出。

（4）关于使用人类病毒的重组体：在国家卫生健康委员会发布有关的管理规定之前，对于人类病毒的重组体（包括对病毒的基因缺失、插入、突变等修饰以及将病毒作为外源基因的表达载体）暂时遵循以下原则：①严禁两个不同病原体之间进行完整基因组的重组。②对于对人类致病的病毒，如存在疫苗株，只允许用疫苗株为外源基因表达载体，如脊髓灰质炎病毒、麻疹病毒、乙型脑炎病毒等。③对于一般情况下即具有复制能力的重组活病毒（复制型重组病毒），其操作时的防护条件应不低于其母本病毒；对于条件复制型或复制缺陷型病毒可降低防护条件，但不得低于BSL-2的防护条件，例如来源于HIV的慢病毒载体，为双基因缺失载体，可在BSL-2实验室操作。④对于病毒作为表达载体，其防护水平总体上应根据其母本病毒的危害等级及防护要求进行操作，但是将高致病性病毒的基因重组入具有复制能力的同科低致病性病毒载体时，原则上应根据高致病性病原体的危害等级和防护条件进行操作，在证明重组体无危害后，可视情降低防护等级。⑤对于复制型重组病毒的制作事先要进行风险评估，并得到所在单位生物安全委员会的批准。对于高致病性病原体重组体或有可能制造出高致病性病原体的操作应经国家病原微生物实验室生物安全专家委员会论证。⑥国家正式批准的生物制品疫苗生产用减毒、弱毒毒种分类地位另行规定。

三、《目录》中细菌分类有关说明[1]

1. 种类及分类　《目录》中细菌类病原微生物为190种，包括细菌、放线菌、衣原体、支原体、立克次体、螺旋体（以下简称细菌类）；其中危害程度第二类19种，第三类171种。

2. 有关概念或定义　针对细菌类名称、危害程度分类、实验活动所需实验室等级、运输包装分类等方面涉及的特有问题内容进行进一步说明[2]。

a. 活菌操作：指涉及菌株传代培养、扩增培养的实验活动须在规定的实验室中进行。用于样本检测活动中的培养步骤，按照样本检测要求的实验室等级执行。

b. 动物感染实验：指以活菌感染动物和感染动物的相关实验操作（包括动物饲养、临床观察、特殊检查，动物样本采集、处理和检测，动物解剖，动物排泄物、组织、器官、尸体等废弃物处理等）。

c. 样本检测：包括未知样本的病原菌涂片染色、显微镜镜检、分离培养、菌种鉴定、药物敏感性试验、生化检测、免疫学检测、分子生物学检测等检测活动。

d. 非感染性材料的实验：如不含致病性活菌材料的分子生物学、免疫学等实验。

e. 运输包装分类：按国际民航组织文件Doc9284《危险品航空安全运输技术细则》的分类包装要求，将相关病原和标本分为A、B两类，对应的联合国编号分别为UN2814和UN3373；A类中传染性物质特指菌株或活菌培养物，应按UN2814的要求包装和空运，其他

---

[1] 此部分内容依据为《目录》中的表2。

[2] 以下英文字母标题保留了《目录》表2中的相应内容。

相关样本和 B 类的病原和相关样本均按 UN3373 的要求包装和空运；通过其他交通工具运输的可参照以上标准包装。

3. 针对《目录》中具体细菌实验室活动的说明

（1）在保证安全的前提下，对临床和现场的未知样本的检测可在生物安全二级或以上防护等级的实验室进行。涉及病原菌分离培养的操作，应加强个体防护和环境保护。但此项工作仅限于对样本中病原菌的初步分离鉴定。一旦病原菌初步明确，应按病原微生物的危害类别将其转移至相应等级的实验室开展工作。

（2）本表未列之病原微生物和实验活动，由单位生物安全委员会负责危害程度评估，确定相应的生物安全防护级别。如涉及高致病性病原微生物及其相关实验的，应经国家病原微生物实验室生物安全专家委员会论证。

（3）国家正式批准的生物制品疫苗生产、检定用减毒、弱毒菌种的分类地位另行规定。

四、《目录》中真菌分类有关说明[1]

1. 种类及分类 《目录》中真菌共 151 种，其中危害程度分类为第二类的 7 种，第三类的 144 种。

2. 相关概念及定义 针对真菌类名称，危害程度分类，实验活动所需实验室等级，运输包装分类等方面涉及的特有问题内容进一步说明[2]。

a. 活菌操作：指涉及真菌从样本中分离培养及菌株传代培养、扩增培养的实验活动须在规定的实验室中进行。用于样本检测活动中培养步骤按照样本检测要求的实验室等级进行。

b. 动物感染实验：指以活菌感染动物和感染动物的相关实验操作（包括动物饲养、临床观察、特殊检查，动物样本采集、处理和检测，动物解剖，动物排泄物、组织、器官、尸体等废弃物处理等）。

c. 样本检测：包括未知样本的病原菌涂片染色、显微镜检、分离培养、菌种鉴定、药物敏感性试验、生化检测、免疫学检测、分子生物学检测等活动。

d. 非感染性材料的实验：如不含致病性活菌材料的分子生物学、免疫学等实验。

e. 运输包装分类：按国际民航组织文件 Doc9284《危险品航空安全运输技术细则》的分类包装要求，将相关病原和标本分为 A、B 两类（A 类：指存在致死或永久致残的感染性物质；B 类：不列入 A 类的感染性物质），对应的联合国编号分别为 UN2814 和 UN3373；A 类中传染性物质特指菌株或活菌培养物，应按 UN2814 的要求包装和空运，其他相关样本和 B 类的病原和相关样本均按 UN3373 的要求包装和空运；通过其他交通工具运输的可参照以上标准包装。

f. 活菌培养操作应加强防护，采取佩戴 N95、面屏及防护服等防护措施。

3. 其他说明

（1）在保证安全的前提下，对临床和现场的未知样本的检测可在二级或以上等级的实验室进行。涉及病原菌分离培养的操作，应加强个体防护和环境保护。但此项工作仅限于对样本中病原菌的初步分离鉴定。一旦病原菌初步明确，应按病原微生物的危害类别将其转移至

---

[1] 此部分内容依据为《目录》中的表 3。

[2] 以下英文字母标题保留了《目录》表 3 中的相应内容。

相应等级的实验室开展工作。

（2）本表未列之病原微生物和实验活动，由单位生物安全委员会负责危害程度评估，确定相应的生物安全防护级别。如涉及高致病性病原微生物及其相关实验的，应经国家病原微生物实验室生物安全专家委员会论证。

（3）国家正式批准的生物制品疫苗生产、检定用减毒、弱毒菌种的分类地位另行规定。

第三节　病原微生物实验活动风险评估

病原微生物实验的风险评估是在微生物危害程度分类的基础上，同时考虑实验室活动中可能涉及的传染或潜在传染因子等其他因素，包括微生物的致病性、生物稳定性、传播途径和微生物或毒素的毒力，微生物的传染性，实验室的性质或职能，涉及微生物的操作步骤和方法，微生物的地方流行性，有无预防与治疗方法等，对这些因素进行综合评价。

一、病原微生物实验室及其操作的重要风险因素

（一）病原微生物的致病性和感染数量

不同的微生物种群在致病性方面差异很大，表现为不同的生物学特性，如诱导机体免疫能力的最小剂量、微生物突破宿主免疫防御的能力等。

1. 病原微生物致病性　有些病原微生物可对动物带来危害但对人类无害，有些却能给人类带来严重的危害。对待这些微生物的**一般原则是把其当作潜在的病原体**，用标准的程序进行控制及管理，主要指保护环境和操作人员。

2. 病原微生物感染剂量　病原微生物的感染性与其浓度成正相关，即病原微生物的浓度越高，则其感染性越强，致病的可能性越大。例如，危害程度二类的微生物通常在 BSL-2 实验室内操作，如果特定实验需要高浓度时，应在 BSL-3 实验室内操作。

（二）暴露的潜在后果

暴露后果取决于病原微生物致病力和机体抵抗力，剂量越大，潜伏期越短，病情越严重。不同个体感染同一种病原体可产生不同结局。暴露后果评估主要包括：

1. 不感染、隐性感染或亚临床感染。

2. 显性感染，或临床感染及传染病　病原微生物侵入机体后，出现临床上可以察觉的症状、体征。根据症状、体征的轻重，病程的长短，传染病可分为轻型、中型、重型、严重型。

3. 是否出现个体最严重的结局，发生严重型传染病而死亡。

4. 出现个体间的传播。

（三）感染途径

病原微生物可通过呼吸道、消化道、虫媒、血液、母婴等途径传播。每一种病原体的传播途径不一定相同；同一种病原体亦可通过不同的传播途径传播，并引起不同的疾病。

1. 自然感染途径　病原微生物可通过呼吸道、消化道、泌尿生殖道、皮肤接触、血液、胎盘或产道等途径传播。每种传染病的传播途径不尽相同，同一种病原微生物也可以通过多

种途径传播。通过呼吸道传播的病原微生物较其他感染途径更容易引起感染性疾病，**气溶胶是引起实验室感染的最重要因素**。

2. 非自然感染途径　实验活动中，**操作不当可能导致非自然途径感染**。例如，手被污染导致感染性物质的食入或皮肤和眼睛的感染，破损玻璃器皿或锐器的刺伤引起经血液感染，血清样本采集时其喷溅和形成气溶胶导致呼吸道感染或黏膜感染，动物实验时被动物咬伤、抓伤导致感染。

（四）病原微生物在环境中的稳定性

通过了解病原微生物在自然环境中的稳定性，可对实验室发生泄露后安全性评估提供参考依据。

1. 在自然环境中的存活能力与适应能力　不同的微生物的稳定性不同。如被炭疽芽孢杆菌的芽孢污染的草原，其传染性可保持数十年。甲型肝炎病毒较一般病毒抵抗力强，对酸、碱稳定，对热有较强的耐受力，在自然界不易失活，常易造成流行；而 HIV 离体后迅速死亡。

2. 日光与紫外线对微生物有杀菌作用，但效力因地、因时及微生物所处环境不同而异。多数微生物在直射日光的照射下，半小时到数小时即可死亡，芽孢抵抗力较强，需经 20 h 才死亡。结核杆菌因细胞壁脂类较多，抗力强，在室内阴暗潮湿处能存活半年，干痰中存活 6～8 个月，阳光直接照射下 2 h 死亡。

3. 温度对微生物生存至关重要　每种微生物都有其生长繁殖的温度范围，超出此范围则停止生长或死亡。大多数微生物对低温有强抵抗力，代谢活动降低到最低水平，生长繁殖停止，但仍可长时间保持活力。嗜冷菌喜欢寒冷条件，而淋球菌等在低温下则容易死亡。

4. 对干燥条件的适应性　微生物在干燥的环境中失去大量水分，新陈代谢便会发生障碍，甚至引起菌体蛋白质变性和由于盐类浓度的增高而逐渐导致死亡。不同种类的微生物对干燥的抵抗力差异很大，如流感病毒相对喜干燥，绝对湿度低时，流感病毒存活期就会延长，传染率就增高。

二、病原微生物与宿主

微生物宿主包括自然宿主和易感人群。

1. 自然宿主　了解病原微生物的自然宿主或中间宿主有利于了解疾病的传染源，同时应收集自然宿主和感染人群的相关性，是否在动物与动物、动物与人、人与动物、人与人之间传播等资料，同时应注意收集该病原微生物对实验室常用的实验动物的感染性等相关资料。

2. 易感人群　易感者的抵抗力越低，其易感性就越高。易感者的比例在人群中达到一定水平，同时有传染源和合适的传播途径时，就很容易发生传染病的流行。了解病原微生物的易感者将有利于对进入实验室人员的筛选。

大多数感染节肢动物的微生物一般不会导致人类疾病，但仍有一些能通过叮咬或排泄物传播并传染给人。有些微生物对植物和水生生物是致病的，但导致植物和鱼类疾病的微生物很少感染人类。为了保护人体健康，这些微生物亦应受到严密的监控和管理

三、拟进行的实验操作

（一）实验操作评估要点

1. 实验操作　应预先确定实验项目，评估各个可能产生气溶胶的实验步骤的风险，如菌（毒）种开启、移液、接种、培养、涂片等。还应考虑菌（毒）种保藏与运输的风险。重点在于采取措施规避或减少风险。

2. 仪器操作　处理病原微生物的感染性材料时，应评估仪器设备产生气溶胶的风险，包括正常使用状态下和故障状态下。重点在于采取措施防范气溶胶的产生和扩散。

3. 设备与设备使用　评估实验室常用设备的安全性，包括培养与储藏设备、安全柜和高压蒸汽灭菌器。重点在于采取措施防范设备故障、泄漏和操作失误等风险。

（二）实验操作可导致的事故

1. 吸入含病原体的气溶胶能引起气溶胶的操作或事故主要有离心、溢出、溅洒、混合、混悬、研磨、超声，以及开瓶时两个界面的分离等。

2. 摄入病原体能造成经口摄入病原体的操作和事故主要有以口吸吸管，液体溅洒入口，在实验室吃东西、饮水和抽烟，将手指放入口腔等。

3. 意外接种见于被污染的针尖刺伤，被刀片或碎玻璃片割伤，动物或昆虫咬伤或抓伤等。

4. 皮下或黏膜透入见于含有病原体的液体溢出或溅洒在皮肤或黏膜上，皮服或黏膜接触污染的表面或污染物，以及通过由手到脸的动作造成传播。

四、涉及动物的病原微生物实验

在动物体内进行的微生物实验感染风险不易控制。动物实验感染风险高，因微生物传播概率增加，浓度高，用量大。需考虑微生物自然传播途径、剂量浓度、接种途径、排出途径、动物自然特性、易感疾病、播散病原体可能性和野外捕捉动物的潜伏感染可能性。

用传染性因子接种动物时，感染动物可增加传染性因子的潜在危险，因此，进行菌（毒）感染动物实验时，都相应提升一级管理水平。

五、非实验活动的风险评估

除实验活动外，还应对实验室的防护设施、人员的个人防护、人员的健康与感染监测、人员的素质与培训、感染性材料使用与安保以及实验室安全管理等因素进行评估。

（一）有效的预防或治疗措施

在进行实验研究、标本采集时，当地是否及时提供迅速有效的预防或治疗措施对微生物的风险评估具有相当大的影响。当地具有并能够提供针对相关传播因子的预防性疫苗、治疗药物或者其他防控手段，微生物的传播风险将明显减少。

1. 实验室设施　实验室设施是生物实验室生物安全防护二级防护屏障，评估实验室设施合理性、可靠性以及维持实验室设施的正常运转是实验室生物安全保障的重要环节。对实验室设施评估的内容包括：①评估实验室设计是否满足实验活动防护与周边环境保护要求。②重点评估空调净化系统、备用电源、自动监测、空气消毒、污水处理、物品传递、报警、安保监测和消防等系统的设备。③评估实验室设施设备维修过程中的风险与预防措施。④实验室对设施设备进行清洁、维护或关停期间发生暴露的风险。⑤应考虑外部人员活动、使用外部提供的物品或服务所带来的风险。

2．实验室安保风险分析　实验室安保是指实验室和人员的安全以及实验室资料保密性的保障措施和程序，用于防止感染性材料、有害化学和放射性材料与实验室资料的遗失、盗窃、滥用、转用或有意释放。采取预防措施，减少危险物质流入人群的风险等。

3．个人防护评估　个人防护装备是用于保护实验人员从事实验室操作时免于受到物理、化学和生物等有害因子伤害的物理屏障，对个人防护器材和用品的评估至少应包括以下几方面：

（1）根据不同级别与不同实验的要求评估用于防护部位主要包括眼睛、头面部、躯体、手、足、耳（听力）以及呼吸道的防护装置。

（2）根据实验与防护要求评估选择重复使用或一次性使用，选择重复使用的装备应评估消毒处置方式是否合理安全。

（3）选择正压防护装置的应评估可能的故障与处置措施，以及个人适应性。

（4）应评估选择的防护设备是否满足国家相关标准的要求，是否有相应资质。

（5）应根据可能意外事故评估选择的防护器材及储备。

（6）应针对性评估动物实验的人员防护。

4．消毒方法选择与"三废"处置评估　病原微生物实验室操作可能产生泄漏，必须消毒杀灭病原微生物。妥善处置排放气体、废液、废水与废弃物，保护人员和环境不被感染和污染。

（二）工作人员的素质

1．工作人员专业知识、心理素质、政治素质是保障实验室安全的重要条件。

2．加强生物安全知识培训，提高安全意识，重视防护装备使用，排查安全隐患，是提高实验室生物安全的基础。

（三）医疗监督

医疗监督计划应采用有效措施，保证及时执行。可能包括医疗检查、血清筛选、测试、储存、免疫接种等。

风险评估应考虑与高危微生物接触的工作人员。只有符合进入要求的人员方能进入实验室。

岗前健康检查应记录病史，建议进行临床检查和收集基线血清。高危人群不宜从事高危工作。定期复查血清，及时补种疫苗。

（彭宣红）

思考题

1. 根据《人间传染的病原微生物目录》（国卫科教发〔2023〕24号）中表1、表2及表3的内容，总结病原微生物类型及危害程度分类情况，并阐明《目录》制定的背景及其意义。

2. 假设拟对某种病原微生物的培养特性进行研究，它属于危害程度第三类的病原菌，通过食物和水传播，能在常温下能存活两周，该菌在当前地区并未流行，且无已知有效的预防或治疗手段。请根据上述描述，评估一下你所在的BSL-2实验室可能面临的相关风险，并考虑你会采取什么预防措施以减少这些风险？

参考文献

[1] 卫生健康委员会.《人间传染的病原微生物目录》（国卫科教发〔2023〕24号）. 2023.

[2] WHO. Laboratory Biosafety Mannal. 4th. Geneva：WHO，2018.

[3] 国务院.《病原微生物实验室生物安全管理条例》中华人民共和国国务院令第424号. 2018.

第三章　医院感染与医务人员防护

第一节　医院感染概述

有医院就有医院感染，随着医学技术的不断进步，各种精密复杂仪器的广泛使用，大量介入性诊断、治疗方法的开展以及放疗、化疗、抗菌药物的使用，以及疾病谱的不断变化，医院感染的病原体、传播途径、易感人群等方面不断变化，医院感染的内涵也随之发生了改变。医院感染已成为医疗质量管理中的一个十分重要的问题，并已成为全球关注的突出公共卫生课题。医院感染的发生会增加患者的痛苦，延长患者住院时间，甚至导致患者死亡，引发医疗纠纷，增加社会、家庭和个人的经济负担。因此，预防和控制医院感染的发生是现代医院质量管理的重要目标。

一、医院感染的概念

（一）医院感染的定义

医院感染（nosocomial infection）是指住院患者在医院内获得的感染，包括在住院期间发生的感染和医院内获得出院后发病的感染；但不包括入院前已开始或入院时已存在的感染。

医院感染定义明确规定了医院感染发生的地点和时间，地点必须是在医院内，由于感染和发病是在不同的时间段内，因此疾病的潜伏期是判断感染发生的时间和地点的主要依据，不同的病原体引起疾病发生的潜伏期是不同的，因此要判断医院感染病例的发生，必须参考病原学和流行病学资料。关于医院感染的对象，由于门诊患者、探视者、医务人员的活动，通常是医院内、外的流动活动，病原体获得场所的界定较困难。因此，医院感染对象主要关注住院患者。

1. 在诊断医院感染病例时要注意下列情况属于医院感染：

（1）无明确潜伏期的感染，规定入院 2 个日历日以后发生的感染为医院感染；有明确潜伏期的感染，自入院至发病时的时间超过其平均潜伏期的感染为医院感染。医院工作人员在医院内获得的感染也属医院感染。

（2）本次发生的感染直接与上次住院有关。

（3）在原有感染基础上出现新的感染部位（除脓毒血症迁移灶及原有感染的并发症）。

（4）新生儿在医院内经产道或胎盘获得的感染需根据感染时间来判断，新生儿发生在住院 2 个日历日以后的感染判定为医院感染。

（5）符合不同部位医院感染判定标准的感染。

2. 在诊断医院感染病例时要注意下列情况不属于医院感染：

（1）入院时已经存在感染的自然扩散，除非病原体或临床表现强烈提示发生了新的感染。

（2）感染后 14 天为重复感染时间窗，在重复感染时间窗内同类型（相同部位的相同病原体或相同部位的不同病原体）感染不再列为新的感染。

（3）皮肤黏膜开放性伤口只有细菌定植而无炎症表现。

（4）由于创伤或非生物性因子刺激而产生的炎症表现。

（5）新生儿经产道或胎盘获得的感染，包括但不限于单纯疱疹病毒、风疹病毒、巨细胞病毒、梅毒螺旋体、弓形体等感染，并在出生后 2 个日历日内出现感染证据，不判定为医院感染。

（6）以下病原体导致的感染，鉴于潜伏期长且多为社区获得性感染，一般不判定为医院感染：芽生菌、组织胞浆菌、球孢子菌、副球孢子菌、隐球菌、肺孢子菌。除非强烈提示由该病原体导致的医院感染。

（7）潜伏感染的激活，如由于机体免疫功能降低所致潜伏感染病原体激活所致的带状疱疹病毒感染、单纯疱疹病毒感染、梅毒、肺结核等。

（二）医疗相关感染的定义

医疗相关感染（healthcare-associated infection，HAI）是近年来医院感染管理发展的结果，是指患者的感染发生在任何开展诊疗活动的机构，如综合医院、流动诊所、透析中心、门诊手术中心、家庭护理单位、影像中心、检验中心等，也包括与诊疗活动有关的感染，即发生感染不是在诊疗活动的当时。WHO 和美国近年已有将医疗相关感染取代医院感染的趋势，因其涵盖的范围更加广泛，更能体现医院感染防控的目的和意义，它不仅包括发生在医院的感染，也包括发生在其他医疗机构的感染，同时在感染防控的人群上，不仅包括医院的住院患者，也包括门诊患者、陪护和探视者等。

目前在国内医院感染和医疗相关感染的概念混用较多，医院感染防控的内容基本已经扩展到医疗相关感染，但文字上基本还沿用医院感染。也就是说本文的医院感染等于医疗相关感染。

二、医院感染的分类

医院感染的分类方法有很多，如根据医院感染发生的部位不同可以分为呼吸道感染、泌尿系统感染、手术部位感染、血液系统感染、胃肠道感染、皮肤和软组织感染、中枢神经系统感染、心血管系统感染等；根据感染人群分类，可以分为患者发生的感染和医务人员感染等；根据医院感染的病原体来源进行分类，可分为内源性感染和外源性感染两大类。

1. 内源性感染 内源性感染（endogenous infection）也称自身感染（autogenous infection），病原体来自患者自身的某个部位，如来自患者的皮肤、口咽部、肠道、呼吸道、泌尿道、生殖道等的常居菌或暂居菌，在正常情况下对人体无感染力，不致病，但一定条件下如细菌发生移位或菌群数量发生改变而引发感染。例如患者采用机械通气发生呼吸机相关性肺炎，患者使用的留置导尿管引起泌尿道感染，患者免疫功能下降时发生的感染，长期使用广谱抗菌药物导致肠道菌群失调而发生伪膜性肠炎等。内源性感染发生和机制较复杂，预防内源性感染比较困难。

2. 外源性感染 外源性感染（exogenous infection）又称为交叉感染（cross infection），是指引起患者发生医院感染的病原体来自于患者身体以外的地方，如其他患者、医务人员的手、医疗器械、医院环境、探视陪护人员等。通过患者之间，患者与医务人员之间，患者与探视、陪护人员之间，患者与污染的医院环境，污染的医疗器械的直接或间接接触发生感染，也可通过吸入污染的空气或飞沫发生呼吸道的感染。外源性感染通过严格医务人员无菌操作、严格器械消毒灭菌、隔离感染患者及加强医院环境清洁消毒等措施可以达到有效预防和控制。

三、医院感染的流行病学

（一）医院感染的三个环节

医院感染包括 3 个环节，即感染源、感染途径和易感人群，缺少或中断任一环节，将不会发生医院感染。

1. 感染源 医院感染的感染源主要有患者、带菌者或自身感染者、感染的医务人员、污染的医疗器械、污染的血液及血液制品、环境储源和动物感染源，但动物感染源少见。

2. 感染途径 感染途径可由单一因素组成，也可由多个因素组成。医院感染的感染 途径主要有以下几种：

（1）接触感染：为医院感染最常见也是最重要的感染方式之一，包括直接接触感染和间接接触感染。直接接触感染指病原体从感染源直接传播给接触者，不需要有污染的物体或人为中介。如患者之间、医务人员与患者之间、医务人员之间，都有通过直接接触传播疾病的可能性。间接接触感染指病原体从感染源排出后，经过某种或某些感染媒介如医务人员的手、医疗仪器设备、病室内的物品等传播给易感者。在间接接触感染中，医务人员的手在传播病原体上起着重要作用。目前我国手卫生设施、医务人员手卫生意识与知识水平尚需改进，因此医务人员的手在接触感染中仍起着重要作用。

（2）飞沫传播：指咳嗽、打喷嚏或谈话时排出病原体，带有病原体的飞沫核（> 5 μm），在空气中短距离（≤ 1 m）移动到易感者的眼、鼻、口腔黏膜造成传播。

目前，飞沫传播的最大距离仍不确定，飞沫传播的距离很可能取决于呼吸道飞沫从源头喷出的速度和机制、呼吸道分泌物的密度、温度和湿度等环境因素，以及病原体在该距离内保持传染性的能力。仅基于特定感染的研究显示飞沫传播的确定危险区域为患者周围 1 m 的距离。

（3）空气传播：由悬浮于空气中、能在空气中远距离传播（> 1 m），并长时间保持感染性的飞沫核（≤ 5 μm）导致的传播。

感染微粒的直径是区分飞沫传播与空气传播的重要依据。飞沫传统上被定义为直径 > 5 μm 的粒子。而飞沫核是悬浮在空气中的飞沫干燥后产生的颗粒，直径 ≤ 5 μm，与空气传播有关，目前仅肺结核已被证实通过该途径传播。但对粒子动力学的观察表明，各种尺寸的飞沫，包括直径为 30 μm 或更大的飞沫，都可以悬浮在空气中。飞沫和飞沫核的运动会影响防控措施的选择，随着理论基础的不断发展以及实践经验的积累，已经不能完全按照飞沫的直径来区分飞沫传播和空气传播。

（4）医源性感染：因各种诊疗活动所致的医院感染。常经污染的诊疗器械和设备、血液及血液制品、输液制品、药品及药液、一次性使用无菌医疗用品等传播而发生感染。通常将门急诊患者在院时间未超过 2 个日历日，在接受和从事医学服务中，因病原体传播引起的感染判定为医源性感染。

（5）经水传播：供应医院的水源因各种原因受病原体污染后，可导致医院感染的暴发，如伤寒、痢疾、霍乱和甲型肝炎，其发生发展的过程及流行病学特征与社会人群感染类似。

（6）经食物传播：医院集中供应给患者食用的食物受病原体污染后，可引起医院感染的暴发。食物受污染的原因有两种情况，包括食物本身存在病原体，及在生产、加工运输、贮藏、烹调及食用过程中受到患者或带菌者病原体的污染。

3．易感人群　病原体传播到宿主后，是否引起感染取决于病原体的毒力和宿主的易感性。患者对病原体的易感性增高，病情越严重，治疗措施越复杂，则发生感染的机会也越多。新生儿病区、重症监护病区（ICU）、烧伤患者病区、血液病病区和血液透析中心（室）等是发生医院感染的高风险部门，这些部门的住院患者是医院中的易感人群。

（二）医院感染人群的特点

有感染高风险因素的患者，医院感染发生率较无风险因素者高，如心脏手术后行气管插管患者，插管时间＞4天者医院感染发生率为＜4天者的20倍，手术时间＞5 h者医院感染发生率为＜5 h者的3.7倍；行中心静脉插管、泌尿道插管的患者，其医院感染的发生率均较无这些高风险因素的患者高出数倍。医院感染与基础疾病有关，患有不同基础疾病的患者其发生率不同。全国医院感染监控系统的监测报告以血液和造血系统疾病患者的医院感染发生率最高，这可能与其免疫力低有关。

（三）医院感染发生的空间特点

1．医院感染发生率随科室而异，我国医院感染发生率以内科最高，其次为外科与儿科，以五官科发生率最低。同一科室由于亚专科不同，其医院感染发生率也不相同，内科以血液病组和肾病组最高，外科以神经外科组和胸外科组最高。医院感染发生率还随手术切口类型而异，手术切口污染程度越重，医院感染发生率越高。医院感染的高危部门有各类型的ICU、新生儿病区、危重患者抢救室、神经外科病区、烧伤病区、心胸外科病区、呼吸与危重症医学科病区、血液病病区和肾病病区等。

2．医院感染发生率与医院等级、性质及规模有关。医院等级越高，床位数越多，医院感染发生率越高；教学医院较非教学医院感染率高。这是由于高等级医院、教学医院与大医院收治的患者病情重，危险因素和侵入性操作较多所致。

3．医院感染在各地区、国家之间的发生率不同，这与当地的经济、医学发展水平有关，也与是否重视医院感染的预防与控制有关。我国近年来报告的医院感染报告发生率在3%～5%，高于发达国家，但在发展中国家中处于较低水平。

（四）医院感染的感染部位特点

各国发生医院感染的主要感染部位有所不同，在美国其感染部位的顺位从高低依次为泌尿系统感染、手术部位感染、肺炎、菌血症和其他部位感染。其中泌尿道感染、外科切口部位感染分别占整个感染部位的42%和24%。而我国医院感染的主要感染部位依次为上呼吸道感染、下呼吸道感染、消化道感染、泌尿系统感染、手术部位和皮肤感染，这些部位的感染占了整个医院感染的90%；与美国不同，我国泌尿系统感染占第4位，这除了泌尿系统感染发病上的差异外，还可能与我国病原体送检习惯和检测水平不同有关。

（五）医院感染的病原学特点

医院感染的病原体与社区感染的病原体不同，有其自身的特点，主要体现在以下几方面：

1. 引起医院感染的病原体主要为革兰氏阴性菌，革兰氏阳性菌次之，真菌感染所占比例有上升趋势。如全国医院感染监控网的监测资料表明，革兰氏阴性菌占到整个病原体的近60%，革兰氏阳性菌占20%多，真菌占15%左右。革兰氏阳性菌中主要为金黄色葡萄球菌、表皮葡萄球菌、肠球菌等，革兰氏阴性菌中主要为大肠埃希菌、克雷伯菌属、铜绿假单胞菌、不动杆菌属和其他肠杆菌属，泛耐药的鲍曼不动杆菌的感染有上升趋势；真菌以白念珠菌为主。

2. 引起医院感染的病原体多数为条件致病菌。如在医院感染病原体中，铜绿假单胞菌、不动杆菌、大肠埃希菌、凝固酶阴性的葡萄球菌等，成为医院感染的主要病原体，致病菌占少数，如金黄色葡萄球菌、鼠伤寒沙门菌等占少数。

3. 多数病原体对抗菌药物呈现高度耐药或多重耐药。如耐甲氧西林的金黄色葡萄球菌（MRSA）的比例在经济发达地区（如北京市、上海市）已经超过60%，甚至更高；产超广谱β- 内酰胺酶的革兰氏阴性菌呈现上升趋势，多重耐药的非发酵菌的感染不断增加，耐万古霉素肠球菌的感染在增多，而且国际上已经出现了耐万古霉素的金黄色葡萄球菌的感染，近年来耐碳青霉烯类的肠杆菌科细菌，如耐碳青霉烯类抗菌药物的肺炎克雷伯菌上升速度较快，引起广泛关注。

4. 一种病原体可引起不同部位的感染。如大肠埃希菌可引起患者的下呼吸道感染、血液感染、泌尿系统感染、肠道感染和手术部位感染等。

5. 机体免疫功能低的患者容易发生病原体的混合感染。如放化疗患者、晚期恶性肿瘤患者、糖尿病患者、高龄患者等患者容易发生多种细菌的混合感染，如发生铜绿假单胞菌和大肠埃希菌引起的下呼吸道混合感染。

6. 人体的正常菌群也可成为医院感染的病原体。当抗菌药物使用不当，导致患者机体内的微生态失调，即可导致内源性感染，即常称的菌群失调或二重感染，如由难辨梭状杆菌引起的伪膜性肠炎。或当患者的抵抗力降低，或正常菌群移位也可导致医院感染的发生。

7. 引起医院感染暴发的病原体可为同一病原体，也可为不同的病原体。如2007年冬春在北京地区某些医院流行的腹泻，就是由诸如病毒引起的感染。有些医院感染的暴发则由不同的病原体引起，如由于消毒、灭菌失败，导致医院的手术部位感染的暴发，其病原体多数情况是不同的病原体，这是与社区感染暴发的区别。

8. 不同部位的感染，其常见病原体不同。这对于临床抗菌药物的经验用药非常重要，全国医院感染监控网的资料表明，在我国引起下呼吸道感染的常见菌依次为克雷伯菌属、不动杆菌属、铜绿假单胞菌、金黄色葡萄球菌和嗜麦芽窄食单胞菌；引起泌尿道感染的常见菌依次为大肠埃希菌、克雷伯菌属、肠球菌属、铜绿假单胞菌、肠杆菌属和白色念珠菌；引起血流感染的常见菌依次为大肠埃希菌、克雷伯菌属金黄色葡萄球菌、铜绿假单胞菌、凝固酶阴性葡萄球菌和不动杆菌属；引起手术部位感染的常见病原体依次为金黄色葡萄球菌、大肠埃希菌、凝固酶阴性葡萄球菌、铜绿假单胞菌、克雷伯菌属和肠球菌属；引起胃肠道感染依次为大肠埃希菌、其他肠杆菌属、克雷伯菌属、肠球菌属和其他病毒等。

9. 病原体的环境储源也可引起医院感染。医院环境中存在的微生物即所谓的医院定植株也可成为引起患者感染的病原体。

10．引起医院感染的病原体随时间的推移不断发生变化。包括细菌的种类、毒力、耐药性等，如发现一种细菌原来不致病时，不要轻易放弃，应结合患者的临床表现综合分析。

11．医院感染的病原体有地区差异　不同地区、同一地区的不同医院、同一医院的不同科室，其引起医院感染的常见病原体，以及病原体对抗菌药物的敏感性均不同，有其自身的特点。因此，不同地区、不同医院的经验仅可参考，更重要的是应对本院引起医院感染的病原体及其耐药性进行监测，及时分析并反馈临床，为指导临床经验选用抗菌药物和医院感染的预防与控制提供科学依据。

第二节　医务人员医院感染与防护现状

由于职业的特殊性，长期工作在医院或其他医疗、保健机构（如血站）等的医务工作者在繁忙的医疗、护理与转运工作中会受到物理、化学、生物、心理等诸多方面的影响，其中生物性或感染性职业暴露危害最大、涉及面最广、暴露后果最为严重。医务人员几乎每天都直接或间接与患者接触，由于患者中的传染性疾病患者，常常不易识别且难以防范，使得医务人员时刻面临着职业暴露与医院感染风险。目前医务人员职业暴露与职业安全的问题，尚未引起足够的重视，做好医务人员的职业防护，具有非常重要的现实意义。

一、医务人员医院感染现状

（一）医务人员医院感染的主要病原体

根据文献报道，医务人员医院感染的病原体有结核分枝杆菌、肝炎病毒、人类免疫缺陷病毒（Human Immunodeficiency Virus，HIV）、EB 病毒、巨细胞病毒、单纯疱疹病毒（1 和 6 型）、幽门螺杆菌、引起出血热的各种病毒、伯氏考克斯氏体、伯氏疏螺旋体、发酵支原体等。其中对医务人员医院感染较常见的是结核分枝杆菌、HIV、乙型肝炎病毒（hepatitis B virus，HBV）、丙型肝炎病毒（hepatitis C virus，HCV）。除此之外，医务人员时常会面临新发、再发传染病的威胁。2002 年 11 月至 2003 年 6 月，在我国局部地区发生严重急性呼吸综合征 (severe acute respiratory syndrome，SARS) 流行，全国累计报道本病 5329 例，其中医务人员 969 例，感染占比高达 18.18%。而 2019 年 12 月在湖北武汉暴发的新型冠状病毒感染疫情，也导致了 3000 余名医护人员感染。同时，医务人员在工作过程中易发生针刺伤、锐器伤等，黏膜或破损的皮肤接触患者具有传染性的血液、分泌物、排泄物等也容易引起生物性职业感染。

（二）医务人员医院感染的主要途径

医务人员医院感染的途径主要为接触（血液和体液）传播、空气传播和飞沫传播。其中医务人员发生血液体液暴露形势严峻。如 HBV、HCV 和 HIV 等病毒都是通过工作人员接触患者的血液和体液而传染。医务人员被已污染病毒的注射器针头刺伤最为危险，感染率可达 25% ～ 30%。其次是医务人员皮肤被锐器损伤再接触被污染病毒的血液和体液；如医生和护士在手术和其他操作上中被锐器划伤，同时接触到血源性病毒阳性患者的血液和体液，此种情况常见于骨科、烧伤科、脑外科和妇产科等手术医生和护士。

（三）医务人员发生医院感染的主要人群

医务人员医院感染职业暴露涉及各类人员，包括护士、医生（含实习医师、进修医师）、护士、实验室人员（临床和非临床）、存尸间技术员和血液透析技术员等。多个研究显示护士相较于医院其他职业发生血源性职业暴露的比例更高；工龄较短的职工更易发生血源性职业暴露，这可能与诊疗操作的熟练程度低、低工龄者心理素质较差、防护意识薄弱有关；不同科室的感染性职业暴露发生率也有所不同，有研究显示外科较内科更易发生血源性疾病职业暴露，手术科室较非手术科室易发生血源性病原体的暴露，这可能与外科的有创操作频率较高有关；但也有研究显示普通病区、检验科、消毒供应中心（室）的职业暴露高发。说明不同科室的医务人员均面临着较高的感染性职业暴露风险，但以临床医生和护士被感染的机会更多。

二、医务人员感染性职业防护现状

（一）医务人员感染性职业防护的基本原则

1. 标准预防　是医务人员感染性职业防护的基本措施。标准预防理念视所有患者的血液、体液、分泌物、排泄物均具有传染性，需进行隔离预防，以降低医务人员与患者、患者与患者之间交叉感染的风险。标准预防的措施主要包括：

（1）医务人员在接触患者的血液、体液、分泌物、排泄物及其污染物品后，不论是否戴手套，都必须立即洗手。

（2）医务人员接触患者的血液、体液、分泌物、排泄物及破损的黏膜和皮肤前均应戴手套；对同一患者既接触清洁部位，后再接触污染部位时应更换手套、洗手并消毒；手部皮肤有破损时戴双层手套。

（3）当上述物质有可能发生喷溅时应戴护目镜/防护面屏、口罩，并穿隔离衣，以防止医务人员皮肤、黏膜和衣服的污染。

（4）被上述物质污染的医疗用品和仪器设备应及时进行处理，以防止病原微生物在医务人员、患者、探视者与环境之间传播。对于需重复使用的医疗仪器设备应确保在下一患者使用之前清洁干净和消毒灭菌。

（5）医务人员在进行各项医疗操作、清洁及环境表面消毒时，应严格遵守各项操作规程。

（6）污染的物品应及时处理，避免接触患者的皮肤与黏膜，以防污染其他物品等，引起微生物传播。

（7）锐器和针头应小心处置，以防针刺伤。

2. 基于传播途径的预防　在确保标准预防的基础上，应根据疾病的传播途径增加额外预防的措施，包括：经空气传播疾病的预防、经飞沫传播疾病的预防和经接触传播疾病的预防。同时我们应注意某些传染病常常不止一种传播途径，如 2019 年底开始全球流行的新型冠状病毒感染，就有多种传播途径，除经呼吸道飞沫和密切接触传播为主外，在一定的条件下还可以经空气传播。

医务人员对经空气传播疾病的预防除采取标准预防措施外，还应该使用呼吸道防护装置，同时应实施空气隔离与预防，包括：①无条件收治患者时，应尽快将患者转送至有条件收治传染病的医院，转送过程中应注意医务人员的防护，并事先通知接收方。②设立隔离室，隔离室应该有明显的隔离标志，限制患者离开隔离室。若病情诊疗需要，离开时，接送的医务人员需佩戴医用防护口罩或 N95 口罩。③确诊患者或疑似传染病患者应安置在单人间。④严格空气消毒。⑤医务人员严格按照区域流程，在不同区域穿戴不同防护用品。⑥医务人员进入确诊或疑似为经空气传播疾病隔离房间时应戴帽子、医用防护口罩。进行可能产生喷溅的操作时，应戴护目镜或防护面屏，穿隔离衣 / 防护服。当接触患者血液、体液、分泌物和排泄物等物质时，应戴手套。

经飞沫传播疾病的防护除采取标准预防外，还应实施飞沫隔离预防措施，包括：①建立隔离室，将患者置于单独的房间或同一房间内安置相同疾病感染的患者，限制患者的活动范围。②尽量减少转运，如必须转运，应事先通知接收方，患者、医务人员应做好防护。③加强室内通风或室内空气消毒。④加强医务人员的防护，严格按照区域流程，穿戴不同的防护用品。⑤医务人员与患者近距离（1 m 内）进行诊疗操作时，应戴帽子、医用防护口罩。进行可能产生喷溅的诊疗操作时，应戴护目镜或防护面屏，穿隔离衣 / 防护服。当接触患者血液、体液、分泌物和排泄物等物质时，应戴手套。

经接触传播疾病的防护除采取标准预防措施外，还需采取接触隔离措施。具体措施包括：①建立隔离室。②严格实施手卫生。③穿隔离衣。④做好患者的管理和健康教育，转运患者时，应事先通知接收方，患者、接收方及运送人员均需采取相应的感染防控措施，以防传染和扩散。⑤被患者血液、体液、分泌物及排泄物污染的复用医疗器械，应及时清洗干净和消毒灭菌。⑥接触患者血液、体液、分泌物及排泄物等，医务人员应戴手套；离开隔离病房前，接触传染病物品后应摘手套、洗手和手消毒。若手上有伤口，应戴两层手套。⑦医务人员进入隔离病房从事可能污染工作服的操作时，应穿隔离衣。

3．医务人员的免疫预防措施

（1）预防接种：人工免疫能提高人体的免疫水平，预防感染性疾病的发生与流行。医务人员因工作的特殊性，如常因注射操作被注射器针头刺伤皮肤、吸入具有感染性的气溶胶或直接接触了传染物质等而被感染。从临床角度看，增强医务人员免疫力是十分重要的，进行免疫接种预防是解决这一问题的重要手段。人工免疫主要包括人工主动免疫及人工被动免疫。

（2）国家免疫规划：我国从 1978 年开始实施儿童计划免疫，为与国际接轨，我国引入了免疫规划的概念。免疫规划是指根据国家传染病防治规划，使用有效疫苗对易感人群进行预防接种所制定的规划。按照国家或者省、自治区、直辖市确定的疫苗品种、免疫程序或者接种方案，在人群中有计划地进行预防接种，以预防特定传染病的发生和流行，提高居民健康水平和卫生文明水平。2007 年，我国把预防 15 种传染病的疫苗纳入国家免疫规划，具体包括：乙肝疫苗、卡介苗、百白破疫苗、脊髓灰质炎疫苗、麻疹疫苗、白破疫苗、麻风腮疫苗、A 群流脑疫苗、A+C 群流脑疫苗、乙脑疫苗、甲肝疫苗、钩端螺旋体疫苗、流行性出血热疫苗、炭疽疫苗等。这些疫苗可用于预防乙型肝炎、结核病等 15 种传染病。其中有的疫苗是在流行区才接种，如钩端螺旋体疫苗、流行性出血热疫苗、炭疽疫苗等。

（二）医务人员感染性职业防护现状

1．医务人员医院感染防护相关法律法规　医务人员感染与职业安全防护相关法规已初步建立。我国陆续出台与颁布了一系列有关医务人员感染与职业安全防护的相关法律法规、标准与规范性文件，从国家法律《中华人民共和国职业病防治法》《传染病防治法》到部门规章如《医院感染管理办法》，再到行业标准如《医院隔离技术规范》等，尤其是 2003 年

SARS 暴发后，相关法规的制修订都给予医务人员感染与职业安全防护全新的理念。

2．医务人员感染性职业防护管理现状　各级医疗机构根据国家法规要求，结合其自身机构的特点，开展了较好的医务人员感染与职业防护工作，尤其是 2003 年 SARS 暴发后，医务人员感染与职业安全防护在各方面都得到了明显的提升，开展了一系列卓有成效的工作，主要包括：

（1）部分医院已经建立了较完整的医务人员感染性职业防护的规章制度，将标准预防、手卫生等都纳入了相关的规章制度，大部分医院明确了医务人员职业安全防护的管理部门。

（2）医院积极开展医务人员感染性职业安全防护知识与技能的培训。培训包括岗前培训和日常培训，培训内容包括强化培训医务人员职业暴露防护相关知识，如职业安全防护要点、发生血源性职业暴露后的正确处理方式及流程、个人防护用品的正确使用等。

（3）全国医院已经开始建立感染性职业暴露的报告、评估和随访体系。通过《血源性病原体职业接触防护导则》提供了完整的技术要求；另外，我国积极研发医务人员职业安全防护的技术工具，为医护人员职业危害预防控制提供全方位的技术支撑。

（4）医务人员防护用品使用现状

1）防护用品的使用明显提升：在诊疗工作中采取标准预防措施的医务人员的比例在上升，防护用品的使用率和正确使用有了明显提升，有全国性的调查显示，我国医院 2010—2016 年的个人防护用品使用量大幅上升，其中防水围裙增长比率最高，为 280.13%，其次是隔离衣 / 防护服，增长比率为 216.63%，增长超过 2010 年个人防护用品使用量 1 倍的防护用品为医用外科口罩，包括医用防护口罩、隔离衣 / 防护服、鞋套、一次性帽子。

2）医务人员发生血液、体液暴露形势严峻：医务人员中因易暴露于患者的血液、体液等感染性因素风险高，易发生医院感染。

3）医务人员应对新发再发传染病的能力欠缺：2003 年全球流行的 SARS 和 2019 年底全球流行的新型冠状病毒感染疫情，医务人员因职业特点最早接触感染患者，由于对新发传染病的认识不足感染风险高，导致医务人员感染比例高。

第三节　医务人员医院感染防护存在的问题

我国医疗机构医务人员感染与职业安全防护的相关工作，与国际发达国家相比，推进力度不足，与国家法规中保障医务人员健康的要求相比，还有较大的距离。通过防控新冠病毒感染疫情仍然暴露出一些薄弱环节，具体问题主要体现在以下几方面：

1．相关法规有待完善，落实机制还没有理顺　虽然我国已有多部法律法规涉及医务人员的职业安全防护，但由于缺乏明确的执法主体和与之配套的部门规章，法律、法规所规定的医护人员的职业卫生防护及其相关权益并未得到切实落实，医护人员职业健康相关的政策及管理性文件的缺位也阻碍了相关法律、法规、条例的落实，如一些与医护人员相关的职业性疾病如结核病、乙型肝炎、丙型肝炎感染尚未纳入国家职业病名录，我国尚未制定有关医务人员职业性疾病的诊断、赔偿和康复标准等，而国家层面也未将医务人员感染相关的职业病纳入职业病的统一管理，会导致医护人员职业卫生防护落实和监管机制的缺失。

2．医疗机构职业安全防护的管理有待加强　部分医疗机构没有明确的医务人员感染防护的管理部门，相应的感染防护制度缺位或不全，没有建立相应的培训机制和开展有效的培训，没有职业暴露的应急处置预案与演练，或有但可操作性不强或缺乏科学性，没有相应的感染职业暴露追踪制度。医务人员感染暴露处置费用难于解决等。这在经血传播疾病，如艾滋病、乙型肝炎等和经呼吸道传播疾病，如 SARS 和新型冠状病毒感染疫情中表现较为突出。

3．医疗机构防护用品配备不足或使用不当　众所周知，医务人员执行标准预防措施的依从性受到个人防护用品可及性的影响，个人防护用品的供应量不足、可及性较差、实用性不强都会降低医务人员标准预防各项措施的依从性。同时医务人员对防护用品的不当使用，也使医务人员感染性职业防护问题更显突出。

4．医务人员防护意识、知识与技能欠缺　职业安全防护的执行主体是医务人员，而恰恰医务人员缺乏职业暴露与防护意识、标准预防意识较弱，这是目前职业暴露与防护工作中的重大难题。目前我国医务人员的防护意识不强，医务人员在发生血液和体液职业接触后报告率普遍较低，只有 0.75%。同时我国医务人员职业防护培训不到位，导致相关的知识、技能欠缺。

5．医务人员感染风险增高　我国正面临着新老传染病的威胁，传统的病毒型肝炎（如乙型肝炎、丙型肝炎等）高居不下；麻疹、水痘等在医疗机构内部时有发生，HIV 感染者逐年增加；结核病的发生也有抬头的趋势；新型的感染性疾病层出不穷如埃博拉出血热、中东呼吸综合征、新型流感、新型冠状病毒感染等不断出现。面对这些感染性疾病时我们往往不能及时识别，同时因患有这些感染性疾病的患者更易因健康问题就诊、住院，从而使医务人员更容易发生职业暴露，标准预防不到位则易发生感染。同时，随着新型的诊疗技术推广，使得诊疗中的暴露风险愈来愈多，如内镜的广泛应用使得内镜诊疗中不可避免地接触患者的血液、体液等，增加了职业暴露的风险。

6．医疗机构和医务人员对经呼吸道暴露途径的医院感染防控重视不够　医务人员在医院获得的 SARS、新型冠状病毒感染、流行性感冒和水痘等呼吸道传染病也是影响医务人员健康的重要威胁，目前，医疗机构在从职业安全的角度寻找降低此类疾病对医务人员的威胁和发生暴露后处理流程还处于起步阶段，包括对医务人员进行疫苗接种和定期特定感染性疾病的筛查，如在流感高发季免费为医务人员注射流感疫苗等，还没有得到足够的重视。发生职业暴露后处理流程还不完善。

尤其是 2019 年底开始在全球流行的新型冠状病毒感染疫情，暴露出医务人员对呼吸道传播疾病防护知识与技能的严重缺失，在湖北武汉流行的早期，医务人员感染人数较多，感染比例较高，表现为医疗机构防护用品储备不足、医务人员防护知识欠缺、防护用品使用不当、个人防护不足和过度并存、防护用品使用后的处置不当等。

7．医疗资源的不足带来了感染性职业暴露管理上的困难　我国人口众多且随着社会老龄化，医疗机构承担的医疗任务愈加繁重，而我国医疗人力资源不足导致医务人员常处于超负荷工作状态，疲劳及精神紧张会提高职业暴露的概率，加大感染的风险。同时教学医院因流动人员，如规培生、实习生等较多，这些临床一线的医务人员因其流动性较高，职业安全防护的相关培训覆盖率不够，而且发生职业暴露后往往难以追溯，也很难得到相应的后续规范的预防与治疗。有些医院的职业暴露处理流程中忽略了实习生等非正式工作人员，尚未建立完善的监测随访机制，导致这部分人群发生感染的概率更高。

8．医务人员感染防护工作发展不平衡　由于我国地域辽阔、经济发展和诊疗技术发展不平衡，医务人员的感染防护工作在不同地区间的发展差距较大。不同医疗机构间医务人员感染防护工作在防护用品的配置、职业安全防护的相关制度的制定与管理、职业安全组织文化建设、医务人员职业安全的培训、发生感染职业暴露的监测随访处置等方面发展极不平衡。医院不同部门间医务人员感染防护工作发展也不平衡，这可能与不同部门的感染风险有关，如呼吸内科、手术部（室）、产房医务人员发生职业暴露机会多，感染风险高，这就要求上述部门的相关安全操作流程、标准预防的培训要做得更到位，科室也要更加注重医务人员的职业安全防护，加强职业安全组织文化建设。除了地域、机构因素外，不同的医务人员个体间的职业暴露也有较大差异，这与医务人员本人对感染职业暴露的认知、重视程度、防护知识与技能的掌握有密切关系，因此通过加强知识与技能的岗前培训和在职教育，建立组织安全文化非常重要。

第四节　医务人员医院感染防控的主要措施

随着医学科学的飞速发展，医院感染的感染源、感染途径和易感人群都发生了显著的变化。它不仅影响临床医务人员的临床诊疗工作，同时影响患者的康复，甚至造成患者的死亡，而且还会加重患者和社会的经济负担，因此，医院感染的预防和控制必须巩固和加强。

一、医务人员医院感染防控的基本原则

1. 医疗机构应遵循国家医院感染防控相关的法律、法规，如《传染病防治法》《医院感染管理办法》等，开展医务人员医院感染与防护的相关工作。

2. 根据医务人员医院感染的特点，采取有效措施，管理感染源、切断传播途径和保护医务人员。

3. 在新型冠状病毒感染疫情常态化下，采取标准预防，并根据疾病传播途径的不同，在标准预防的基础上，增加经接触传播、经飞沫传播和经空气传播的额外预防措施。

二、医务人员医院感染防控的主要措施

1. 医疗机构应高度重视医务人员的感染防控工作，建立与完善感染防控的组织体系，明确职责。这是做好医院感染管理工作的基础。医院感染的预防和控制是个系统工程，书记与院长在医院感染管理工作中承担领导责任，医院感染管理委员会、医院感染管理部门、专兼职人员以及其他相关部门应各司其职。因此，建立医院感染管理责任制是医院感染管理工作中组织管理的第一要素。

2. 医疗机构应根据国家相关法律、法规、标准和规范性文件，结合医疗机构的实际情况，建立完善医务人员感染防控的相关制度，职业暴露处置流程、应急处置预案，演练并落实，定期监督检查和总结分析，做到持续质量改进。

3. 医疗机构应定期开展全院医务人员感染防控的全员培训，提升医务人员自身感染防控意识、知识与技能，落实人人都是感染防控的践行者。

4. 医疗机构应为医务人员的防护提供相应的防护条件，如手卫生设施、质量合格数量充足的防护用品，且方便可及；并做好防护物资的储备。

5. 医疗机构应规范清洁、消毒、隔离与医疗废物的管理工作，降低环境污染，减少医

务人员暴露风险。

6．医务人员应落实标准预防措施，主要包括手卫生、咳嗽礼仪、消毒隔离、职业安全、个人防护用品的使用、医疗废物管理等，并根据疾病传播途径、严重程度的不同，增加相应的额外预防措施。

7．医疗机构应开展风险评估，加强重点部门和关键环节的感染高风险、重点医务人员的感染防控工作，提高感染防控的效能。

8．医疗机构应根据医务人员暴露感染的风险，将医院的相关部门及从事诊疗操作的不同进行风险分级，不同的风险级别，采取相应的防护措施。同时应及时评估暴露感染的风险，动态调整医务人员的防护级别。

9．医疗机构应为医务人员提供合适的工作环境，包括温度、通风、光线等，降低锐器伤的发生。

10．医疗机构应采取切实可行的措施，降低医务人员的感染风险，尤其是对经呼吸道传播的传染病和经血传播的疾病；开展医务人员医院感染的监测，建立医务人员的健康档案；合理安排工作，保障医务人员的休息，不鼓励医务人员带病坚持工作；对有疫苗预防的传染病，鼓励医务人员进行主动免疫预防，如乙型肝炎、流感等的疫苗注射；对发生职业暴露的员工有处置措施和随访等。

11．医院感染的防控贯穿医疗活动的全过程，医务人员在诊疗工作中，应严格遵循国家相关法规的要求，以保障患者安全为底线，遵守医院的各项规章制度包括医务人员自身防护制度，降低医务人员的自身感染。

12．医疗机构应加强医院感染包括医务人员感染的监督、检查，及时发现问题，及时反馈，及时采取有效措施，达到持续质量改进，降低医务人员感染，保障医务人员安全，更好地为患者服务。

三、医务人员常用个人防护用品及其使用

（一）口罩的使用

1．口罩的选择 应根据暴露感染性疾病的种类和不同的操作要求选用不同种类的口罩。一般诊疗活动，可佩戴一次性医用口罩、医用外科口罩；手术室工作或护理免疫功能低下患者、进行体腔穿刺等操作时，应佩戴医用外科口罩；接触经空气传播或近距离接触经飞沫传播的呼吸道传染病患者时，应佩戴医用防护口罩。

2．口罩的佩戴和脱摘方法

（1）一次性医用口罩、医用外科口罩的佩戴方法：①检查口罩，区分上下内外，有鼻夹的一侧朝上，鼻夹明显的一侧朝外。将口罩罩住鼻、口及下巴，系带式口罩下方系带系于颈后，上方系带系于头顶中部，挂耳式口罩将两侧系带直接挂于耳后。②将双手指尖放在鼻夹上，从中间位置开始，用手指向内按压，并逐步向两侧移动，根据鼻梁形状塑造鼻夹。③调整系带的松紧度。佩戴效果见图3-1。

（2）医用防护口罩的佩戴方法：①一手托住防护口罩，有鼻夹的一面向外（图3-2）；②将防护口罩罩住鼻、口及下巴，鼻夹部位向上紧贴面部（图3-3）；③用另一只手将下方系带拉过头顶，放在颈后双耳下（图3-4）；④再将上方系带拉至头顶中部（图3-5）；⑤将双手

图 3-1　医用外科口罩的佩戴

图 3-2　托住防护口罩

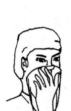

图 3-3　鼻夹部位紧贴面部

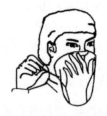

图 3-4　下方系带放在双耳下

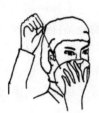

图 3-5　将口罩上方系带拉至头顶中部

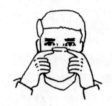

图 3-6　金属鼻夹的塑形

指尖放在金属鼻夹上，从中间位置开始，用手指向内按鼻夹，并分别想两侧移动和按压，根据鼻梁的形状塑形鼻夹（图 3-6）。

（3）脱摘口罩方法：脱口罩时不要接触口罩前面（污染面），先解下面的系带，再解开上面的系带；用手仅捏住口罩的系带丢至医疗废物容器内。具体步骤见图 3-7 至 3-10。

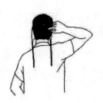

图 3-7　解开系带

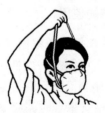

图 3-8　用手将下方系带拉过头顶

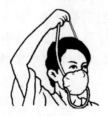

图 3-9　用手拉住上方系带摘除口罩

图 3-10　用手捏住口罩的系带放入医疗废物容器内

（4）注意事项：

1）不应一只手捏鼻夹。医用口罩只能一次性使用。

2）选用医用防护口罩时，宜做适合性检验，适合性检验应参照 GB/T18664 的要求进行。

3）每次佩戴医用防护口罩进入工作区域之前，应做佩戴气密性检查。检查方法：将双手完全盖住防护口罩，快速呼气，若鼻夹附近有漏气应调整鼻夹，若漏气位于四周，应调整到不漏气为止。

4）离开污染区前应摘除口罩并放入医疗弃物容器内，便于集中处理；弃置口罩后须清洁双手。

5）口罩潮湿或污染，应立即更换。

（二）护目镜、防护面屏的使用

1. 护目镜/防护面屏的选择

（1）在进行诊疗、护理操作，可能发生患者血液、体液、分泌物等喷溅时。

（2）近距离接触经飞沫传播的传染病患者时。

（3）为呼吸道传染病患者进行气管切开、气管插管等近距离操作，可能发生患者血液、体液、分泌物喷溅时，宜使用全面型防护面罩。

2. 护目镜/防护面屏的戴摘方法

（1）戴摘护目镜/防护面罩的方法：戴护目镜/防护面屏时，将其系带套在头上，调节舒适度（图 3-11）。脱摘时捏住头部头部的系带摘掉，放入回收或医疗废弃物容器内（图 3-12）。

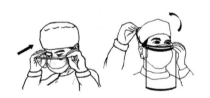 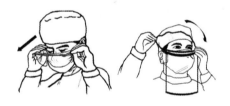

图 3-11　戴护目镜或防护面屏的方法　　　　图 3-12　摘护目镜或防护面屏的方法

（2）注意事项：佩戴前应检查有无破损，佩戴装置有无松懈。复用护目镜/防护面屏每次使用后应清洁与消毒；一次性护目镜或防护面屏应一次性使用。护目镜/防护面屏应符合国家相关标准，有效期内使用。

（三）隔离衣/防护服的使用

1. 隔离衣/防护服的选择　隔离衣/防护服是用于保护医务人员避免受到患者血液、体液和其他感染性物质污染，或用于保护患者避免感染的防护用品，属于双向防护。接触隔离的感染性疾病（如甲型肝炎、多重耐药菌感染等）患者时，对患者实行保护性隔离（如诊疗、护理大面积烧伤、骨髓移植等患者）时，可能受到患者血液、体液、分泌物或排泄物喷溅污染 [如行外周中心静脉导管（PICC）、中心静脉导管（CVC）穿刺置管等] 时穿隔离衣/防护服。

选择穿隔离衣还是防护服，主要根据疾病的传染性、传播途径、感染后果的严重程度等因素而定，传染性强、传播途径不明或经空气传播、感染后果严重如埃博拉出血热，建议医务人员穿防护服；多数情况下穿隔离衣即可。

2．隔离衣／防护服的穿脱方法

（1）应按照隔离衣／防护服的穿脱要求和穿脱流程在规定的区域内着装，并在规定的区域内穿脱隔离衣／防护服。

（2）注意事项：穿脱隔离衣／防护服前后应进行手卫生；穿脱隔离衣／防护服过程中防污染；隔离衣／防护服有破损或潮湿及时更换；隔离衣／防护服在规定区域内着装，离开规定区域应按照要求在规定的区域内穿脱后离开；一次性使用隔离衣／防护服不得复用。

（3）穿隔离衣方法：

1）右手提衣领，左手伸入袖内，右手将衣领向上拉，露出左手，如图3-13。

2）换左手持衣领，右手伸入袖内，露出右手，勿触及面部，如图3-14。

3）两手持衣领，由领子中央顺着边缘向后系好颈带，如图3-15。

4）再扎好袖口，如图3-16。

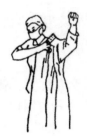 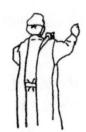 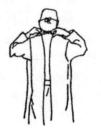

图3-13　穿左手　　　　图3-14　穿右手　　　　图3-15　系好颈带　　　　图3-16　扎袖口

5）将隔离衣一边（约在腰下5cm）处渐向前拉，见到边缘捏住，如图3-17。

6）同法捏住另一侧边缘，如图3-18。

7）双手在背后将衣边对齐，如图3-19。

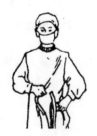 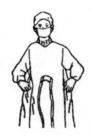 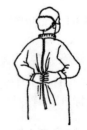

图3-17　捏住一侧边缘　　　　图3-18　捏住另一侧边缘　　　　图3-19　背后对齐

8）向一侧折叠，一手按住折叠处，另一手将腰带拉至背后折叠处，如图3-20。

9）将腰带在背后交叉，回到前面将系带系好，如图3-21。

（4）脱隔离衣方法：

1）解开腰带，在前面打一活结，如图3-22。

2）解开袖带，塞入袖袢内，充分暴露双手，进行手消毒，如图3-23。

3）解开颈后系带，如图3-24。

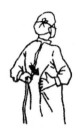

图 3-20 在背后拉腰带

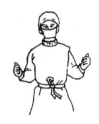

图 3-21 系好腰带

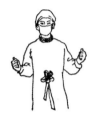

图 3-22 腰带系活结节

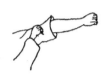

图 3-23 解开袖带,进行手消毒

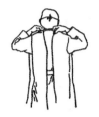

图 3-24 解开颈后系带

4)右手伸入左手腕部袖内,拉下袖子过手,如图 3-25。

5)用遮盖着的左手握住右手隔离衣袖子的外面,拉下右侧袖子,如图 3-26。

6)双手转换逐渐从袖管中退出,脱下隔离衣,如图 3-27。

7)左手握住衣领,右手将隔离衣两边对齐,污染面向外悬挂污染区;如果悬挂污染区外,则污染面向里。

8)不再使用时或使用一次性隔离衣,将脱下的隔离衣,污染面向内,卷成包裹状,放入医疗废物容器内或放入回收袋中,如图 3-28。

图 3-25 拉下左手袖子

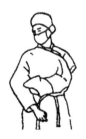

图 3-26 拉下右手袖子

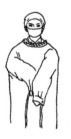

图 3-27 脱下隔离衣

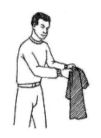

图 3-28 放入医疗废物容器内或放入回收袋内

(5)穿医用一次性防护服方法:连体或分体医用一次性防护服,应遵循先穿裤,再穿衣,然后戴帽,最后拉上拉锁的顺序。

(6)脱医用一次性防护服方法:

1)脱分体医用一次性防护服时应先将拉链拉开(图 3-29)。向上提拉帽子,使帽子脱离头部(图 3-30)。脱袖子、上衣,将污染面向里放入医疗废物袋内(图 3-31)。脱裤,由上向下边脱边卷,污染面向里,脱下后置于医疗废物袋内(图 3-32、图 3-33)。

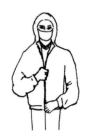 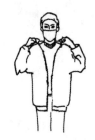 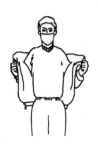 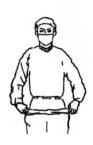 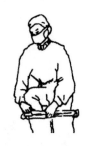

图 3-29　拉开拉链　　图 3-30　提拉帽子　　图 3-31　脱上衣，　　图 3-32　脱裤子　　图 3-33　边脱边卷，
　　　　　　　　　　　　　　　　　　　　　　污染面向里　　　　　　　　　　　　　　　　污染面向里

2）脱连体医用一次性防护服时，先将拉链拉到底（图 3-34）。向上提拉帽子，使帽子脱离头部，脱袖子（图 3-35、图 3-36）；由上向下边脱边卷（图 3-37、图 3-38），污染面向里直至全部脱下后放入医疗废物袋内。

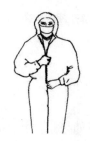 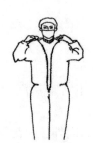 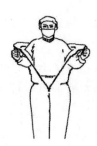 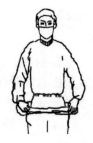 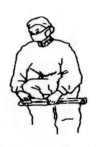

图 3-34　拉开拉链到底　　图 3-35　提拉帽子　　图 3-36　脱袖子　　图 3-37　由上向下脱　　图 3-38　边脱边卷，污染面向里

（四）手套的使用

1．手套的选择　手套有清洁手套和无菌手套，应根据不同操作的需要，选择合适种类和规格的手套。接触患者的血液、体液、分泌物、排泄物、呕吐物及污染物品时，应戴清洁手套。进行手术等无菌操作、接触患者破损皮肤、黏膜时，应戴无菌手套。

2．手套的戴脱方法

（1）按照要求戴脱清洁手套和无菌手套。

（2）戴无菌手套方法详细步骤见图 3-39 至 3-40。

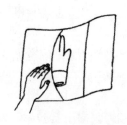 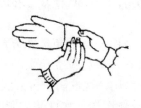

图 3-39　掀起包装的开口处　　　　　　图 3-40　对准手指戴手套

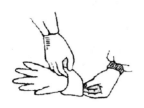

图 3-41 戴另一只手套

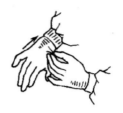

图 3-42 手套翻边套在衣袖外

1）打开手套包装，一手掀起包装的开口处，如图 3-39 所示。

2）另一手捏住手套翻折部分（手套内面）取出手套，对准五指戴上，如图 3-40 所示。

3）以戴着手套的手指插入另一只手套的翻边内面，将手套戴好。然后将手套翻边处套在工作衣袖外面，如图 3-41、图 3-42 所示。

（3）脱手套的方法：

1）用戴着手套的手捏住另一只手套污染面的边缘将手套脱下，如图 3-43 所示。

2）戴着手套的手握住脱下的手套，用脱下手套的手捏住另一只手套清洁面（内面）的边缘，将手套脱下，如图 3-44 所示。

3）用手捏住手套的里面放入医疗废物容器内，如图 3-45 所示。

（4）注意事项：戴手套前应检查手套是否有破损、是否在有效期内，若破损应及时更换；注意修剪指甲以防刺破手套，选择合适手的型号；戴手套时应防止手套被污染，诊疗护理不同的患者之间应更换手套；诊疗结束应按规定程序与方法洗手，戴手套不能代替洗手，必要时进行手消毒。

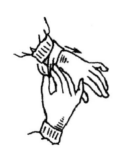

图 3-43 捏住边缘脱下手套

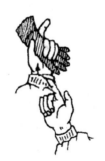

图 3-44 脱另一只手套

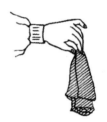

图 3-45 用手捏住手套的里面放入医疗废物容器内

五、医务人员职业暴露的处置

医务人员在工作中常见暴露主要包括呼吸道暴露（主要指呼吸道传染病）、皮肤、黏膜、血液、体液暴露和锐器伤。一旦发生暴露需要及时正确处置，以降低暴露危害和感染风险，具体要求包括：

1. 呼吸道职业暴露的处置 以不明原因呼吸道传染病的职业暴露为例，如果医务人员在诊疗工作中不慎发生了呼吸道的暴露，应立即采取如下措施：

（1）采取措施保护呼吸道，尽快离开暴露现场和有呼吸道感染风险的区域。

（2）紧急通过防护用品的脱摘区域，按照防护用品脱摘流程脱摘个人防护用品，根据情况可用清水清洁口腔及鼻腔，佩戴医用外科口罩后离开暴露区域。

（3）及时报告当事科室的主任、护士长和医院的主管部门（常为医院感染管理部门）。

（4）医疗机构应尽快组织专家组对暴露人员进行感染风险评估，包括确认是否需要隔离医学观察、预防用药、心理疏导等。专家组成员应包括临床医学、感染防控、心理学、流行病学、管理等方面的专家。

（5）有关部门应及时为高风险暴露者指定隔离医学观察地点，实施单间隔离医学观察，原则上不得离开隔离医学观察区。期间如明确诊断为感染者，则须按照要求进行相应的规范治疗。

（6）及时按照要求填写医护人员职业暴露记录表，尤其是暴露原因，及时总结分析，预防类似事件的发生。

2. 皮肤黏膜的血液体液暴露和锐器伤的处置　发生皮肤、黏膜的血液、体液职业暴露和锐器伤后，应立即实施以下局部处理措施（在发生地完成）和相关工作：

（1）用洗手液/肥皂和流动水清洗被污染的皮肤，用生理盐水冲洗被污染的黏膜。

（2）发生锐器伤，应当立即由近心端向远心端轻轻挤压，避免挤压伤口局部，尽可能挤出损伤处的血液，再用洗手液/肥皂和流动水进行冲洗。

（3）受伤部位的伤口冲洗后，应当用消毒液，如用75%乙醇溶液或者0.5%聚维酮碘溶液进行消毒，并包扎伤口，暴露的黏膜，应当反复用生理盐水冲洗干净。

（4）意外受伤后必须在24 h内报告有关部门，在72 h内进行HIV、HBV等的基础水平检查。

（5）及时向科室医院感染管理小组报告→填写医务人员职业暴露情况登记表→报告相关部门→到感染性疾病科或医疗机构指定的部门就诊、随访和咨询。

（6）可疑暴露于HBV感染的血液、体液时，视伤者的情况采取注射乙肝高价免疫球蛋白和（或）乙肝疫苗。可疑暴露于HCV感染的血液、体液时，尽快于暴露后进行HCV抗体检查，有专家建议暴露4~6周后检测HCV RNA，阳性者应进行治疗。可疑暴露于HIV感染的血液、体液时，短时间内口服抗病毒药，尽快于暴露后检测HIV抗体，然后行周期性复查（如6周、12周、6个月等）。在追踪期间，特别是在最初的6周~12周，绝大部分感染者会出现症状，因此在此期间必须注意不要献血、捐赠器官及母乳喂养，过性生活时要用避孕套。

（张冰丽　李六亿）

思考题

1. 简述医院感染的定义。

2. 简述医院感染的常见病原体来源及其传播途径。

3. 分析内源性感染与外源性感染的概念及其发生原因。

4. 分析医务人员医院感染与职业防护现状，并提出相应的防控对策。

参考文献

[1] 李六亿，刘玉村. 医院感染管理学. 北京：北京大学医学出版社，2010.

[2] Siegel JD，Rhinehart E，Jackson M，et al. 2007 Guideline for isolation Precautions：Preventing Transmission of Infectious Agents in Health Care Settings. Am J Infect Control. 2007；35（10 Suppl 2）：S65-S164.

[3] 中华人民共和国卫生部. 医院隔离技术规范（WS/T 311—2023）. 2023.

[4] 国家卫生部. 医务人员手卫生规范. 卫生部，2019.

[5] Centers for Disease Control and Prevention. Infection Control in Healthcare Personnel：Infrastructure and Routine Practices for Occupational Infection Prevention and Control Services. Atlanta：Centers for Disease Control and Prevention，2019.

第四章　生物安全实验室

生物安全实验室是指通过设施防护、设备防护、人员防护、操作规范和管理措施等达到保护实验样品、保护实验人员安全、保护环境不被污染的生物安全防护要求的实验室。生物安全实验室在 20 世纪 40 年代末首先出现在美国，主要是针对实验室意外感染事故所采取的对策。美国在 20 世纪 40 年代初为了研究生物武器，开始实施"气溶胶感染计划"，大量使用烈性传染病的病原体，进行生物武器实验室研究和现场实验，其中实验室感染频频发生。第二次世界大战期间，日本军国主义在对中国实行惨无人道的细菌战中，日军实验室中的工作人员也有很多受到感染，死伤上千人。此外，苏维埃社会主义共和国联盟（苏联）生物武器研究基地炭疽杆菌泄漏造成上千人感染。基于此，英国、苏联、加拿大、日本等一些发达国家相继建造了不同级别的生物安全实验室。我国政府和相关专家逐渐认识到实验室生物安全的重要性。近年来，为了开展对获得性免疫缺陷综合征（acquired immunodeficiency syndrome，AIDS）、SARS 和新型冠状病毒肺炎（corona virus disease 2019，COVID-19）等重大传染病的研究工作，我国也建造了一批不同防护水平的生物安全实验室。

生物安全实验室在结构上由**一级防护屏障**（primary barriers）和**二级防护屏障**（secondary barriers）两部分硬件构成。一级防护屏障是指为了消除或减少实验室操作人员暴露于感染性材料，在操作者与感染性材料之间设置一个物理隔离屏障，包括生物安全柜和类似的设备、个人防护装备、密闭容器等。二级防护屏障是指为防止实验室活动过程中的感染性物质逸出实验室污染外环境，通过设施建筑设计形成一个物理防护隔离屏障，包括实验室工作区、防护区和受控通道、消毒设备（如高压蒸汽灭菌器）、排风过滤净化装置等。实验室生物安全防护的安全设备和设施的不同组合，构成了 4 个不同等级的生物安全防护水平。依照实验室生物安全国家标准的规定，生物安全实验室分为生物安全一级（BSL-1）、二级（BSL-2）、三级（BSL-3）和四级（BSL-4）实验室，其中一级防护水平最低，四级最高。从事动物感染研究的生物安全实验室称为动物生物安全实验室（animal biosafety laboratory，ABSL）。动物实验设施、安全设备，以及实验操作技术的不同要素组合构成了 4 个不同等级的动物生物安全防护水平。同样，按照防护水平从低到高分为 ABSL-1、ABSL-2、ABSL-3 和 ABSL-4 实验室。

建立生物安全实验室具有十分重要的意义，主要包括以下几个方面：①建立病原生物研究安全平台的需要；②生物国防、反恐的需要；③预防与控制传染病的需要；④动物防疫的需要；⑤出入境检验检疫的需要；⑥控制医院感染的需要；⑦参与 GOARN（global outbreak alert and response network）监测网络的需要。

建设生物安全实验室需要遵从以下一些基本原则，包括：①科学合理的原则；②安全首位的原则；③软件在先的原则；④管理严格的原则；⑤远离病原的原则；⑥预防为主的原则；⑦使用方便的原则；⑧厉行节约的原则。

设立生物安全实验室，应当依法取得批准或者进行备案。个人不得设立生物安全实验室。涉及生物安全的实验活动应在符合要求的生物安全实验室中进行。以病原微生物实验活动为例，BSL-1 和 BSL-2 实验室不得从事高致病性病原微生物实验活动，BSL-3 和 BSL-4 实验室从事高致病性病原微生物实验活动，应具备下列条件：①实验目的和拟从事的实验活动符合国务院卫生主管部门或者兽医主管部门的规定；②具有与拟从事的实验活动相适应的工作人员；③工程质量经建筑主管部门依法检测验收合格。下面分别对不同防护水平的 BSL 和 ABSL 实验室进行介绍。

第一节　生物安全实验室等级

一、BSL-1 实验室

BSL-1 实验室（图 4-1）适用于我国《病原微生物实验室生物安全管理条例》中划分的第四类病原微生物和 WHO《实验室生物安全手册》中划分的第一类病原微生物的临床诊断、教学、研究或生产设施，这些病原微生物在健康工作者和动物中一般不会导致疾病，并且对实验室工作环境的潜在危害性最小。BSL-1 实验室不需要与建筑物的公共通道分开。

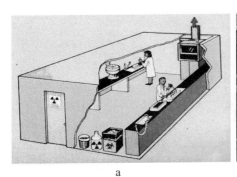 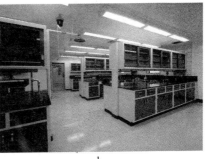

a　　　　　　　　　　　　　　　b

图 4-1　生物安全一级实验室（BSL-1）

a. 示意图；b. 实拍图。

（一）BSL-1 实验室生物安全设备（一级屏障）

1．一般不需要特殊防护装置和设备，如生物安全柜。
2．建议穿实验服、实验袍或实验制服。
3．手部皮肤破损或起疹时应戴手套，要配备可替换的乳胶手套。
4．操作中可能有微生物或其他有害物质飞溅出来时，应戴护目镜或面罩。

（二）BSL-1 实验室设施（二级屏障）

1．应有控制进入的门，出口处应有一个洗手池。
2．实验室设计应易于清洁，实验室内不应铺地毯。
3．实验台面应能防水、耐热、耐有机溶剂和耐酸碱，以及耐常用消毒剂等化学物质。
4．实验室器材设施应能支持预期的承重和使用需要。桌凳、柜子和设备之间的间距应便于清扫。

5．如果实验室有向外开放的窗户，应安装防飞虫的纱窗。

二、BSL-2 实验室

BSL-2 实验室（图 4-2）适用于我国《病原微生物实验室生物安全管理条例》中划分的**第三类病原微生物**和 WHO《实验室生物安全手册》中划分的**第二类病原微生物**的临床诊断、教学、研究或生产设施，这些病原微生物对实验室工作人员和环境的潜在危害性小。BSL-2 与 BSL-1 实验室的不同之处在于：①实验室工作人员在处理病原微生物方面接受过专门的培训，并由有能力处理感染性物质和具有相关程序经验的专家监督；②限制与实验无关的人员进入实验室；③所有可能产生感染性气溶胶或飞溅物的操作程序均在生物安全柜或其他物理防护设备中进行。

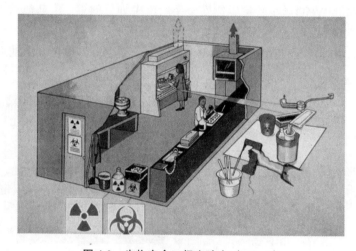

图 4-2　生物安全二级实验室（BSL-2）

（一）BSL-2 实验室生物安全设备（一级屏障）

1．应配置 II 级生物安全柜。

2．涉及高浓度或大体积的感染性物质时，应选用密封转头或带有安全帽的离心机。

3．在生物安全柜外操作感染性物质时，要佩戴面目防护装备（护目镜、面罩、面具或其他防溅装备），以免感染性物质或其他有害物质飞溅到脸上。

4．在实验室工作时要穿戴专用的防护服。在离开实验室到非实验区域时，防护服必须脱下并留在实验室内。防护服在拿出实验室洗涤前，应先消毒。

5．当用手接触具有潜在感染性的物质、污染的表面或设备时，必须戴手套，必要时可以戴两副手套。操作感染性物质结束时或手套破损以及手套被明显污染时要更换。不能戴手套接触"干净"的表面（键盘、电话等），一次性手套不能重复使用，离开实验室时应脱去手套。脱掉手套后要洗手。

（二）BSL-2 实验室设施（二级屏障）

1．满足 BSL-1 实验室的要求。

2．应配置高压蒸汽灭菌器。

3．安装生物安全柜时要考虑房间的送排风，应不影响生物安全柜的正常运行。生物安全柜要放在远离门、开放的窗户、走动比较频繁的实验室区域以及其他可能引起气流混乱的设备处，以保证生物安全柜的气流在有效范围内进行。

4．应有洗眼装置。

5．光线应适宜开展所有的工作，避免反光和闪光。

6．如果是机械通风，应考虑机械通风系统输送的气流为向内单向流动，不会造成实验室内部空气循环。

三、BSL-3 实验室

BSL-3 实验室（图 4-3）适用于我国《病原微生物实验室生物安全管理条例》中划分的**第二类病原微生物**和 WHO《实验室生物安全手册》中划分的**第三类病原微生物**的临床诊断、教学、研究或生产设施，这些病原微生物在实验室可通过气溶胶暴露导致严重或潜在致命感染的后果。实验室工作人员必须接受处置这些感染性材料的特定培训，并由有能力处理感染性物质和具有相关程序经验的专家进行监督。

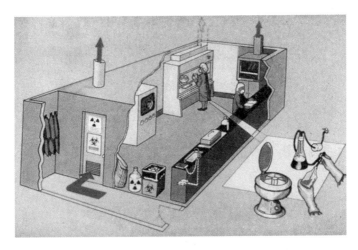

图 4-3　生物安全三级实验室（BSL-3）

（一）BSL-3 实验室生物安全设备（一级屏障）

1．应配置合适的Ⅱ级或Ⅲ级生物安全柜[1]。

2．进入实验室时，要穿上防护服，如连裤服、前襟一体或后系式大褂。不得在实验室外穿防护服。重复使用的防护服在清洗前要消毒，被明显污染的防护服应更换。

3．在处理感染性材料、感染动物及被污染的仪器时，必须戴两副手套。建议经常更换手套，一次性手套不能重复使用。

4．进行有潜在感染性或其他有害气溶胶产生的操作时，应佩戴面目防护装备（护目镜、面罩、面具或其他防溅装备）。

5．能够产生气溶胶的仪器设备应在有高效粒子空气过滤器（high efficiency particulate air

---

[1] 生物安全柜的分级见下一章。

filter，HEPA）的装置中使用，避免气溶胶直接排入实验室，每年至少检测一次 HEPA 过滤器。另外，排风口应远离送风口。

6. 当产生气溶胶的操作不能在生物安全柜中进行时，工作人员应使用适当的个人防护装备和其他物理防护设备（如带安全罩或密封转头的离心机）。

（二）BSL-3 实验室设施（二级屏障）

1. 满足 BSL-2 实验室的要求。

2. 实验室应是独立区域，要与其他公共区域隔离开。入口处应有门禁系统。

3. 实验室应有分区布局。实验室从外向内依次为清洁区（辅助功能区）、防护区和污染区（核心工作区），每个区之间通过互锁的缓冲间连接。

4. 实验室应设有压力梯度。清洁区为常压，核心工作区压力最低，形成由外向内依次递减的压力梯度。

5. 应设有独立的送排风系统。进入实验室的气流应从"清洁区"流向"污染区"，形成由外向内的定向气流。排出的空气需要过滤净化处置，外部排风口要远离进风口。

6. 应有实验污染物处理设施或设备，如双扉高压蒸汽灭菌器等。

7. 真空管路由液体消毒剂气水阀和 HEPA 过滤器及类似设备保护。

8. 实验室的内墙壁、地板、天花板应便于清洁，并能防水和抗化学试剂侵蚀，接缝和穿孔处应密封。

9. BSL-3 实验室设施必须经过测试以确保设计和操作参数在系统运转前达到要求，并至少每年测试一次。

四、BSL-4 实验室

BSL-4 实验室是目前生物安全防护等级最高的实验室，适用于我国《病原微生物实验室生物安全管理条例》中划分的第一类病原微生物，WHO《实验室生物安全手册》中划分的第四类病原微生物和外来病原微生物的实验室工作。这些高致病性病原微生物对人、动物可造成非常严重的致死性疾病，可通过气溶胶途径传播，并且没有预防的疫苗和可用的治疗措施。

BSL-4 实验室通常是独立的建筑物或完全隔离的区域，具有复杂的防护要求，如特殊的通风系统，实验室"三废"无害化处理系统等，以防止实验中的病原微生物泄露到环境中。BSL-4 实验室通常有两种形式：生物安全柜型和正压防护服型。生物安全柜型 BSL-4 实验室的工作人员通过完全隔离的Ⅲ级生物安全柜操作感染性材料，正压防护服型 BSL-4 实验室的工作人员全身穿带有生命维持系统的正压防护服进行感染性材料的操作。实际操作中可以采取任何一种模式或将两者联合应用。若联合应用，应遵守各自的规定。

武汉 BSL-4 实验室是我国首个生物安全四级实验室，实验室的设计采用类似法国里昂 BSL-4 实验室"盒中盒"的理念，整个实验室为悬挂式结构。该实验室具有三大功能定位：一是我国突发急性传染病防控科学研究基地，二是烈性病原体的保藏中心和世界卫生组织烈性传染病参考实验室，三是我国生物安全实验室平台体系中的重要区域中心。

第二节　动物生物安全实验室等级

一、ABSL-1 实验室

ABSL-1 实验室适用于我国第四类病原微生物（国际上第一类病原微生物）的动物实验活动，这些病原微生物生物学特征明确，不会导致健康成人的疾病，并且对实验室工作人员和环境的潜在危害性最小。ABSL-1 工作人员必须接受具体的动物设施操作和动物福利的培训，并且必须由充分了解潜在危害和实验动物操作的人员进行监督。

（一）ABSL-1 实验室生物安全设备（一级屏障）

1．满足 BSL-1 实验室的要求。

2．与实验动物接触的人员必须评估黏膜暴露的风险，并根据需要佩戴防护装备，如面罩、护目镜、面具等。

3．接触实验动物后，在离开动物饲养实验室或操作区域之前，必须脱去防护服和手套，并洗手。

4．应根据风险评估结果，确定是否配置负压动物饲养隔离器。

（二）ABSL-1 实验室设施（二级屏障）

1．满足 BSL-1 实验室的要求。

2．所在建筑物内的其他公共通道与动物设施应分开，并限制进入动物设施。

3．动物实验室应在出口处设有洗手池。洗手装置采用红外线感应、肘动或脚控方式控制水流，防回水槽应充满水或适当的液体，以防止昆虫进入和气体流入。

4．按照实验动物福利要求，不得循环室内空气。建议实验室有向内的定向气流，系统设计应考虑清洁动物房间产生的热量和清洗笼具产生的湿度。

5．机械清洗动物笼具的最终清洗温度应至少为 82℃，若手动清洗笼具，应选择适当的消毒剂。

6．室内光线强度应满足动物的生理活动，不宜太强或太弱。

7．紧急洗眼器和喷淋器是必要的，由风险评估结果决定安装位置。

二、ABSL-2 实验室

ABSL-2 实验室适用于我国第三类病原微生物（国际上第二类病原微生物）的动物实验活动。

（一）ABSL-2 实验室生物安全设备（一级屏障）

1．满足 ABSL-1 和 BSL-2 实验室的要求。

2．操作可能产生气溶胶、飞溅物或高风险的有潜在危害的材料（包括感染动物的尸体、从感染动物收获的组织和液体，以及鼻内接种微生物的动物）时，应使用适当的 Ⅱ 级生物安全柜、个人防护装备和（或）其他物理密封装置或设备。

3．与实验动物接触的人员必须评估黏膜暴露的风险，并基于风险评估，选择佩戴合适的防护装备。

（二）ABSL-2 实验室设施（二级屏障）

1．满足 ABSL-1 和 BSL-2 实验室的要求。

2．清洗动物笼具之前，应对笼具进行高压灭菌或其他净化处理。

3．机械清洗动物笼具的最终清洗温度应至少为 85℃。笼具清洗区域的设计应能适应高压喷雾系统、强化学消毒剂和 85℃ 水温清洗的过程。

4．动物设施内应配有高压蒸汽灭菌器，以便于传染性物质和废弃物的消毒灭菌。

三、ABSL-3 实验室

ABSL-3 实验室适用于我国第二类病原微生物（国际上第三类病原微生物）的动物实验活动，以及具有产生气溶胶操作程序的动物实验。ABSL-3 实验室具有其特殊特点：进入动物设施受到严格的限制，人员必须接受动物设施操作程序、处理感染动物和操作高风险病原体的培训，必须由在生物危害风险、病原微生物、动物操作和动物饲养等方面具有丰富经验和能力的人员监督。

（一）ABSL-3 实验室生物安全设备（一级屏障）

1．满足 ABSL-2 和 BSL-3 实验室的要求。

2．应配备独立通风负压隔离器（IVC）或半开放式的负压隔离器。

3．对感染性物质和感染动物进行操作时，包括动物尸检解剖、动物鼻内接种、气溶胶暴露感染、收集感染动物组织或液体等，应在Ⅱ级、Ⅲ级生物安全柜或其他物理密闭防护装置或设备中进行。

4．在进入动物饲养和操作实验室之前，应在实验室工作服外再穿戴一套一次性个人防护服。离开时，一次性个人防护服和手套等防护用品必须脱下，并和其他受污染的废弃物在处置之前应小心包装和消毒灭菌。

（二）ABSL-3 实验室设施（二级屏障）

1．满足 ABSL-2 和 BSL-3 实验室的要求。

2．ABSL-3 实验室应有污水收集和无害化处理的设备。应根据病原微生物和实验活动的风险评估结论，以及国家和当地法律法规的规定，收集动物笼具清洗污水、动物饲养房污水、洗手水、感染动物解剖污水等传染性污水，并进行集中消毒灭菌。

四、ABSL-4 实验室

ABSL-4 实验室适用于我国第一类病原微生物（国际上第四类病原微生物）的动物实验活动。ABSL-4 与 BSL-4 实验室相似，目前国内数量极少，是由国家严格批准后方可建设的实验室，具体可参考 GB 19489—2011《实验室生物安全通用要求》和 GB 50346—2011《生物安全实验室建筑技术规范》。

（王　玲　王　杰）

思考题

1. 简述生物安全实验室的概念、结构和分级。
2. 建立生物安全实验室有何意义？
3. 建设生物安全实验室有哪些基本原则？
4. 在 BSL-3 和 BSL-4 实验室中从事高致病性病原微生物实验活动应具备哪些条件？
5. BSL-3 实验室应具备哪些一级屏障？

参考文献

[1] 国务院. 病原微生物实验室生物安全管理条例（中华人民共和国国务院令第 424 号）. 2018.

[2] 科学技术部. 高等级病原微生物实验室建设审查办法（中华人民共和国科学技术部令第 18 号）. 2018.

[3] WHO. 实验室生物安全手册. 3 版. Geneva：WHO，2004.

[4] 徐善东. 医学与医学生物学实验室安全. 3 版. 北京：北京大学医学出版社，2019.

[5] 中华人民共和国主席令第五十六号. 中华人民共和国生物安全法. 2020.

[6] 美国国立卫生研究院和疾病预防控制中心. 微生物和生物医学实验室生物安全. 6 版. [出版社不详]，2020.

第五章　生物安全实验室防护

　　生物安全实验室中的安全设备主要包括生物安全柜、高压灭菌器、实验室终末消毒仪器以及洗眼器等。实验室内所有的污染物，包括废物、废液和使用过的器材、物品，均需消毒灭菌后才能带出实验室。能够产生微生物气溶胶的实验操作应在生物安全柜中进行。

　　生物安全实验室的个人防护装备（personal protective equipment，PPE）包括保护实验人员免受生物、化学、物理等有害因素伤害的各种器材和用品。PPE 可以防止有害物质通过吸入、食入、皮肤接触等方式进入体内，同时也能防止实验人员将可能的病原体携带出实验室。PPE 在实验室生物安全防护中属于一级防护屏障，也是实验室生物安全防护中最常见、最常用的防护装备之一。在操作感染性材料时采取科学合理的个人防护对避免实验室相关感染是非常必要和有效的。

第一节　生物安全实验室防护设备

一、生物安全柜

　　生物安全柜（biological safety cabinets，BSCs）是为操作原代培养物、菌毒株以及诊断性标本等具有感染性的实验材料时，用来保护操作者本人、实验室环境以及实验材料，使其避免暴露于上述操作过程中可能产生的感染性气溶胶和溅出物而设计的，是生物安全实验室中重要的一级防护屏障。生物安全柜是生物安全实验室中的重要安全设备。众所周知，当操作液体或半流体，例如摇动、倾注、搅拌，或将液体滴加到固体表面上或另一种液体中时，均有可能产生气溶胶。另外，在对琼脂板划线接种、用吸管接种细胞培养瓶、采用多道加样器将感染性试剂的混悬液转移到微量培养板中、对感染性物质进行匀浆及旋涡振荡、对感染性液体进行离心以及进行动物操作时，这些实验室操作都可能产生具有感染性的气溶胶。由于肉眼无法看到直径小于 5 μm 的气溶胶以及直径为 5 ~ 100 μm 的微小液滴，因此实验室工作人员通常意识不到有这样大小的颗粒在生成，并可能吸入或交叉污染工作台面的其他材料。生物安全柜就是为操作具有感染性的实验材料时保护操作者本人、实验室环境以及实验材料而设计的。20 世纪 40—60 年代，美国科学家和工程技术人员率先研制出了生物安全柜。1976 年，美国国家卫生基金会（NSF）颁布世界上第一个生物安全柜标准。2002 年，美国国家标准院（ANSI）批准了该标准，即 NSF/ANSI 49—2002《生物安全柜：设计、施工和现场验证》，并已经成为生物安全柜的国际标准。正确使用生物安全柜可以有效减少由于气溶胶暴露所造成的实验室感染以及培养物交叉污染，并能保护环境。

　　根据正面气流速度、供风、排风方式和防护性能将生物安全柜分为Ⅰ级（BSC-Ⅰ）、Ⅱ级（BSC-Ⅱ）和Ⅲ级生物安全柜（BSC-Ⅲ）。**BSC-Ⅱ是目前使用最广泛的实验室安全设备。**1967 年，美国 Baker 公司设计生产出世界上第一台Ⅱ级 A 型生物安全柜。目前，BSC-Ⅱ已经扩展成为 5 个亚型：A1、A2、B1、B2 和 C 型。生物安全柜的关键技术是将经 HEPA 过滤器过滤的空气输送到工作台面上，从而保护工作台面上的物品不受污染。对于直径 0.3 μm 的颗粒，HEPA 过滤器可以截留 99.97%，而对于更大或更小的颗粒则可以截留 99.99%。HEPA 过滤器的这种特性使得它能够有效地截留所有已知的病原体。表 5-1 列出了各种生物安全柜的技术参数。表 5-2 列出了各种安全柜所能提供的保护。这里需要提出的是超净工作台是一类水平和垂直方向流出气流的工作柜，不属于生物安全柜，也不能应用于生物安全操作。

表 5-1　不同类型生物安全柜的技术参数

生物安全柜类型	正面气流速度（m/s）	气流（%）		排风方式	保护对象
		重新循环部分	排出部分		
Ⅰ级 [a]	0.38	0	100	可向室内排风	操作者、环境
Ⅱ级 A1 型	0.38～0.51	70	30	可向室内排风	操作者、实验对象和环境
Ⅱ级 A2 型 [a]	0.51	70	30	可向室内排风	操作者、实验对象和环境
Ⅱ级 B1 型 [a]	0.51	30	70	不可向室内排风	操作者、实验对象和环境
Ⅱ级 B2 型 [a]	0.51	0	100	不可向室内排风	操作者、实验对象和环境
Ⅱ级 C 型 [a]	0.51	36	64	不可向室内排风	操作者、实验对象和环境
Ⅲ级 [a]	不适用	0	100	不可向室内排风	操作者、实验对象和环境

[a] 所有生物学污染的管道均为负压状态，或由负压的管道和压力通风系统围绕。

表 5-2　不同保护类型生物安全柜的选择

保护类型	生物安全柜的选择
个体防护，针对危险度 1～3 级微生物 [a]	Ⅰ级、Ⅱ级、Ⅲ级
个体防护，针对危险度 4 级微生物，手套箱型实验室	Ⅲ级
个体防护，针对危险度 4 级微生物，防护服型实验室	Ⅰ级、Ⅱ级
实验对象保护	Ⅱ级、带层流的Ⅲ级
少量放射性核素 / 挥发性化学品的防护	外排式Ⅱ级 A2 型、Ⅱ级 B1 型
放射性核素 / 挥发性化学品的防护	Ⅰ级，Ⅱ级 B2 型、C 型，Ⅲ级

[a] 参照 WHO《实验室生物安全手册》中病原微生物的危害等级划分标准。

（一）BSC-I

BSC-I 的工作原理见图 5-1。房间空气从前面的开口处以 0.38 m/s 的低速率进入安全柜，空气经过工作台表面，并通过 HEPA 过滤器过滤后经排风管排出安全柜。定向流动的空气可以将工作台面上可能形成的气溶胶迅速带入排风管内。操作者的双臂可以从前面的开口伸到安全柜内的工作台面上，并可以通过玻璃窗观察工作台面的情况。安全柜的玻璃窗还能完全抬起来，以便清洁工作台面或进行其他处理。

HEPA 过滤器可以装在生物安全柜的压力排风系统中，也可以装在建筑物的排风系统中。有些 BSC-I 装有一体式排风扇，有些则是借助建筑物排风系统的排风扇。安全柜内的空气可以通过 HEPA 过滤器按下列方式排出：

1．排到实验室中，然后再通过实验室排风系统排到建筑物外面。

2．通过建筑物的排风系统排到建筑物外面。

3．直接排到建筑物外面。

BSC-I 能够为人员和环境提供保护，也可用于操作放射性核素和挥发性有毒化学品。由于未灭菌的房间空气通过生物安全柜正面的开口处直接吹到工作台面上，因此，BSC-I 不能对实验对象提供保护。

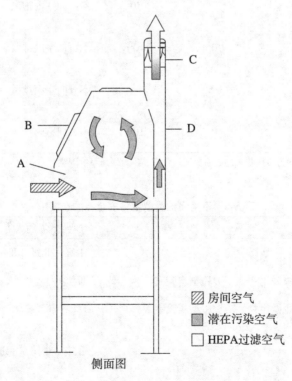

图例：

▨ 房间空气
■ 潜在污染空气
□ HEPA过滤空气

侧面图

图 5-1 BSC-I 原理图
A：前开口；B：窗口；C：排风 HEPA 过滤器；D：压力排风系统。

（二）BSC-II

BSC-II 有 5 种不同的亚型：A1、A2、B1、B2 和 C 型。BSC-II 不同于 BSC-I 之处是空气经 HEPA 过滤器过滤后流经工作台面，因此 BSC-II 在设计上不仅能提供个体防护，而且能保护工作台面的物品不受房间空气的污染。BSC-Ⅱ可用于操作危险度2级和3级的病原微生物。在使用正压防护服的条件下，BSC-Ⅱ也可用于操作危险度4级的病原微生物。

1. Ⅱ级A1型生物安全柜　Ⅱ级A1型生物安全柜的工作原理见图5-2。内置风机将房间空气经前面的开口引入安全柜内并进入前面的进风格栅。在正面开口处的空气流入速度应至少为0.38 m/s。气体先通过供风HEPA过滤器，再向下流动通过工作台面，并在距工作台面大约6～18 cm处分开。所有在工作台面形成的气溶胶立刻被向下的气流带走，并经两组排风格栅排出，从而为实验对象提供保护。气流接着通过后面的压力通风系统到达安全柜顶部供风和排风过滤器之间的空间。由于过滤器大小不同，大约70%的空气将经过供风HEPA过滤器重新返回到生物安全柜内的操作区域，而剩余的30%则经过排风HEPA过滤器排到房间内或通过连接到专用通风管道上的套管或通过建筑物的排风系统排到建筑物外面。安全柜所排出的经过加热和（或）冷却的空气重新排入房间内使用时，与直接排到外面环境相比具有降低能源消耗的优点。

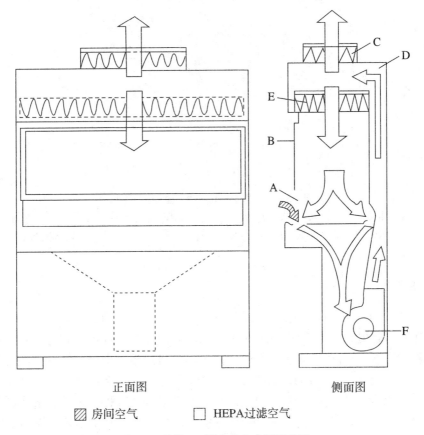

正面图　　　　　　　　　　　　侧面图

▨ 房间空气　　　　　□ HEPA过滤空气

图5-2　Ⅱ级A1型生物安全柜原理图
A：前开口；B：窗口；C：排风HEPA过滤器；D：压力排风系统；E：供风HEPA过滤器；F：风机

2. Ⅱ级A2、B1、B2和C型生物安全柜　Ⅱ级A2、B1（图5-3）和B2型生物安全柜都是由A1型生物安全柜转化而来。Ⅱ级C型生物安全柜为一种新型Ⅱ级生物安全柜，其是以B1型生物安全柜为基础设计的，具有凹陷操作区的操作台面，凹陷的边缘设计了排风孔，排风口连接排风罩，并增加了一个排风机。与B1型生物安全柜相比，上述设计特点改变了原有的气流模式，使得 C 型生物安全柜操作区内样品所逸出的绝大部分挥发性物质随着外排的气流排出室外，这在最大程度上降低了实验操作人员对挥发性物质的暴露风险。与 B2 型生物安全柜相比，C 型生物安全柜可同时满足节能的需要。不同类型的生物安全柜适用于特定的操作目的（表 5-1 和表 5-2）。

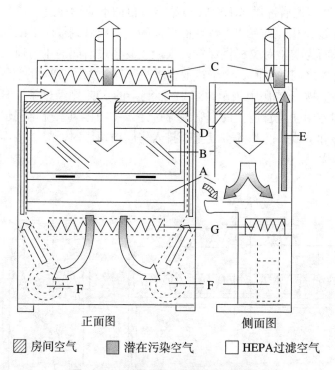

正面图　　　　　　　　　　　　侧面图

▨ 房间空气　　■ 潜在污染空气　　□ HEPA过滤空气

图 5-3　Ⅱ级 B1 型生物安全柜原理图

A：前开口；B：窗口；C：排风 HEPA 过滤器；D：供风 HEPA 过滤器；E：负压排风系统；F：风机；
G：送风 HEPA 过滤器。Ⅱ级 B1 型生物安全柜需要有与建筑物排风系统相连接的排风接口。

（三）BSC-Ⅲ

BSC-Ⅲ（图 5-4）用于操作危险度 4 级的病原微生物。BSC-Ⅲ的所有接口都是"密封的"，其供风经 HEPA 过滤器过滤，排风则经过两个 HEPA 过滤器，并需要有与独立的建筑物排风系统相连接的排风接口。BSC-Ⅲ由一个外置的专门的排风系统来控制气流，使安全柜内部始终处于负压状态（大约 124.5 Pa）。BSC-Ⅲ应该配备一个可以灭菌的、装有 HEPA 过滤排风装置的传递箱。BSC-Ⅲ可以与一个双开门的高压蒸汽灭菌器相连接，并用它来清除进出安全柜的所有物品的污染。图 5-5、图 5-6 和图 5-7 分别为手套箱型、手套袖型和半身防护服型 BSC-Ⅲ。BSC-Ⅲ适用于三级和四级生物安全水平的实验室。

（四）生物安全柜的相关连接及操作注意事项

1. 生物安全柜的通风连接　外排式Ⅱ级 A1 型和Ⅱ级 A2 型生物安全柜的设计使用了"套管"（thimble）或"伞形罩"（canopy hood）连接。套管安装在安全柜的排风管上，将安全柜中需要排出的空气引入建筑物的排风管中。在套管和安全柜排风管之间保留一个直径差通常为 2.5 cm 的小开口，以便让房间的空气也可以吸入到建筑物的排风系统中。建筑物排

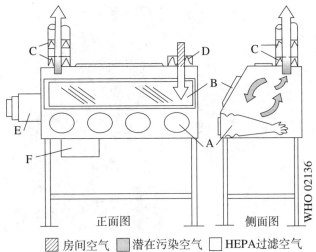

房间空气　　潜在污染空气　　HEPA过滤空气

图 5-4　BSC-Ⅲ（手套箱型）示意图

A：用于连接等臂长手套的舱孔；B：窗口；C：两个排风 HEPA 过滤器；D：供风 HEPA 过滤器；E：双开门高压蒸汽灭菌器或传递箱；F：化学浸泡槽。BSC-Ⅲ需要有与独立的建筑物排风系统相连接的排风接口。

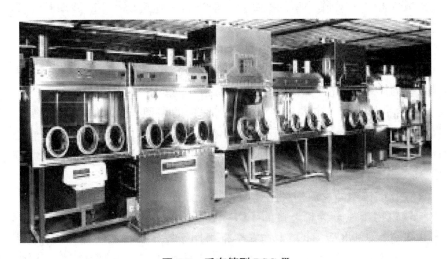

图 5-5　手套箱型 BSC-Ⅲ

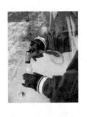

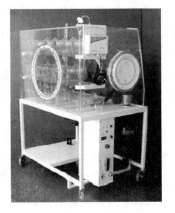

图 5-6　手套袖型 BSC-Ⅲ

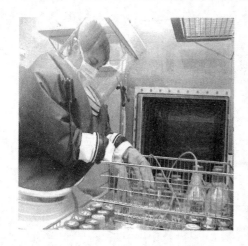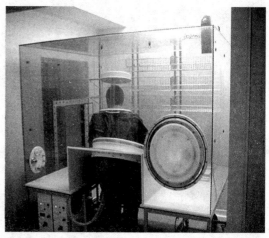

图 5-7　半身防护服型 BSC-Ⅲ

风系统的排风能力必须能满足房间排风和安全柜排风的要求。套管必须是可拆卸的，或者设计成可以对安全柜进行操作测试的类型。一般来讲，建筑物气流的波动对套管连接型生物安全柜的功能不会有太大的影响。

外排式Ⅰ级、Ⅱ级 B1 型、Ⅱ级 B2 型、Ⅱ级 C 型和Ⅲ级生物安全柜通过硬管连接，亦即没有任何开口地、牢固地连接到建筑物的排风系统，或者最好是连接到专门的排风系统。建筑物排风系统的排风量和静压必须与生产商所指定的要求一致。

2．生物安全柜的选择　主要根据下列所需保护的类型来选择适当的生物安全柜：实验对象保护，操作危险度 1～4 级微生物时的个体防护，暴露于放射性核素和挥发性有毒化学品时的个体防护，或上述各种防护的不同组合。表 5-2 列出了每一种防护类型所推荐使用的生物安全柜。

操作挥发性有毒化学品及放射性物质时，不应该使用将空气重新循环排入房间的生物安全柜，即不与建筑物排风系统相连接的Ⅰ级生物安全柜、Ⅱ级 A1 型和Ⅱ级 A2 型生物安全柜。外排式Ⅱ级 A2 型和Ⅱ级 B1 型生物安全柜可用于操作少量放射性核素和挥发性化学品。在需要操作大量放射性核素和挥发性化学品时，则使用Ⅰ级、Ⅱ级 B2 型、Ⅱ级 C 型和Ⅲ级生物安全柜。

3．生物安全柜的安放位置　空气通过前面开口进入生物安全柜的定向气流是极易受到干扰的，包括人员走近生物安全柜所形成的气流、打开窗户、送风系统调整以及开关门等都可能造成影响。因此，生物安全柜应位于远离人员活动、物品流动以及可能会扰乱气流的地方。安全柜的后方以及每个侧面，要尽可能留有 30 cm 空间，以利于对安全柜的维护。安全柜的上面应留有 30～35 cm 空间，以便准确测量空气通过排风过滤器的速度，并便于排风过滤器的更换。

4．操作者　操作者在移动双臂进出安全柜时，需要小心维持前面开口处气流的完整性，双臂应该垂直地缓慢进出前面的开口。手和双臂伸入到生物安全柜中等待大约 1 min，以使安全柜调整完毕并且让里面的空气"扫过"手和双臂的表面以后，才可以开始对物品进行处理。要在开始实验之前将所有必需的物品置于安全柜内，以尽可能减少双臂进出前面开口的次数。

5．柜内物品放置　Ⅱ级生物安全柜前面的进气格栅不能被纸、仪器设备或其他物品阻挡。放入安全柜内的物品应采用 70% 乙醇来清除表面污染。可以在消毒剂浸湿的毛巾上进行实验，以吸收可能溅出的液滴。所有物品应尽可能地放在工作台后部靠近工作台后缘的位置，并使其在操作中不会阻挡后部格栅。可产生气溶胶的设备（例如混匀器、离心机等）应靠近安全柜的后部放置。像有生物危害性的废弃物袋、盛放废弃吸管的盘子以及抽滤瓶等体积较大的物品，应该放在安全柜内的某一侧。在工作台面上的实验操作应该按照从清洁区到污染区的方向进行。

6．操作和维护　大多数生物安全柜的设计允许全天 24 h 工作。向房间中排风或通过套管接口与专门的排风管相连接的Ⅱ级 A1 型和Ⅱ级 A2 型生物安全柜，在不使用时是可以关闭的。其他如Ⅱ级 B1 型、Ⅱ级 B2 和Ⅱ级 C 型生物安全柜，是通过硬管连接的，则需要让安全柜在开始工作前以及完成工作后至少工作 5 min 来完成"净化"过程，亦即应留出将污染的空气排出安全柜的时间。生物安全柜的所有维修工作应由有资质的专业人员来进行。在生物安全柜操作中出现的任何故障都应该报告，并应在再次使用之前进行维修。

7．紫外灯与明火　生物安全柜中不需要紫外灯。如果使用紫外灯的话，应该每周进行清洁，以除去可能影响其杀菌效果的灰尘和污垢。在安全柜重新认证时，要检查紫外线的强度，以确保有适当的光发射量。在生物安全柜内应避免使用明火。使用明火会对气流产生影响，并且在处理挥发性物品和易燃物品时，也易造成危险。在对接种环进行灭菌时，可以使用微型燃烧器或电炉，而不应使用明火。

8．清洁和消毒　实验结束后，要对包括仪器设备在内的生物安全柜里的所有物品进行清洁和消毒，并移出安全柜。在每次使用前后，要对生物安全柜内表面进行清洁和消毒。在使用如漂白剂等腐蚀性消毒剂后，还必须用无菌水再次进行擦拭。生物安全柜在移动以及更换过滤器之前，应该由有资质的专业人员来清除生物安全柜的污染。最常用的方法是采用甲醛蒸气熏蒸。

9．个人防护装备　在使用生物安全柜时应穿着个体防护服。在进行一级和二级生物安全水平的操作时，可穿着普通实验服。前面加固处理的反背式实验隔离衣具有更好的防护效果，应在进行三级和四级生物安全水平（防护服型实验室除外）的操作时使用。手套应套在隔离衣的外面，可以戴加有松紧带的套袖来保护研究人员的手腕。有些操作可能还需要戴口罩和安全眼镜。

10．警报器　窗式警报器只能装在带有滑动窗的安全柜上。发出警报时表明，操作者将滑动窗移到了不适当位置。处理这种警报时，只要将滑动窗移到适宜的位置就可以了。气流警报器报警时，表明安全柜的正常气流模式受到了干扰，操作者或物品正处于危险状态。当气流警报响起时，应立刻停止工作，并通知实验室主管。可以在两种警报器中选择一种来装备生物安全柜。生产商的说明手册中将提供更详细的资料，在生物安全柜的使用培训中也应包括这一方面的内容。

（五）生物安全柜内操作原则

1．缓慢移动原则　为了避免干扰安全柜内正常的风路状态，柜内操作时手应该尽量平缓移动。

2．物品平行摆放原则　为了避免物品和物品之间的交叉污染现象产生，在柜内摆放的物品应该尽量呈横向一字摆开。同时，避免堵塞背部回风格栅影响正常风路。

3. 避免震动原则　柜内尽量避免震动仪器（例如离心机、旋涡振荡器等）的使用，因为震动会使得积留在滤膜上的颗粒物质抖落，导致操作室内部洁净度降低。同时，如果在前操作面平衡失败，还会引起安全柜对操作者的污染。

4. 不同样品柜内移动原则　柜内两种及以上物品需要移动时，一定要遵循从低污染性物品向高污染性物品移动的原则，避免污染性高的物品在移动过程中，造成柜体内部的大面积污染。

5. 禁忌使用明火原则　柜内尽量不要使用明火，因为在明火使用过程中产生的细小颗粒杂质将被带入滤膜区域，这些高温杂质会损伤滤膜，甚至引燃过滤器，并且燃烧产生的热量会干扰气流。此外，在处理挥发性物品和易燃物品时，也易造成危险。

（王　玲　王　杰）

二、高压蒸汽灭菌器

高压蒸汽灭菌法（autoclaving）属于湿热灭菌方法，是医学上最常用、最有效的灭菌方法，通过密闭的高压蒸汽灭菌器（锅）完成。可杀灭包括细菌芽孢在内的所有微生物（朊粒除外）。常用于普通培养基、生理盐水、手术器械和敷料等耐高温、耐湿热物品的灭菌。

（一）原理

高压蒸汽灭菌器（autoclave）是一个密闭、耐高压的容器。在 101.3 kPa（1 个大气压）下，水的沸点（蒸汽的温度）是 100℃，如果水蒸气被限制在密闭的高压蒸汽灭菌器内，随着灭菌器内压力的升高，蒸汽的温度也会相应升高。将待灭菌物品放入密闭的高压蒸汽灭菌器内，加热后产生的高温蒸汽穿透力极强。

根据冷空气排放方式的不同，高压蒸汽灭菌器分为下排气式和预真空式二大类。下排气式压力蒸汽灭菌器也称重力置换式压力蒸汽灭菌器，其灭菌是利用重力置换的原理，使热蒸汽在灭菌器中从上而下，将冷空气由下排气孔排出，排出的冷空气由饱和蒸汽取代，利用蒸汽释放的潜热使物品达到灭菌的目的。下排气式压力蒸汽灭菌器在压力 103.4 kPa，温度 121.3℃，并维持 15～20 min 后，可杀灭包括细菌芽孢在内的所有微生物（朊粒需要 121.3℃，维持 1 h）。为缩短灭菌时间，还可用预真空式高压蒸汽灭菌器。即先将灭菌器内空气抽出约 98%，再送入蒸汽，灭菌所需时间短，可大大提高灭菌效率，特别适用于快速周转物品的灭菌。预真空式压力蒸汽灭菌器的原理是利用机械抽真空的方法，使灭菌器内形成负压，蒸汽得以迅速穿透到物品内部从而达到灭菌的效果。预真空式压力蒸汽灭菌器灭菌压力为 205.8 kPa，温度 132～134℃，灭菌时间为 3～5 min（朊粒需要 134℃，维持 1 h）。

普通的压力蒸汽灭菌器在设计时一般不考虑排出的冷空气对环境的污染，但处理有传染性的物品时需要对冷空气进行消毒处理，特别是生物安全实验室的压力蒸汽灭菌器在排气管道上都应该有冷空气消毒处理装置。

（二）设备

高压蒸汽灭菌器分卧式、立式、移动式。卧式和立式结构基本相同。图 5-8 为卧式高压蒸汽灭菌器的构造示意图。

手提式高压蒸汽灭菌器由内锅、外锅和锅盖组成。锅盖上有安全阀、放气阀和压力表（带温度指示）。内锅可存放待消毒物品，外锅与内锅之间加水。外锅与锅盖壁均坚厚，并可用螺扣旋紧防止蒸汽外漏（图 5-9）。

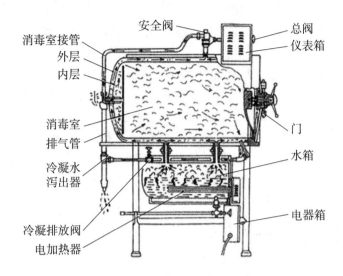

图 5-8　卧式高压蒸汽灭菌器构造示意图

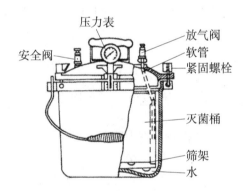

图 5-9　手提式高压蒸汽灭菌器构造示意图

（三）使用方法

锅内加适量水→装好待灭菌物品→关严锅盖→打开排气阀及电源→排气→关上排气阀继续加热→至所需压力和温度→保持一定时间→关闭电源→自然冷却至压力指示归零→取出物品。

实验室常用物品灭菌要求：通常普通培养基、生理盐水、磷酸盐缓冲液（PBS）、玻璃器皿、耐高压试剂、手术器械、手术衣或敷料等，经 103.43 kPa，121.3℃灭菌 15 ～ 20 min；含糖培养基、某些细胞培养液如 Hank's 液或橡胶制品，经 112℃灭菌 30 min，或经 115℃灭菌 20 ～ 30 min。

（四）注意事项

1．水量要适当，灭菌器内物品不应摆放太拥挤。消毒过程中要注意压力和温度变化，如出现异常，应立即关闭电源。

2．对瓶装液体灭菌时，液体量应≤瓶内容积的 4/5，瓶塞应有透气性，橡皮瓶塞应插入透气针头，达到灭菌时间后，关闭电源待压力自然降至零后方可打开锅盖，以防高压下瓶塞崩开或蒸汽烫伤。

3．灭菌过程中应将冷空气全部排除，否则相同压力下灭菌温度达不到要求，影响消毒效果。

4．生物安全实验室使用的大型压力蒸汽灭菌器设备为压力容器类中的特种设备，归《特种设备安全监察条例》管理。压力蒸汽灭菌器需要办理特种设备使用证，操作人员需持有特种作业人员证书，压力容器需定期检验。对于新投入使用的压力容器，满 3 年时进行首次全面检验，之后的全面检验周期根据本次全面检验结果由检验机构确定。压力容器还需要每年至少进行一次年度检查。未经定期检验的压力容器不得使用。压力容器的安全附件，安全阀每年校验 1 次，压力表每半年检定 1 次，未经检验的安全附件不得使用。实验活动产生的感染性废弃物由压力蒸汽灭菌处置后由指定单位回收定点焚烧。

三、实验室终末消毒仪器

在实验结束后，实验室需要进行一次彻底消毒即终末消毒，其目的是完全消灭残留在实验台面或物体表面上的病原体。用于终末消毒仪器较多（如过氧化氢消毒机等），可根据所操作的病原体、开展的实验活动及使用的仪器，经风险评估后选用合适的终末消毒仪器。

四、洗眼装置

洗眼器（eyewash）：用来冲洗眼部的设备（图 5-10）。

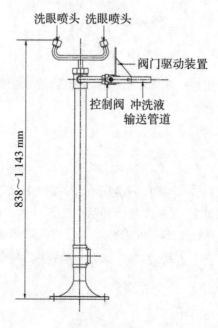

图 5-10　洗眼器

根据《实验室生物安全通用要求》（GB 19489—2004）的规定，实验室内，尤其是 BSL-2 和 BSL-3 实验室，应配备紧急洗眼装置。洗眼装置应安装在室内明显和易取的地方，并保持洗眼水管的通畅，便于工作人员紧急使用。如发生腐蚀性液体或生物危害液体喷溅至工作人员的眼睛时，工作人员应该在就近的洗眼装置用大量缓流清水冲洗眼睛表面至少 15 ～ 30 min。

（邓　娟）

第二节　生物安全实验室个体防护

生物安全实验室的个人防护装备（PPE）是指在实验室工作中，实验人员随身穿戴的防止个体受到生物性、化学性或物理性等危险因子伤害的器材和用品，属于个体最常用的一级防护屏障。目前，用于病原微生物实验室的个人防护装备种类繁多，使用前必须了解各种防护装备的防护性能、材料、结构和防护对象等特点，才能达到预期的防护效果。

一、个人防护装备

（一）眼睛防护装备

安全眼镜和护目镜：在所有易发生潜在眼睛损伤（如紫外线、化学溶液或生物污染物溅射等）的生物安全实验室中工作时，必须采取眼睛防护措施。该要求不仅适用于实验室工作人员，也适用于临时进入实验室进行仪器设备检修和维护的人员。眼睛防护设备主要包括安全眼镜和护目镜，另外，必要时还应配备洗眼装置。

安全眼镜和护目镜（图 5-11）可保护眼部免受含病原体的血液、飞沫或其他体液溅入眼内而透过其黏膜进入体内。眼睛防护装备类型的选择取决于外界危害因子对眼睛危害的程度。护目镜没有侧翼，只能提供正面的保护，安全眼镜配有侧翼，由于能紧贴面部，能阻挡从旁而来的溅液，相对护目镜而言，能提供较佳的保护功能。常规视力矫正眼镜或角膜接触镜不能防护生物学危害，安全眼镜或护目镜应该戴在它们的外面。建议工作人员在生物安全实验室工作时不要戴隐形眼镜。如果在戴隐形眼镜时化学品或含有生物危害的液体溅入眼内，应立即卸除隐形眼镜，并持续长时间冲洗眼睛，至少 15 ～ 30 min，然后及时就医。

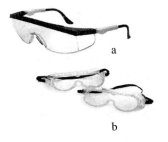

图 5-11　眼睛防护装备
a. 护目镜；b. 安全镜。

（二）头面部防护装备

1．口罩 口罩包括外科手术用口罩和 N95 级（N 表示不耐油，"95"代表防护级别最小值达到 95%）或以上的口罩（图 5-12）。外科手术用口罩由 3 层纤维组成，可预防飞沫进入口鼻，保护部分面部免受生物危害物质（如血液、体液、分泌液及排泄物等）的喷溅污染，适用于 BSL-1 或 BSL-2 实验室使用。N 系列口罩适用于无油性烟雾的环境，可过滤 0.3 μm 或以上的微粒（例如飞沫或结核分枝杆菌），效率达 95%（N95 级）、99%（N99 级），甚至 99.97%（N100 级）。N95 级口罩适用于一些高危的工作程序，例如在 BSL-2 或 BSL-3 实验室操作经呼吸道传播的高致病性微生物感染性材料。在有油性烟雾情况下，应选择 R95、R99 或 R100 级口罩（R 为抗油），亦可选择 P95、P99 或 P100 级口罩（P 为防油）。

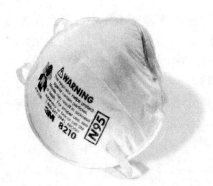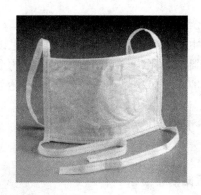

图 5-12　N95 口罩和外科手术用口罩

2．防护面罩 防护面罩可保护实验室工作人员脸部避免碰撞或切割伤，及感染性材料如血液、体液、分泌液、排泄物或其他感染性物质飞溅或接触脸部、眼睛、鼻及口部。防护面罩一般用防碎塑料制成，通过头带或帽子佩戴，选择防护面罩时，应注意其形状与脸型相配。在使用防护面罩时，根据需要常常同时佩戴安全眼镜或护目镜或口罩（图 5-13）。

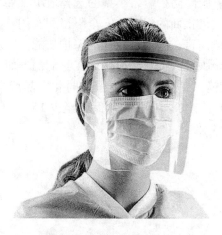

图 5-13　面罩和口罩组合使用

3．防护帽 在生物安全实验室佩戴由无纺布制成的一次性简易防护帽（图 5-14）可以保护工作人员避免化学和生物危害物质飞溅至头部（头发）所造成的污染。因此要求工作人员在实验操作时应佩戴防护帽，罩住全部头发。

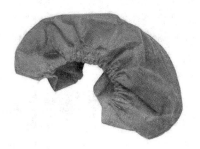

图 5-14　简易防护帽

（三）呼吸防护装备

呼吸防护的有效装备为防护（毒）面具（图 5-15），主要有正压面罩、个人呼吸器和正压防护服 3 种。当进行高度危险性的操作（如清理溢出的感染性物质）时，若不能安全有效地将气溶胶限定在一定的范围内，要求使用呼吸防护装备。防护面具中装有一种可更换的过滤器，可以保护佩戴者免受气体、蒸汽、颗粒和微生物以及气溶胶的危害。过滤器必须与防护面具的正确类型相配套。为了达到理想的防护效果，每一个防护面具都应与操作者的面部相适合，面型适合度需经过测试验证。根据操作危险程度及操作类型选择正确的防护面具。使用防护面具前，应做个体适应性测试。在选择正确的防护面具时，要听从专业人员的意见，并按指导书及培训的要求使用。同时应安排工作场所监控、医学评估和对呼吸器使用者的监督，以确保其始终正确使用该类装备。防毒面具使用完毕后未经消毒严禁带出实验室区域。

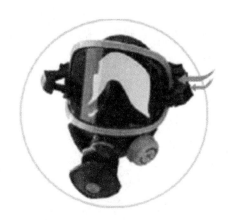

图 5-15　全罩式防护面具

（四）手部防护装备

1. 手套　在进行实验操作时，应戴好手套（图 5-16）。生物安全实验室一般使用乳胶、橡胶、聚腈类或聚氯乙烯手套，用于对强酸、强碱、有机溶剂和生物危害物质的防护。在进行实验室一般性工作，以及在处理感染性物质、血液和体液时，应广泛使用一次性乳胶、乙烯树脂或聚腈类材料的手术用手套。在进行尸体解剖等可能接触尖锐器械的情况下，应该戴不锈钢网孔手套，但这样的手套只能防止切割损伤，而不能防止针刺损伤。一般情况下，佩戴一副手套即可（BSL-1 和 BSL-2 实验室），若在生物安全柜中操作感染性物质时（BSL-2 和 BSL-3 实验室）应该佩戴两副手套。在操作过程中，外层手套被污染，立即用消毒剂喷洒手套，脱下后丢弃在生物安全柜中的高压灭菌袋中，并立即戴上新手套继续实验。戴好手套后应完全遮住手及腕部，如必要可覆盖实验服袖口。

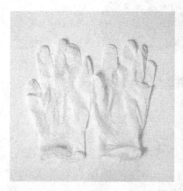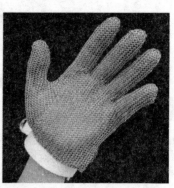

图 5-16　乳胶手套和不锈钢网孔手套

2. 洗手装置　根据（GB 19489—2004）要求，在每个生物安全实验室中均应安装洗手装置，该装置可以是脚控或红外控制的洗手池，或者配置一个酒精擦手器。在处理活体病原材料或动物等生物危害物质后，在脱去手套之后和离开实验室之前必须洗手。如果在脱卸个人防护装备时发生手部可见的污染，则在继续脱卸其他个人防护设备之前应洗手。洗手一般用肥皂和水或使用酒精擦手器。

（五）躯体防护装备

躯体防护装备主要是防护服，包括实验服、隔离衣、连体衣、围裙以及正压防护服（图 5-17）。

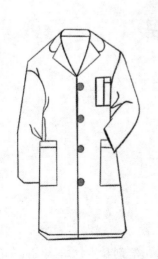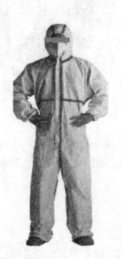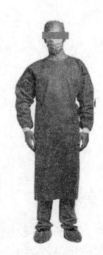

图 5-17　躯体防护装备——防护服

1. 实验服　实验服前面能完全扣住，一般用于在 BSL-1 实验室进行下述工作时的躯体防护：静脉血和动脉血的穿刺抽取、血液、体液或组织的处理或加工、质量控制、实验室仪器设备的维修保养、化学品或试剂的处理和配制、洗涤触摸或在污染/潜在污染的工作台面上工作。由于化学或生物危害物质有可能吸附或累积在实验服上，实验服不准穿出实验室区域。

2. 隔离衣　隔离衣为长袖背开式，穿着时应该保证颈部和腕部扎紧。隔离衣的防护效果要比实验服好，因此更适用于在微生物学实验室以及生物安全柜中进行的工作。隔离衣适用于接触大量血液或其他潜在感染性材料时穿着。当有可能发生危险物质（血液或培养液等化学或生物危害物质）喷溅到工作人员身上时，应该在实验服或隔离衣外面再穿上塑料高颈保护的围裙。

3. 正压防护服　正压防护服具有生命支持系统，包括提供超量清洁呼吸气体的正压供气装置，防护服内气压相对周围环境为持续正压。正压防护服的生命支持系统分为内置式和外置式两种，适用于涉及致死性生物危害物质或第一类生物危险因子的操作，如埃博拉病毒等，一般在 BSL-4 实验室中使用。

（六）足部防护装备

当实验室中存在物理、化学和生物危险因子的情况下，穿合适的鞋子和鞋套或靴套（图 5-18）可防止实验人员足部（鞋袜）受到损伤，尤其可防止血液和其他潜在感染性物质喷溅所造成的污染，以及化学品腐蚀危害。此外也可防止将病原体带离工作地点扩散到生物安全实验室外。鞋套应具备防水及防滑功能，并要合身以免影响步行动作。BSL-2 和 BSL-3 实验室要坚持穿鞋套或靴套，BSL-3 和 BSL-4 实验室要求使用专用鞋（例如一次性或橡胶靴子）。禁止在生物安全实验室中穿凉鞋、拖鞋、露趾和机织物鞋面的鞋。建议使用皮制或合成的不渗液体的鞋类以及防水、防滑的一次性或橡胶靴子等足部防护装备。鞋套和靴套等不得穿离实验室区域。

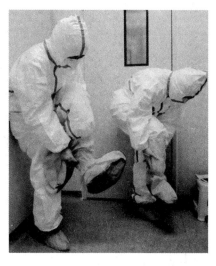

图 5-18　靴套

（七）听力防护装备

当实验室中的噪声达到 75 dB 或在 8 h 内噪声大于平均值水平时，如在实验室中用超声粉碎器处理细胞时可产生高分贝噪声，此时，实验人员应该佩戴听力保护器以保护听力。常用的听力保护器为御寒式防噪声耳罩和一次性泡沫材料防噪声耳塞（图 5-19）。

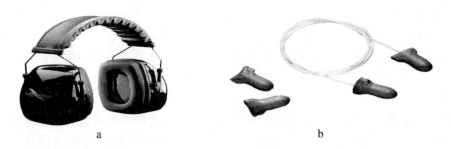

a　　　　　　　　　　　　　　　　　b

图 5-19　听力防护装备
a. 御寒式防噪音耳罩；b. 一次性防噪音耳塞。

二、个人防护装备使用注意事项

个体防护用品应符合国家规定的有关标准。在风险评估的基础上，按不同级别的防护要求选择适当的个体防护装备。管理人员在寻求生物安全委员会帮助并进行风险评估后，应负责对个人防护装备的选择、使用、维护做出明确的书面规定，并负责培训工作人员，确保工作人员接受过个人防护装备正确使用、护理及清洁方面的培训；确保工作人员十分了解和掌握自己工作性质和特点，了解所涉及的实验工作需要使用个人防护装备的类型，并掌握正确的使用方法。使用前应仔细检查，不使用标志不清、破损或泄漏的防护用品。某些防护装备在使用前应测试使用者的适应性。所有个人防护装备不得带离实验室，应放入有"生物性危害 BIOHAZARD"警告字样及标志的特设垃圾袋，封好后高压蒸汽灭菌，然后再放在指定位置待清运。穿戴个人防护装备的顺序如下：①戴口罩；②戴帽子；③穿防护服；④戴防护眼镜；⑤穿上鞋套或胶鞋；⑥戴上手套。卸下个人防护装备的顺序如下：①摘下防护镜，放入消毒液中；②脱掉防护服，将反面朝外，放入塑料袋中；③摘掉手套，一次性手套应将反面朝外，放入塑料袋中，橡胶手套放入消毒液中；④将手指反掏进帽子，将帽子轻轻摘下，反面朝外，放入塑料袋中；⑤脱下鞋套或胶鞋，将鞋套反面朝外，放入塑料袋中，将胶鞋放入消毒液中；⑥摘口罩，一手按住口罩，另一只手将口罩带摘下，注意双手不接触面部。

所有在生物安全实验室使用过的个人防护装备均应视为已被"污染"，应先做消毒，再处理。实验室应制定个人防护装备去污染的标准操作程序（SOP），并应培训演练，严格执行。

（邹清华）

思考题

1．简述生物安全柜的防护原理。

2．生物安全柜内操作应遵循哪些原则，依据是什么？

3．简介高压蒸汽灭菌器使用注意事项。

4．何谓个人防护装备？生物安全实验室的个人防护装备包括哪些内容？

5．工作人员在生物安全实验室中是否可佩戴隐形眼镜，为什么？

6．在生物安全实验室如何正确穿脱个人防护装备？

参考文献

[1] 徐善东. 医学与医学生物学实验室安全. 3 版. 北京：北京大学医学出版社，2019.

[2] 祁国明. 病原微生物实验室生物安全. 2 版. 北京：人民卫生出版社，2019.

[3] 李勇. 实验室生物安全. 北京：军事医学科学出版社，2009.

[4] 叶冬青. 实验室生物安全. 3 版. 北京：人民卫生出版社，2020.

第六章 生物安全实验室操作规程

为保证实验室生物安全，硬件和软件缺一不可。硬件包括合理设计的实验室、恰当配置的实验设备和完善的个人防护设备。软件是指全面且切实可行的生物安全管理制度、标准操作程序和定期的人员培训。本章将介绍生物安全实验室管理和使用的操作规程。

第一节 生物安全实验室管理操作规程

生物安全实验室的管理不仅要有完善的管理组织体系，还应建立健全管理制度，二者缺一不可。

一、生物安全实验室管理组织体系

生物安全实验室管理组织体系由各级生物安全专家委员会和管理机构组成。以病原微生物实验室为例，国家加强对病原微生物实验室生物安全的管理，制定统一的实验室生物安全标准。从事病原微生物实验活动，应当严格遵守有关国家标准和实验室技术规范、操作规程，采取安全防范措施。管理组织体系包括国家病原微生物实验室生物安全专家委员会、地区病原微生物实验室生物安全专家委员会、单位（或上级主管部门）病原微生物实验室生物安全委员会、实验室设立单位的感染控制管理机构、实验室生物安全管理部门和实验室负责人。国家病原微生物实验室生物安全专家委员会承担从事高致病性病原微生物相关实验活动的实验室设立与运行的生物安全评估和技术咨询、论证工作。地区病原微生物实验室生物安全专家委员会承担本地区实验室设立和运行的技术咨询工作。实验室设立单位（或上级主管部门）病原微生物实验室生物安全委员会和管理机构负责组织专家对实验室的设立和运行进行监督、咨询、指导和评估（包括实验室运行的生物安全风险评估和实验室生物安全事故的处置），负责实验室日常活动的管理，承担建立健全安全管理制度，检查和维护实验设施、设备，控制实验室感染的职责。各级生物安全专家委员会和管理机构均要参加实验室生物安全的管理。

实验室设立单位的法定代表人负责本单位实验室的生物安全管理，建立生物安全管理体系，落实生物安全管理责任部门和责任人，定期召开生物安全管理会议，对实验室生物安全相关的重大事项做出决策，批准和发布实验室生物安全管理体系文件。实验室生物安全管理责任部门负责组织制定和修订实验室生物安全管理体系文件，对实验项目进行审查和风险控制措施的评估，负责实验室工作人员健康监测的管理，组织生物安全培训与考核，并评估培训效果，监督生物安全管理体系的运行落实。**实验室负责人为实验室生物安全第一责任人**，全面负责实验室生物安全工作，包括负责实验项目计划、方案和操作规程的审查，决定并授权人员进入实验室，负责实验室活动的管理，纠正违规行为并有权做出停止实验的决定，指定生物安全负责人，赋予其制定、维持、监督实验室安全计划的责任，包括阻止不安全行为或活动的权力等。

[案例]　王立是某生物安全实验室的负责人，他任命其研究生张亮为该室管理员，并让张亮写一份适合该室工作的生物安全手册。张亮写完后送给了王立。王立因有急事未看该手册，立刻签上名，并让张亮将该手册送给学院的生物安全委员会。你如何评价？

评价：

1. 实验室负责人是实验室生物安全和该实验室生物安全手册的第一责任人。王立可以委派其他人撰写"手册"，但是他在签名前必须对"手册"做全面的审阅。

2. 撰写"手册"对学生张亮来说是一个很好的锻炼机会，但他应该提醒王立在签名前应认真审阅"手册"。

二、生物安全实验室管理制度

生物安全实验室的管理制度一般通过规章制度、管理规范、标准操作程序（SOP）等文件形式体现。涉及的范围应至少包括人员管理、菌（毒）种及感染性样本的管理、设施设备运行维护管理、实验室活动的管理、消毒和灭菌、实验废物处置、实验室感染性物质运输、应急预案和意外事故的处置等。

（一）相关的规章制度

至少应包括：

（1）人员培训制度：所有实验室相关人员在上岗前必须经过相应的培训，经考核合格者方有上岗资格。

（2）实验室准入制度：需要强调只有告知潜在风险并符合进入实验室特殊要求（如经过免疫接种）的人，才能进入实验室。

（3）安全计划审核制度：每年应由实验室负责人对安全计划进行审核和检查，包括但不限于确保落实审核中提出需要采取的全部措施的计划，以及安全和健康规定、涵盖安全工作行为的工作程序、教育及培训、对工作人员的监督、常规检查、危险材料和物质、健康监护、急救服务及设备、事故及病情调查、健康和安全审查、记录及统计等。

（4）安全检查制度：实验室负责人有责任确保安全检查的执行，检查的内容包括但不限于应急装备、警报体系和撤离程序功能及状态，控制危险物质泄漏的程序和物品的状态，对可燃易燃性、可传染性、放射性和有毒物质的使用和存放进行防控的状态，污染和废弃物处理程序的状态，实验室设施、设备和人员的状态等。

（5）报告制度：实验室应有事件、伤害、事故、职业性疾病等的报告程序。所有报告应形成文件，并应经高层管理者、安全委员会或实验室安全负责人评审。

（6）标识制度：对实验室设施设备、入口和出口、易燃易爆化学品、生物危险材料等应进行规范清晰地标识。

（7）记录制度：对实验室所发生的任何涉及安全的事件和活动应及时地记录。

（二）管理规范

至少应包括实验室安全手册在内的实验室管理文件。管理规范具体涉及的内容为食品、饮料及类似物品、化妆品、首饰、个人物品的存放、免疫接种、内务行为、洗手、接触生物源性材料的安全工作行为，接触有害气溶胶的行为，化学品安全、放射安全、紫外线和激光光源安全、电气设备安全，防火、预防水灾和其他自然灾害，紧急撤离，样本运送和废弃物处置等。

（三）SOP

SOP 是对具体每一项工作的详细指南，至少包括实验人员的健康监护程序，实验室进入程序，病原微生物标准操作程序，污染物品 / 废弃物的消毒和处理程序，实验室记录的记载、传送和管理程序，感染性物质或有毒物品泄漏等意外事故的处理和上报程序，实验室感染发生后与医务人员的协调程序，实验室的消毒程序，仪器的使用和消毒程序（设备在修理或维护之前的消毒处理），传染性样品的接收 / 运出实验室的程序，样品 / 菌（毒）种的储存程序和紧急情况下处理预案的启动程序等。

应该注意的是，上述规章制度、管理规范和 SOP 都不是固定不变的，应根据各单位的具体实验内容来确定和更新。生物安全保障涉及多个部门和人员，需要系统化的管理，并且所有管理制度必须有书面文件。

第二节　生物安全实验室使用操作规程

针对生物安全实验室使用操作规程的具体要求，取决于对实验材料和实验活动的风险评估。基本的原则是保证安全，预防为主。

一、风险评估

对实验材料和实验活动的风险评估，主要考虑以下因素（表 6-1）。

表 6-1　潜在危险性大的实验材料和实验操作

潜在危险性大的实验材料	潜在危险性大的实验操作
① 致病性强	① 产生气溶胶的操作（如离心、组织研磨、混合培养液、真空抽滤、打开装有冻干物的安瓿管、收集微生物培养物、使用匀浆器、摇床和超声处理器、热的接种环放在菌液或菌苔上、在玻璃片上做触酶试验、液体从吸管滴落到工作台面上、从吸管中将最后一滴液体吹出、用移液管反复吹吸混合液体、磨口瓶子打开瓶塞、快速地脱实验服）
② 经呼吸道传播	
③ 稳定性强，去除污染难	
④ 感染剂量 LD_{50} 低	
⑤ 单位体积内感染性微生物数量多，样品总体积大	
⑥ 对其致病性了解不详的变异株、我国没有的菌（毒）株、转基因生物	
⑦ 无有效疫苗可预防其感染	② 使用针头和利器的操作
⑧ 无有效方法可用于其感染的治疗	③ 操作纯培养物或浓缩的培养液
⑨ 本实验室人员从未操作过此材料	④ 操作大体积样品（如 ≥ 10 L）

（一）关于实验材料的风险评估

可参照第二章病原微生物的危害等级和《人间传染的病原微生物目录》（下文简称《目录》）。在保证安全的前提下，**对临床和现场的未知样本检测操作可在生物安全二级或以上防护级别的实验室进行**，涉及病原体分离培养的操作，应加强个体防护和环境保护。要密切注意流行病学动态和临床表现，判断是否存在高致病性病原体。若判定为疑似高致病性病原体，应在相应生物安全级别的实验室开展工作。一方面可参照《目录》中列出的已知病原微生物的危害程度和实验活动；另一方面对于《目录》中未列出的病原微生物，可由单位生物安全委员会负责危害程度分析，如涉及高致病性病原微生物及其相关实验活动的，应经国家病原微生物实验室生物安全专家委员会论证，确定相应的生物安全防护级别，并取得相应实验活动的资格后，在相应生物安全级别的实验室开展工作。低等级生物安全实验室不得从事《目录》中规定的应当在高等级生物安全实验室进行的病原微生物实验活动。高等级生物安全实验室从事高致病性或者疑似高致病性病原微生物实验活动，应当经省级以上人民政府卫生健康或者农业农村主管部门批准，并将实验活动情况向批准部门报告。

（二）关于实验活动的风险评估

如表6-1所示，产生气溶胶的操作属于潜在危险性高的实验活动，在实验室中这类操作很多。有关避免或减少微生物气溶胶的产生及其危害的建议如下：

1．在使用匀浆器、摇床和超声处理器时，推荐使用塑料容器，以避免玻璃容器破碎造成微生物气溶胶污染。

2．推荐使用一次性接种环，以避免过热的金属接种环放在菌液或菌苔上产生微生物气溶胶。

3．推荐使用试管法或毛细管法做触酶试验，因为该实验有气体生成，用玻片法易产生微生物气溶胶污染。

4．有些移液管使用时要求将最后一滴液体吹出以保证体积准确，在吹出液滴时会产生气溶胶，故推荐使用不需要吹出最后一滴液体的移液管。

5．打开磨口瓶子瓶塞时易产生气溶胶，故推荐使用螺口瓶。

6．脱实验服时动作宜缓慢轻柔，不要用力抖动实验服，同时脱下的实验服应以外面朝里、里面朝外的方式叠放。

二、实验室生物安全操作规程的要点

实验室生物安全操作规程的要点是：①**把所有的微生物培养物当成有潜在危害的生物对待**；②**把所有的操作当成有潜在危险的操作对待**。之所以有必要把所有的微生物培养物当成有潜在危害的生物对待，原因有3点：首先，已知对人体无害的微生物有可能经变异而对人体产生危害；其次，某种微生物在自然情况下其总量和单位体积（或单位重量）样品中的量（即浓度）较实验室纯培养物要低很多，不能根据其在数量小浓度低时对人体无害，就推断其在数量大浓度高时对人体就一定无害；最后，要考虑人群中存在个体免疫力的差异，某种微生物可能对大多数个体无害，但对少数个体就可能致病。

三、BSL-1 和 BSL-2 实验室使用操作规程

本规程列出了最基本的生物安全实验室操作程序，主要包括准入规定、人员防护、操作规范和实验室工作区四部分。

（一）准入规定

1．在 BSL-2 和以上级别实验室门上应标有国际通用的生物危害警告标志（图 6-1）。
2．只有经批准的人员方可进入实验室工作区域。
3．实验室的门应保持关闭。
4．16 岁以下人员不应被批准或允许进入实验室工作区域。
5．进入动物房应经过特别批准。
6．与实验室工作无关的动物不得带入实验室。
7．应在实验室内外清晰地张贴"禁止吸烟""禁止进食"和"禁止喝水"等标志。

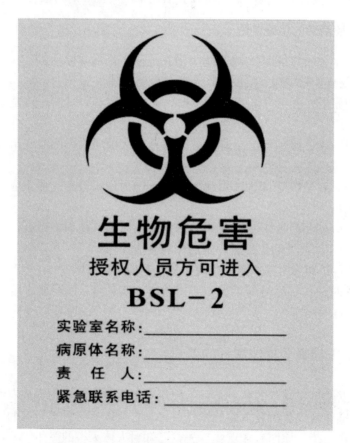

图 6-1　张贴于实验室门上的生物危害警告标志

（二）人员防护

1．在实验室工作时，必须穿着连体衣、隔离服或工作服。
2．在进行可能直接或意外接触到血液、体液以及其他具有潜在感染性的材料或感染性

动物的操作时，应戴上合适的手套。手套用完后，应先消毒再摘除，随后必须洗手。

3．在处理完感染性实验材料和动物后，以及在离开实验室工作区域前，必须洗手。

4．为了防止眼睛或面部受到泼溅物、碰撞物或人工紫外线辐射的伤害，必须戴安全眼镜、面罩（面具）或其他防护装备。

5．严禁穿着实验室防护服离开实验室。

6．不得在实验室内穿露脚趾的鞋子。

7．禁止在实验室工作区域进食、饮水、吸烟、化妆和处理隐形眼镜。

8．禁止在实验室工作区域储存食品和饮料。

9．在实验室内用过的防护服不得和日常服装放在同一柜子内。

（三）操作规范

1．严禁用口吸移液管。

2．严禁将实验材料置于口内，并严禁舔标签。

3．所有的技术操作要按尽量减少气溶胶和微小液滴形成的方式来进行。生成气溶胶可能性增大时，应在生物安全柜中进行操作。

4．应限制使用皮下注射针头和注射器。除了进行肠道外注射或抽取实验动物体液，皮下注射针头和注射器不能用于替代移液管或用作其他用途。

5．出现溢出、事故以及明显或可能暴露于感染性物质时，必须向实验室主管报告。实验室应保存这些事件或事故的书面报告。

6．必须制定关于如何处理溢出物的书面操作程序，并予以遵守执行。

7．污染的液体在排放到生活污水管道之前必须清除污染（采用化学或物理学方法）。根据所处理的微生物的危险度评估结果，可能需要准备污水处理系统。

8．需要带出实验室的手写文件必须保证在实验室内没有受到污染。

（四）实验室工作区

1．实验室应保持清洁整齐，严禁摆放和实验无关的物品。

2．发生具有潜在危害性的材料溢出以及在每天工作结束之后，必须清除工作台面的污染。

3．所有受到污染的材料、标本和培养物在废弃或清洁再利用之前，必须清除污染。

4．在进行包装和运输时，必须遵循国家和（或）国际的相关规定。

5．如果窗户可以打开，则应安装防止节肢动物进入的纱窗。

四、BSL-3 实验室使用操作规程

本规程是在 BSL-1 和 BSL-2 实验室使用操作规程的基础上所增添的部分。

1．张贴在实验室入口门上的国际生物危害警告标志应注明生物安全级别以及管理实验室出入的负责人姓名，并说明进入该区域的所有特殊条件，如免疫接种状况等。

2．实验室防护服必须是正面不开口的或反背式的隔离衣、清洁服、连体服、带帽子的隔离衣，必要时穿着鞋套或专用鞋。实验室防护服不能在实验室外穿着，且必须在清除污染后再清洗。当操作某些微生物时，可以允许脱下日常服装，并换上专用的实验服。

3．开启各种潜在感染性物质的操作必须在生物安全柜或其他基本防护设施中进行。

4．有些实验操作，或进行感染了某些病原体的动物操作时，必须配备呼吸防护装备。

五、BSL-4 实验室使用操作规程

本规程是在 BSL-1、BSL-2 和 BSL-3 实验室使用操作规程的基础上所增添的部分。

1．实行双人工作制，任何情况下严禁任何人单独在实验室内工作。

2．在进入实验室之前以及离开实验室时，要求更换全部衣服和鞋子。

3．工作人员要接受人员受伤或疾病状态下紧急撤离程序的培训。

4．在四级生物安全水平的最高防护实验室中的工作人员与实验室外面的支持人员之间必须建立常规情况和紧急情况下的联系方法。

[案例]　张丰和赵丽是四级生物安全实验室的工作人员，由于工作需要，实验室负责人安排两人于今天下午进行病毒感染实验。两人中午一起吃完饭后，赵丽突然感觉肚子疼痛难忍。张丰让赵丽下午去医院看病，并让她下午好好休息，说自己能独立完成下午的实验操作。赵丽对此表达了谢意，并听从了张丰的建议，去医院看完病后就回家休息了。你如何评价？

评价：

1．四级生物安全实验室实行双人工作制，任何情况下严禁任何人单独在实验室内工作。因此，张丰违反了操作规程，贸然单独操作存在着很大的安全隐患。

2．两人在面对突发状况时，应该第一时间告知实验室负责人，并应根据实验室负责人的指示调整实验计划或安排其他人员替换赵丽等方式进行。因此，张丰和赵丽在未经请示相关负责人的情况下自作主张，说明两人均违反了实验室的管理制度。

六、病原微生物泄漏时的紧急处理措施

微生物实验常见的污染事故有菌（毒）种外溢、皮肤刺伤和离心管破裂造成的污染事故。

发生污染事故后处理的基本原则是：①做好个人防护；②要立刻处理；③处理时应遵循不扩大污染的原则，比如应将破损污染的离心管与未被污染的离心管分开放置；④视情况隔离观察；⑤根据条件进行适当预防治疗；⑥向实验室负责人汇报；⑦要有发生事故及处理记录。

（一）菌（毒）种外溢污染事故

1．当发生菌（毒）种外溢在台面、地面或其他表面等污染事故时，应立即按以下步骤进行处理：

（1）处理人员应戴手套，穿防护服，必要时需进行脸和眼睛防护。

（2）用布或纸巾覆盖并吸收溢出物。

（3）向纸巾上倾倒适当的消毒剂，并立即覆盖周围区域。通常可以使用 5% 漂白剂溶液

（次氯酸钠溶液）。

（4）使用消毒剂时，从溢出区域的外围开始，向中心进行处理。

（5）作用适当时间后（例如 30 min），将所处理物质清理掉。如果含有碎玻璃或其他锐器，则要使用簸箕或硬的厚纸板来收集处理过的物品，并将它们置于可防刺透的容器中以待处理。

（6）对溢出区域再次清洁并消毒［如有必要，重复步骤数（2）至步骤（5）］。

（7）将污染材料置于防漏、防穿透的废弃物处理容器中。

（8）在成功消毒后，通知主管部门目前溢出区域的清除污染工作已经完成。

2．当菌（毒）种外溢在防护服上时，应立即进行局部消毒、更换。污染的防护服用消毒液浸泡后进行高压灭菌处理。

3．当菌（毒）种外溢到皮肤黏膜时，这种情况被视为有很大危险，应立即停止工作，能用消毒液的部位可进行消毒，然后用水冲洗 15 ～ 20 min。处理后安全撤离，视情况隔离观察，期间根据条件进行适当的预防治疗。

（二）皮肤刺伤

若皮肤被刺破应被视为有极大危险，应立即停止工作，对伤口进行挤血，用水冲洗消毒。视情况隔离观察，其间根据条件进行适当的预防治疗。

（三）离心管发生破裂

非封闭离心桶的离心机内盛有潜在感染性物质的离心管发生破裂，这种情况被视为发生气溶胶暴露事故，应立即加强个人防护力度，其处理原则如下：

1．如果机器正在运行时发生破裂或怀疑发生破裂，应关闭机器电源，停止后密闭离心筒至少 30min，使气溶胶沉积。

2．如果机器停止后发现破裂，应立即将盖子盖上，并密闭至少 30 min。

发生这两种情况时都应报告实验室负责人。随后的所有操作都应加强个人呼吸保护并戴厚橡胶手套，必要时可在外面戴适当的一次性手套。当清理玻璃碎片时，应当使用镊子或用镊子夹着的棉花来进行。所有破碎的离心管、玻璃碎片、离心桶、十字轴和转子都应放在无腐蚀性的、已知对相关微生物具有杀灭活性的消毒剂内。未破损的带盖离心管应放在另一个有消毒剂的容器中，然后回收。离心机内腔应用适当浓度的同种消毒剂反复擦拭，然后用水冲洗并干燥。清理时所使用的全部材料都应按感染性废弃物处理。

在可封闭的离心桶（安全杯）内离心管发生破裂，所有密封离心桶都应在生物安全柜内装卸。如果怀疑在安全杯内发生破损，应该松开安全杯盖子并将离心桶高压灭菌。还可以采用化学方法消毒安全杯。

七、感染性物质的具体生物安全操作规程

本部分内容是在上述各级生物安全实验室操作规程的基础上，具体介绍感染性物质的生物安全操作规程。

1．避免感染性物质的扩散

（1）为了避免被接种物洒落，微生物接种环的直径应为 2 ～ 3 mm 并完全封闭，柄的长

度应小于 6 cm，以减小抖动。

（2）使用封闭式微型电加热器消毒接种环，能够避免在本生灯的明火上加热所引起的感染性物质爆溅。最好使用一次性接种环。

（3）干燥痰液标本时要注意避免生成气溶胶。

（4）准备高压灭菌和（或）将被处理的废弃标本和培养物应当放置在防漏的容器内（如实验室废弃物袋），并将顶部固定好（如采用高压灭菌胶带）。

（5）在每一阶段工作结束后，必须采用适当的消毒剂清除工作区的污染。

2．避免感染性物质的食入及与皮肤和眼睛的接触

（1）微生物操作中释放的较大粒子和液滴（直径大于 5 μm）会迅速沉降到工作台面和操作者的手上。实验室人员在操作时应戴一次性手套，并避免触摸口、眼及面部。

（2）实验室内严禁饮食、储存食品以及嘴里含着东西（钢笔、铅笔、口香糖等）。

（3）不得戴隐形眼镜，不应在实验室化妆。

（4）在所有可能产生潜在感染性物质喷溅的操作过程中，操作人员应将面部、口和眼遮住或采取其他防护措施。

3．避免感染性物质的注入

（1）通过认真练习和仔细操作避免破损玻璃器皿的刺伤，并尽可能用塑料制品代替玻璃制品。

（2）锐器损伤（尤其针刺损伤）可能引起意外注入感染性物质。以下三点可以减少针刺损伤：减少使用注射器和针头（可用一些简单的工具来打开瓶塞，然后使用吸管取样而不用注射器和针头）；在必须使用注射器和针头时，采用锐器安全装置；不要重新给用过的注射器针头戴护套。

（3）一次性物品（尤其锐器）应丢弃在专门的防 / 耐穿透的带盖容器中。

4．血清的分离

（1）只有经过严格培训的人员才能进行这项工作。

（2）操作时应戴手套以及眼睛和黏膜的保护装置。

（3）规范的实验操作技术可以避免或尽量减少喷溅和气溶胶的产生。血液和血清应当小心吸取，不能倾倒。严禁用口吸液。

（4）移液管使用后应完全浸入适当的消毒液中。移液管应在消毒液中浸泡适当的时间，然后再丢弃或灭菌清洗后重复使用。

（5）带有血凝块等的废弃标本管，在加盖后应当放在适当的防漏容器内高压灭菌和（或）焚烧。

（6）应备有适当的消毒剂对喷溅和溢出的感染性标本进行覆盖和消毒处理。

5．装有感染性物质安瓿的储存　装有感染性物质的安瓿不能浸入液氮中，因为这样会造成有裂痕或密封不严的安瓿在取出时破碎或爆炸。如果需要低温保存，安瓿应当储存在液氮上面的气相中。此外，感染性物质应储存在低温冰箱或干冰中。当从冷藏处取出安瓿时，实验室工作人员应当进行眼睛和手的防护，并且应对其外表面进行消毒。

6．装有冻干感染性物质安瓿的开启　应该小心打开装有冻干感染性物质的安瓿，因为其内部可能处于负压，突然冲入的空气可能使一些物质扩散进入空气。安瓿应该在生物安全柜内打开，建议按下列步骤打开安瓿。

（1）清除安瓿外表面的污染。

（2）如果管内有棉花或纤维塞，可以在管上靠近棉花或纤维塞的中部锉一痕迹。

（3）用一团消毒酒精浸泡的棉花将安瓿包起来以保护双手，然后手持安瓿从标记的锉痕处打开。

（4）将顶部小心移去，并按污染材料处理。

（5）如果塞子仍然在安瓿上，用消毒镊子除去。

（6）缓慢向安瓿中加入液体来重悬冻干物，避免出现泡沫。

7．对血液和其他体液、组织及排泄物的标准防护方法

（1）标本的收集、标记和运输：始终遵循标准防护方法；所有操作均要戴手套；应当由受过培训的人员来采集患者或动物的血样；在静脉抽血时，应当使用一次性的安全真空采血管取代传统的针头和注射器；用完后自动废弃针头；装有标本的试管应置于适当容器中运至实验室，在实验室内部转运也应这样；检验申请单应当分开放置在防水袋或信封内；接收人员不应打开这些袋子。

（2）打开标本管和取样：应当在生物安全柜内打开标本管；必须戴手套，并建议戴护目镜或面罩；在防护衣外面要再穿上塑料围裙；打开标本管时，应用纸或纱布抓住塞子以防止喷溅。

（3）玻璃器皿和"锐器"：尽可能用塑料制品代替玻璃制品；只能用实验室级别（硼硅酸盐）的玻璃制品，任何破碎或有裂痕的玻璃制品均应丢弃；不能将皮下注射针作为移液管使用。

（4）用于显微镜观察的盖玻片和涂片：用于显微镜观察的血液、唾液和粪便标本在固定和染色时，不必杀死涂片上的所有病原体；应当用镊子拿取这些东西，妥善储存；经清除污染和（或）高压灭菌后再丢弃。

（5）自动化仪器（超声处理器、涡旋混合器）：为了避免液滴和气溶胶的扩散，这些仪器应采用封闭型的；排出物应当收集在封闭的容器内进一步高压灭菌和（或）废弃；在每一步完成后，应根据操作指南对仪器进行消毒。

（6）组织标本：应用福尔马林固定，并应避免冰冻切片；如果必须进行冰冻切片，应当罩住冰冻机，操作者要戴安全防护面罩；清除污染时，仪器的温度要升至20℃。

（7）清除污染：消毒剂的种类和浓度应参照可能污染的病原体的相应消毒操作指南。

（王　杰　李　彤）

思考题

1．简述生物安全实验室的生物安全管理原则。

2．实验室生物安全操作规程有哪些要点，其依据是什么？

3．如何避免或减少微生物气溶胶的产生？

4．病原微生物实验室发生污染事故后处理的基本原则有哪些？

5．发生菌（毒）种外溢污染事故后应如何处理？

参考文献

[1] 中华人民共和国生物安全法（中华人民共和国主席令第五十六号）. 2020.

[2] 徐善东. 医学与医学生物学实验室安全. 3 版. 北京：北京大学医学出版社，2019.

[3] 中华人民共和国卫生健康委员会. 人间传染的病原微生物目录. 2023.

[4] 国务院. 病原微生物实验室生物安全管理条例（中华人民共和国国务院令第 424 号）. 2018.

[5] 中华人民共和国国家卫生和计划生育委员会. 病原微生物实验室生物安全通用准则（WS 233-2017）. 2 版. 2017.

第七章 遗传修饰生物体的操作原则及规程

《中华人民共和国生物安全法》第四章明确指出国家加强对生物技术研究、开发与应用活动的安全管理，禁止从事危及公众健康、损害生物资源、破坏生态系统和生物多样性等危害生物安全的生物技术研究、开发与应用活动。生物技术研究、开发与应用，是指通过科学和工程原理认识、改造、合成、利用生物而从事的科学研究、技术开发与应用等活动。从事生物技术研究、开发与应用活动，应当符合伦理原则，并应当遵守：①国家生物技术研究、开发安全管理规范；②由我国境内依法成立的法人组织进行，并依法取得批准或者进行备案；③进行风险类别判断和风险评估，密切关注风险变化，制定风险防控计划和生物安全事件应急预案，及时采取应对措施，降低研究、开发活动实施的风险。

遗传修饰生物体（genetically modified organisms，GMOs）操作是生物技术研究、开发与应用中涉及生物安全的重要技术操作之一，其通过重组 DNA 技术组合不同来源的遗传信息，从而创造自然界可能从未存在过的遗传修饰生物体。20 世纪 70 年代重组 DNA 技术的出现，科学家及公众担心这些生物体可能具有不可控性和不确定性，一旦从实验室逸出将可能带来生物安全危害。在 1975 年美国加利福尼亚州阿西洛马（Asilomar）市召开的科学会议上，科学家就如何应对新出现的重组 DNA 技术及其风险问题进行了广泛讨论。为了降低可能存在的研究风险，会议提出了针对转基因生物潜在生物危害的分级方案。这标志着人类开始关注转基因生物的安全性及其预警性技术治理的开始。

第一节　遗传修饰生物体的操作原则

21 世纪以来，生物技术研究迅猛发展，先后出现了合成生物学和基因编辑等新型生物技术。2015 年在美国华盛顿召开的第一届人类基因组编辑国际峰会讨论了基因编辑技术的发展、现状、未来的潜在应用价值及风险等方面。之后，相继于 2018 年在我国香港和 2023 年在英国伦敦召开的第二届和第三届人类基因组编辑国际峰会重点关注了基因编辑技术应用的伦理问题、社会问题和政策监管等方面。由此可见，生物技术是一把双刃剑，其在应用中的生物安全问题值得关注。

GMOs 的潜在危害可能是未知的或不确定的，不能仅凭经验来评估这类生物体的潜在危害。因此，在使用或构建 GMOs 前，应首先进行实验室研究工作的风险判断及评估，这可能比从事遗传学正常（非修饰）生物体工作的风险评估更为重要。具体而言，需要针对供体生物的特性、将要转移或重组的 DNA 功能特性、受体生物的特性以及环境因素等进行评估，进而有助于对目标 GMOs 进行安全操作所要求的生物安全水平进行确定。

一、对生物表达系统的风险识别及评估

生物表达系统由符合一系列标准并可安全使用的载体和宿主细胞组成。质粒 pUC18（或它的衍生质粒）是一种常用的生物表达系统，常与大肠埃希菌（*E.coli*）K12 菌株一起使用作

为克隆载体。图 7-1 展示了对该生物表达系统的风险识别及评估情况。

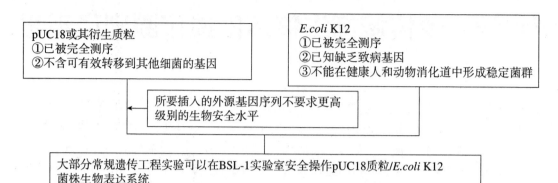

图 7-1　对 pUC18 质粒 /*E. coli* K12 菌株生物表达系统的风险识别及评估

二、对表达载体的风险识别及评估

下列情况下，在操作表达载体时需要采用较高的生物安全水平：

1．来源于病原体 DNA 序列的表达可能增加 GMOs 的毒性。

2．插入的 DNA 序列性质不确定，例如在制备病原微生物基因组 DNA 文库过程中，许多插入 DNA 序列的特性是未知的。

3．基因产物具有潜在的药理学活性。

4．克隆编码毒素蛋白的基因。

三、对用于基因转移的病毒载体的风险识别及评估

病毒载体可将目的基因有效地转移到靶细胞中。该载体一般缺少某些病毒复制的基因，但可在能补充病毒复制缺陷的细胞株内繁殖。用这类病毒载体扩增制备的病毒贮存液中可能带有可复制的病毒，这是病毒在培养细胞中增殖时偶发的病毒重组突变产生的。因此，**在操作这些载体时应采用与病毒载体的母本病毒相同的生物安全防护等级。**

下列案例说明在实际工作中应如何对毒毒载体的生物安全问题进行风险识别及评估。

[**案例**]　刘芳在一个分子生物学实验室工作，她订购了一个病毒载体试剂盒。这个病毒载体是复制缺陷型的。因此，她没有修改该室的生物安全手册，决定在 BSL-1 实验室做试验。

评价：

1．如果病毒载体不感染人，可以在 BSL-1 实验室中操作。如果病毒载体可感染人，那么应在 BSL-2 或更高级别的生物安全实验室中操作。

2．与非复制缺陷型病毒载体相比，复制缺陷型病毒载体的危险性较小，但仍应注意以下可能发生的情况：①污染了非复制缺陷型病毒；②外源基因脱离载体；③外源基因与宿主基因整合。

3．应该做独立的风险识别及评估，并根据情况修订生物安全手册，将有关这一载体的操作加入到手册中。

四、对转基因动物和"基因敲除"动物的风险识别及评估

应当在适合外源性基因产物特性的防护等级下操作携带外源性遗传信息的动物（转基因动物）。特定基因被有目的地删除的动物（"基因敲除"动物）一般不表现特殊的生物危害。表达病毒受体的转基因动物一般不会将病毒传播给同种系的动物。如果转基因动物从实验室逃离并将转移的基因传给野生动物时，那么理论上可以产生储存这些病毒的动物宿主。

目前不同实验室获得的表达人脊髓灰质炎病毒受体的转基因小鼠，其对不同接种途径的脊髓灰质炎病毒的感染都很敏感。小鼠的疾病模型在临床表现和组织病理学上与人脊髓灰质炎相似。但小鼠模型与人不同的是，脊髓灰质炎病毒经口接种小鼠模型后，病毒在小鼠肠道内的复制不充分或不复制。因此，即使这种转基因小鼠外逃后，几乎不可能产生新的感染脊髓灰质炎病毒的宿主动物。但是，对于每一种新型转基因动物，应当通过详细研究来确定动物的感染途径、感染所需的病毒接种量，以及感染动物传播病毒的范围。此外，应当对受体转基因小鼠进行严密防护，确保其不在实验室外存在。

五、对转基因植物的风险识别及评估

目前，各国对能表达耐受除草剂或抵抗昆虫能力等基因的转基因植物均存在一定的争议，其焦点是这类植物作为食物食用的安全性，以及种植后对生态环境造成的长期影响。

对于将表达动物或人源基因的转基因植物用于研发医学产品和营养产品而言，可通过风险识别及评估确定这些转基因植物产品所需的生物安全水平。

六、对 GMOs 的风险识别及评估

对与 GMOs 有关的工作进行风险识别及评估时，应考虑供体和受体／宿主生物体的特性，包括以下几个方面。

（一）插入基因（供体生物）直接引起的危害

当已经知道插入基因的产物具有可能造成有危害的生物学或药理学活性时，则必须进行风险识别及评估，例如插入基因的产物为毒素、细胞因子、激素、基因表达调控因子、毒力因子、致癌因子、抗生素耐药因子、变应原等。同时，应当对插入基因的产物达到生物学或药理学活性所需的表达水平进行评估。

（二）与受体／宿主有关的危害

包括宿主的易感性，宿主菌株的致病性（包括毒力、感染性和毒素产物），宿主范围的变化，接受免疫状况和暴露后果。

（三）现有病原体性状改变引起的危害

许多遗传修饰并不涉及那些产物本身有害的基因，但由于现有非致病性或致病性特征发生了变化，导致可能出现不利后果。正常的基因修饰可能改变生物体的致病性。为了识别这些潜在的危害，至少应考虑下列几点：

1．感染性或致病性是否增强。

2．受体的任何失能性突变是否可以因插入外源基因而克服。

3．外源基因是否可以编码其他生物体的致病决定簇。

4．如果外源 DNA 确实含有致病决定簇，需评估外源基因能否造成 GMOs 的致病性。

5．是否可以得到治疗。

6．GMOs 对抗生素或其他治疗形式的敏感性是否会受遗传修饰结果的影响。

7．GMOs 是否可以完全清除。

（四）进一步考虑的情况

采用动物或植物整体进行实验研究时，研究工作要遵守所在国家及单位从事 GMOs 工作的有关规定、限制和要求。

许多国家制定了从事 GMOs 工作的指南，并将研究工作按适当的生物安全水平进行分类。不同国家之间的分类可能有所不同，或者当知道某些载体 / 宿主系统的新信息时，会将相关工作归入更高或更低的生物安全水平。

风险评估是一种动态发展的工作，必须考虑最新的科学进展。

七、《目录》中关于 GMOs 的有关规定

《目录》规定，在国家卫生健康委员会发布有关的管理规定之前，对于人类病毒的重组体（包括对病毒的基因缺失、插入、突变等修饰以及将病毒作为外源基因的表达载体）暂时遵循以下原则：

1．严禁两个不同病原体之间进行完整基因组的重组。

2．对于对人类致病的病毒，如果存在疫苗株，则只允许将疫苗株作为外源基因的表达载体，如脊髓灰质炎病毒、麻疹病毒、乙型脑炎病毒等。

3．对于一般情况下具有复制能力的重组活病毒（复制型重组病毒），其操作时的防护条件应不低于其母本病毒。对于条件复制型或复制缺陷型病毒可降低防护条件，但不得低于 BSL-2 实验室的防护条件，例如来源于 HIV 的慢病毒载体为双基因缺失载体，可在 BSL-2 实验室操作。

4．对于病毒作为表达载体，其防护水平总体上应根据其母本病毒的危害等级及防护要求进行操作，但是将高致病性病毒的基因重组入具有复制能力的同科低致病性病毒载体时，原则上应根据高致病性病原体的危害等级和防护条件进行操作，在证明重组体无危害后，可酌情降低防护等级。

5．对于复制型重组病毒的制作事先要进行风险识别及评估，并得到所在单位生物安全委员会的批准。对于高致病性病原体重组体或有可能制造出高致病性病原体的操作应经国家病原微生物实验室生物安全专家委员会论证。

第二节　遗传修饰生物体的操作规程

依据我国科技部 2017 年制定的《生物技术研究开发安全管理办法》，将包括人类基因编辑等基因工程在内的生物技术分为 3 个安全风险等级（表 7-1）。

表 7-1　生物技术安全风险等级划分

风险等级	划分依据
一般风险等级	通常情况下对人、动物、重要农林作物、中药材或环境不构成危害的生物技术研究开发活动所具有的潜在风险程度
较高风险等级	能够导致人或者动物疾病，但一般情况下对人、动物、重要农林作物、中药材或环境不构成严重危害的生物技术研究开发活动所具有的潜在风险程度
高风险等级	能够导致人或者动物出现非常严重或严重疾病，或对重要农林作物、中药材以及环境造成严重危害的生物技术研究开发活动所具有的潜在风险程度

基于上述安全风险等级，本遗传修饰生物体操作规程也分为 3 个部分，但不涉及感染性因子的操作规程。涉及感染性物质的操作规程可参照第六章第二节。

一、标准操作规程

1．实验室内应备有实验室安全和操作手册，实验室人员必须认真阅读该手册的内容，了解相关特殊危害，并遵循标准的操作规程。

2．实验室人员在进行实验之前必须进行避免有关潜在生物毒害、避免接触过敏性物质、限制材料的释放等方面的培训和考核。

3．禁止在实验室工作区域进食、饮水、吸烟、化妆、处理隐形眼镜、放置食物和个人物品，以及佩戴首饰。

4．严禁用口吸移液管，严禁将实验材料置于口内，严禁舔标签。

5．长发必须盘在脑后并扎起来，以免接触手、样品、容器或设备。

6．未经批准的人员严禁进入实验室工作区域。

7．实验室的门应保持关闭。

8．伤口要用防水胶布包扎。

9．实验室应保持清洁整齐，严禁摆放和实验无关及不易去除污染的物品。

10．所有进入实验室和在实验室工作的人员，包括参观者、培训人员及其他人员必须穿戴个人防护装备，不得在实验室内穿露脚趾和脚后跟的鞋。

11．为了防止眼睛或面部受到泼溅物、碰撞物或人工紫外线辐射的伤害，必须戴护目镜、面罩（面具）或其他防护装备。

12．在进行可能直接或意外接触到动物和植物的组织、分泌物、血液、体液，以及其他具有潜在有毒、有害的材料或过敏性物质的操作时，应戴上合适的手套。手套用完后，应先消毒再摘除，随后必须洗手。

13．严禁穿着防护服离开实验室。在实验室内用过的防护服不得和日常服装放在同一柜子内。

14．如果已知或可能暴露于遗传修饰生物体时，污染的衣服必须先去除污染，然后送到洗衣房。

15．应限制使用皮下注射针头和注射器。除了进行肠道外注射或抽取实验动物体液，皮下注射针头和注射器不能替代移液管或用作其他用途。

16．在脱去手套后、离开实验室之前或在操作完已知或可能的遗传修饰生物体之后，必须洗手。

17．工作台面必须保持清洁，发生具有潜在风险性的材料溢出时，以及在每天工作结束之后，都必须用合适的消毒剂清除工作台面的污染。如工作台面出现渗漏（如裂缝、缺口或松动）必须更换或维修。

18．所有被污染的材料、标本和培养物在废弃或清洁再利用之前，必须清除污染。污染的液体在排放到生活污水管道之前必须采用化学或物理学方法清除污染。

19．用于灭活遗传修饰生物体的高压蒸汽灭菌器应根据高压蒸汽灭菌器的使用频率定期检测，记录结果和周期日志，并存档。

20．在进行包装和运输时必须遵循国家和（或）国际的相关规定，必须使用防止破裂的容器。

21．在遗传修饰生物体操作和储存的区域，必须有可使用的灭火器材。

22．如果窗户可以打开，则应安装纱窗。

23．出现遗传修饰生物体逃逸出实验室时，必须向实验室主管报告。实验室应保存这些事件或事故的书面报告。

24．应当制定节肢动物和啮齿动物等媒介生物的控制方案。

二、较高风险等级生物技术实验室的操作规程

1．实验室负责人应制定生物安全管理办法和操作的防护程序。

2．仅限于实验室人员、动物管理员、后勤保障人员和其他授权的工作人员进入实验室。

3．所有实验室工作人员必须进行项目操作流程方面的培训。受训人员必须由经过培训的工作人员指导和监督。参观者、后勤保障人员和其他人员必须经过培训，或者接受与他们在防护区活动相关的有经验的人员的指导和监督。

4．实验室入口处应张贴表明危害的标识，列出实验室负责人和其他责任人的联系方式。

5．在可避免遗传修饰生物体泄露的良好的生物技术实验室内进行操作。

6．在进行可能产生气溶胶以及涉及高浓度的或大体积的有害生物物质的操作时，必须使用生物安全柜。

7．必须制定关于处理溢出物、生物安全柜防护失败、火灾、动物逃逸，以及其他紧急事故的书面操作程序，并予以遵守执行。

三、高风险等级生物技术实验室的操作规程

除了按照标准操作规程和较高风险等级操作的规程要求外，还应满足以下操作规程的要求。

1．应制定实验室操作的特殊程序。

2．进入实验室的工作人员必须经过实验室特殊程序的培训和考核，并且培训要有书面报告和实验室主任及负责人的签名。

3．实验室的人员通道应是受控的或经授权的。

4．实验室入口处应有相邻区域压差显示，确保气流的正确流向，并应设有压差异常报警装置。

5．进入防护实验室的人员必须脱掉日常服装和首饰，换上专用的个人防护装备，在离开实验室之前，应以最大限度减少皮肤被防护装备污染的方式脱掉防护装备。脱下的防护装备在拿出实验室清洗或处理之前，应进行高压灭菌或化学消毒。

6．遗传修饰材料或产物应保存在实验室内，由专人保管。

7．实验室地面应有黏附性，黏附脱落或逃出实验容器的花粉、虫卵、媒介生物等，以防被人带出实验室。

8．地漏应有水封装置，并盛满液体杀虫剂。

9．所有携带出实验室的物品应经过风淋或高温高压处理。

10．当发生大量花粉飘洒在空气中时，应根据实验阶段的风险评估结果，确定工作人员离开实验室是否应淋浴，除去可能落在身上的花粉。

11．对来自实验室的热敏感的材料或仪器设备，必须在封闭的屏障内利用甲醛熏蒸、气化过氧化氢消毒，或其他的有效方法进行无害化处理。

12．排出实验室的空气应经过 HEPA 过滤器的净化处理后，才能排出实验室。

（王　杰　李　彤）

思考题

1．对与遗传修饰生物体有关的工作进行风险识别及评估时，如何考虑插入基因直接引起的危害？

2．对与遗传修饰生物体有关的工作进行风险识别及评估时，应如何考虑现有病原体性状改变引起的危害？

3．针对人类病毒的重组体应遵循哪些基本原则？

参考文献

[1] 中华人民共和国主席令第五十六号．中华人民共和国生物安全法．2020．

[2] 中华人民共和国科学技术部．生物技术研究开发安全管理办法．2017．

[3] 徐善东．医学与医学生物学实验室安全．3 版．北京：北京大学医学出版社，2019．

[4] WHO．实验室生物安全手册．3 版．Geneva：WHO，2004．

[5] 中华人民共和国卫生健康委员会．人间传染的病原微生物目录．2023．

第八章 微生物标本的采集、运送、保存与销毁

标本（specimen）是能客观反映机体状况的检验材料，是医学微生物学研究和实践工作中不可缺少的研究对象，大多数医学生物学标本都含有微生物，特别是病原微生物。微生物标本主要包括感染者（人）的标本、感染动物的标本和含有病原微生物的实验材料等。根据《病原微生物实验室生物安全管理条例》的规定，我国将医学微生物按其对人类的危害性、是否具备有效治疗与预防手段等情况分为四类，其中第一、二类属于高致病性病原微生物。因此微生物标本的采集（collection）、运送（delivery，transportation）和存放（storage）等行为，需要按照国内外相关的法律规定和管理规定按等级进行。

标本是进行一切实验检测和得出准确数据的物质基础。标本质量的好坏直接关系到实验室检测的准确性和效率，从而影响到处置事件的评估与策略制定。正确地采集、处理和运输含有微生物的标本是传染病病因诊断、流行病学调查、科学研究、微生物菌（毒）种收集、生物制品（biological products）研制，以及科学资料积累等过程中关键的第一步，也是做好生物安全防范的重要环节。因此，标本采集、运送、存放、处理失当，不仅影响和误导科学研究结果和临床诊疗工作，还可能造成病原微生物外泄，甚至引起实验室感染的发生，对个人和社会造成严重的后果。正确的医学微生物标本的采集、运送和存放，既是保证实验室检测结果准确可靠的前提，也是保证生物安全的重要环节。

第一节 标本的采集

实验室检测样本包括体液、血液、分泌物、排泄物及组织等。通常传染病患者的临床样本中均存在活的病原微生物，且有时样本中的病原体及传播途径未知，因此应严格按实验室生物安全操作规范进行样本的采集。

1. 采集病原微生物样本应当具备的条件和技术标准

（1）具有与采集病原微生物样本所需要的生物安全防护水平相适应的设备，包括个人防护用品（隔离衣、帽、口罩、鞋套、手套、防护眼镜等）、防护材料、器材和防护设施等；

（2）具有受过专门训练，掌握相关专业知识和操作技能的采集人员；

（3）应始终坚持标准的防护措施，具有有效地防止病原微生物扩散和感染的措施；

（4）具有保证病原微生物样本质量的技术方法和手段。采集过程中对样本的来源、采集过程和方法等应做详细记录。

2. 标本采集的原则 医学生物学研究和实践始于正确的标本采集。为了确保标本样品具有代表性，使病因诊断、流行病学调查、科学研究的结果准确可信，在采集标本过程中应该遵循一些基本的原则。采集样本时，既要做到早、快、近（离病变部位近）、多、净（避免交叉污染），更要注意包装要求。用于微生物分离培养的标本在收集时应注意严格无菌操

作，避免无关微生物的污染。盛装标本的容器、保存液和培养基也需先行灭菌处理。明确掌握取材的时机及部位，采样时需按疾病和病原体的特性、实验目的要求，选择采样时间。不同病程、不同检测目的应采集不同的可疑标本。必须在样品的管瓶、容器及清单上，清楚标明内容物名称、编号、来源、取样日期、用途、检测目的、取样人、送检人和接受人的姓名、地址、联系电话等，便于接受人、检测人登记查找，避免错误。采集标本及标本接收时应认真核对名单及标本号，并做好有关记录。烈性传染病样本采集后尽量就地检测，必要时才运送到具备条件的其他实验室进行检测。用于分离培养的患者标本，尽量在抗菌药物使用前采集标本。

3．各种临床标本的采集方法

（1）下呼吸道分泌物（痰液）：嘱患者早上起床后用清水漱口，不要刷牙，立即从下部呼吸道咳出第一口痰，吐在无菌容器中，及时送检。标本取材时须防止食物和饮料的影响。

（2）尿液（中段尿）：采取中段尿液约 3 ml 于无菌试管内，及时送检。

（3）粪便：取有黏液、脓血的粪便置于大便专用盒中，如为稀水便，可直接收集于盒中，及时送检。怀疑细菌性痢疾时，应采集有黏液或脓血的标本。

（4）眼、耳、鼻、喉拭子：将棉拭子蘸取少许无菌生理盐水，然后采取可疑部位的分泌物，倒悬于无菌试管内，及时送检。

（5）脓液：用沾有生理盐水的棉拭子蘸取脓液，尽量多取一些，然后将棉拭子置于无菌试管中，及时送检。

（6）血液：凡怀疑菌血症和败血症的患者，采血培养时，尽量在未使用抗生素前采血；如已使用抗生素，可选择抗生素在体内浓度最低时采血，或在患者第二次使用抗生素之前采集血标本，及时送检。检查病原体特异性抗体 IgG 时，应采集急性期和恢复期双份血清，以判断感染前后抗体效价的变化。

（7）穿刺液：胸腹腔积液、心包液、关节腔液、鞘膜积液等严格无菌抽取后，注入含肝素抗凝的无菌试管中，轻轻颠倒试管 10 余次，使肝素与穿刺液混匀达到抗凝的目的，或直接无菌注入血培养瓶内及时送检。

（8）胆汁：由专科医生以无菌方法取引流液 3～5 ml 注入无菌试管。

（9）脑脊液：以无菌方法取脑脊液 3～5 ml，置无菌试管内，常温保存送检；如只做培养可直接无菌注入血培养瓶内，及时送检。

（10）生殖器官标本：阴道、子宫颈及前列腺等分泌物应由医生采集，收集于无菌试管内送检。淋病奈瑟球菌不耐热，不耐低温，在室温下易于死亡，如疑为淋病奈瑟球菌感染，采集的标本应床旁接种并及时放入孵箱中培养。

（11）烧伤标本：以无菌棉拭子直接采集多个部位创面的脓汁分泌物放入无菌试管中。

（12）支原体（解脲、人型）培养标本：可用细的无菌棉拭子蘸取无菌盐水少许深入尿道口内 2.5～3 cm 采集。支原体对干、热抵抗力差，标本采集后应尽快接种支原体运送培养基中送检。

（13）尸检标本：取肺、肝、肾、心、淋巴结、血凝块等组织 2 cm×2 cm 大小，置于螺口试管中。每种组织需要 5～10 管标本。

（14）病毒分离标本：应尽量在发病早期采集病毒标本，感染早期的标本含病毒较多，易于分离。采集病毒标本应尽量含有感染的细胞。病毒一般不耐热，需立即放入低温冰箱或立即接种培养。

（15）采集特殊标本：采集标本需做核酸检测时，必须防止工具器皿被污染，以免影响检测结果。

第二节　标本的运送

感染性及潜在感染性物质的运输要严格遵守国家和国际规定。这些规定描述了如何正确使用包装材料以及其他的运输相关要求。在实际运输过程中，包装材料的质量与性能是保障感染性物质安全运输的前提，是安全运输过程中的重要环节之一。

1. 感染性物质的分类　国际民航组织《危险物品安全航空运输技术细则》中将感染性物质分为 A、B 两类。A 类感染性物质为以某种形式运输，当与之发生接触时，能够导致健康人或动物永久性残疾、造成生命威胁或者引起致死疾病的感染性物质。B 类感染性物质为不符合 A 类标准的感染性物质。

2. 包装要求　菌（毒）种或样本的容器需 3 层包装系统，由内到外分别为主容器（main container）、辅助容器（auxiliary container）和外包装。①主容器必须防水、防漏，建议采用密闭、带螺旋盖的塑料容器，并贴上指示内容物的适当标签。②辅助容器为防水、防漏、结实及能密闭的金属或塑料管／瓶，可耐高压灭菌或耐受化学消毒剂作用，容器盖应有垫圈，需定期清除污染；在主容器和辅助容器之间应填塞足量的吸收性材料。③在外包装内附有详细的检验申请单或样本、菌（毒）种信息单，在外包装外醒目位置贴有相关部门规定的生物危险标识、警告用语和提示用语。A 类感染性物质主容器和辅助包装必须能够承受在 $-40 \sim +55\,^{\circ}\!\mathrm{C}$ 温度范围内 95 kPa 的内部压力而无渗漏。外包装尺寸最小边长不小于 100 mm，外包装必须标明 UN2814 或 UN2900 标记。B 类感染性物质外包装必须张贴 UN3373 标记。

3. 运输方式的选择　实际运输过程中，交通工具的选择至关重要。运输菌毒种或样本可以选择陆路运输、水路运输以及航空运输。考虑到所运输物质的特殊性及国内目前的运输现状，我国国内主要通过两种运输途径实现，即汽车陆路运输与航空运输。对于距离较近的短途运输，汽车陆路运输方式是首选。

国际间标本的运输主要通过航空形式。针对安全、及时、有效地运输菌（毒）种及样本等感染性物质，国际上制定了一系列的管理规范，总体原则是：通过国际民航运输菌（毒）种及标本，统一按国际标准进行包装、标识。应遵循以联合国《危险性货物运输》的规章范本为基础制定的《感染性物质运输指南》（*Infectious Substances Shipping Guidelines*）。航空系统对于菌毒种或样本的运输要求极为严格。

2006 年 2 月我国境内执行《可感染人类的高致病性病原微生物菌（毒）种或样本运输管理规定》，进一步明确了可感染人类的高致病性病原微生物菌（毒）种或样本的分类定义、包装要求、申请运输单位性质、接收单位应具备的条件、运输审批程序等内容。按照运输管理规定的要求，运输高致病性病原微生物菌（毒）种或样本的单位，必须向省级卫生管理部门提交相关申请材料，获得相关准运证书后，由专人专车运输，即固定运输车辆，由经过生物安全培训的专业人员（不少于 2 人）陪同运输，避免选择公共汽车、铁路运输等人口流动性较大的公共交通工具。运输专车上备有防护装备、防护用品和消毒用品；运输过程发生泄露时，要有效地采取防护、消毒等应急措施，同时向相关部门报告。

4. 运输记录　运输单位需要记录每次运输的运送时间、运送地点、样本数量、运送目的、运送人等信息，以备卫生行政部门监督检查。高致病性病原微生物菌（毒）种或者样本在运输、储存中被盗、被抢、丢失、泄漏的，承运单位、护送人、保藏机构应当采取必要的控制措施，并在 2 h 内分别向承运单位的主管部门、护送人所在单位和保藏机构的主管部门报告，同时向所在地的县级人民政府卫生主管部门或兽医主管部门报道，发生被盗、被抢、丢失的，还应向公安机关报告。

5．标本运输的注意事项

（1）及时运送：送检时间是影响检测结果的一个重要因素，及时送检确保标本中原始菌的不死亡或不繁殖，这直接关系到所得结果和数据的准确性和真实性。标本运送过程中耽搁的时间越少，检验结果的可靠性越高。因此，含有病原微生物的医学和生物学标本采集后应立即送检，并注意记录送、收取标本的时间，最终结合检测结果进行综合判断。

（2）必要措施：标本运输过程中，针对标本的性质、标本中可能含有的病原微生物种类以及检测目的，在确保标本不受污染、无泄漏的前提下，尽量减少标本运输过程中外界因素对标本造成的不利影响。

1）样品在运输过程中注意保持适宜的温度。一般的标本短途运输可用冰壶，长途运输需加干冰，如有需要，途中可按时补充干冰。例如，用于病毒分离的标本，如果能够在 24 h 内运达，可以在 4℃ 下保存运送。否则应当 ≤ −70℃，如为装有干冰或液氮的适当运送培养液，应及时冷冻保存及运送。标本必须避免重复冷冻和解冻，以免影响病毒的活性。

2）运送介质：常用的样品运输液为 pH 7.4 ～ 7.6 的 Hank's 液、Eagle's 液或水解乳蛋白液。为防止细菌和真菌生长，在采样液中需加入青霉素（终浓度 1000 U/ml）、链霉素（终浓度 100 μg/ml），也可用庆大霉素（终浓度 1 mg/ml）代替链霉素，此外需同时加制霉菌素（终浓度 4 μg/ml）。

3）怀疑厌氧菌感染或需要进行厌氧菌检验的标本，必要时应使用运送培养基，并保持在厌氧条件下运送。

4）运送血液标本应当避免剧烈振荡，防止溶血。需要血清的标本，采血后应使其在试管中凝固后运送，并及时分离血清冻存。

（3）准确无误：必须在样品的管瓶上、容器上及清单上，清楚标明内容物名称、编号、来源、取样日期、用途、检测目的要求，取样人、送检人和接受人的姓名、地址、联系电话等，以免造成错送或延误。样品交接时应按送检单逐项核对，检查样品是否符合要求，确认无误后方可签收待检。

第三节　标本的保存与销毁

1．菌（毒）种或样本的保存原则　病原微生物实验室进行实验活动时，经常需要保存菌（毒）种及样本。应遵循以下原则：

（1）以最适宜条件保存标本样品，确保菌（毒）种存活，确保病原菌（毒）种高分离率；

（2）在长期保存过程中使菌（毒）种仍存活和不发生变异；

（3）保证菌（毒）种安全，不流失，不泄漏，不感染人群和不污染环境；

（4）保证保存的菌（毒）种资料齐全，便于查找和管理；

（5）临床标本原则上要求及时送检，及时处理，不得保存。

基于以上原则，要长期保存好有价值的病原微生物菌（毒）种及样本，尤其是高致病性的病原微生物菌（毒）种和样本，采取集中并备份保藏方式，既能避免分散保管所可能造成的资源流失和被破坏，又能最大限度地避免因保管不善而造成泄漏，危害实验室工作人员和公众的健康。同时集中保藏也避免了资源重复配置，是最经济也是最有效的保护菌（毒）种及样本资源、保障菌毒种及样本安全的手段。我国和欧美日本等发达国家都有政府资助建立起大型菌毒种库。

2. 菌（毒）种或样本的保藏管理　人间传染的病原微生物菌（毒）种保藏机构的设置应符合《人间传染的病原微生物菌（毒）种保藏机构设置技术规范》（WS315—2010）的基本原则、类别与职责、设施设备、管理等基本要求。保藏机构应具备菌（毒）种或样本接收区、实验工作区、菌（毒）种保藏区、菌（毒）种发放区和办公区等功能分区。保藏机构按规定接收、检定、集中储存与管理菌（毒）种或样本，并能向合法从事病原微生物实验活动的单位提供菌（毒）种或样本，未经批准，任何组织和个人不得以任何形式泄露涉密菌（毒）种或样本有关的资料和信息。

（1）菌（毒）种或样本保藏的注意事项：有专人负责菌（毒）种及样本的保藏。保藏的菌（毒）种及样本有详细的来源资料、实验资料、档案记录、出入库记录和保存相关记录。有严格的安全管理制度，包括菌（毒）种及样本的收集、运输、保藏、领用、开启、传代和销毁等方面内容。高致病性病原微生物菌（毒）种及样本的保存单位，必须是国家认可的保藏机构。菌（毒）种及样本的保存必须有专库、专柜单独保藏，并实行双人双锁，有防盗设备和监控系统。

（2）菌（毒）种或样本保存条件：病原微生物标本的保存取决于运送时间的长短以及不同病原微生物对干燥、温度、营养、pH 值的耐受能力等。能确保目标病原微生物的存活并抑制其他微生物的过度生长，应选择合适的培养基和保存温度。冷冻干燥是菌（毒）种保存的首选方法，保存年限可达数年以上。菌（毒）种的短期保存一般采用耐低温密闭容器低温保存，可用 4℃ 或 −20℃ 冰箱保存。长期保存用 −70℃ 超低温冰箱或置于液氮罐中保存。

3. 标本销毁的注意事项

（1）销毁无保存价值的一、二类菌（毒）种或样本须经单位领导批准，销毁三、四类菌（毒）种须经部门领导批准，并在账上注销，写明销毁原因和方式。

（2）保存的菌（毒）种传代、移种后，销毁原菌、毒种之前，应仔细检查新旧菌、毒种的标签是否正确。

（3）菌（毒）种进行销毁时，应放置灭菌指示标志，以确认灭菌效果，必要时进行灭菌效果验证。

（4）当与高致病性菌（毒）种或样本相关的实验操作结束后，实验室应及时将菌（毒）种和样品就地销毁或交送保藏机构保管。

（邹清华）

思考题

1. 我国对医学微生物标本的采集、运送、存放和销毁过程，有哪些现行的法律法规或管理条例？
2. 根据《病原微生物实验室生物安全管理条例》的规定，我国将医学微生物分为几类？分类的依据是什么？

3．我国对高致病性病原微生物的运输有何规定？

参考文献

[1] 朱万孚，陈冠英．生物医学安全与法规．北京：北京大学医学出版社，2007

[2] 徐善东．医学与医学生物学实验室安全．3 版．北京：北京大学医学出版社，2019

[3] 祁国明．病原微生物实验室生物安全．2 版．北京：人民卫生出版社，2006

[4] 李勇．实验室生物安全．北京：军事医学科学出版社，2009

第九章　生物实验室的污染控制

医学生物实验室的污染控制是确保实验室生物安全的重要措施之一。微生物由核酸、蛋白质、脂类和多糖等有机物质组成，若环境变化剧烈可造成微生物因代谢障碍而导致生长受到抑制甚至死亡。在实验室进行微生物相关操作时，可以根据这一现象采用多种物理化学或生物方法来杀灭或清除环境中的病原微生物。

第一节　消毒与灭菌

消毒和灭菌的基本常识对于实验室生物安全是至关重要的。关于消毒和灭菌，有许多不同的术语。

消毒（disinfection）：指杀灭或清除传播载体上的病原微生物，使之达到无害化处理的物理或化学手段，但不一定杀灭细菌芽孢及非病原微生物。一般用消毒剂（disinfectant）可达到消毒目的。

灭菌（sterilization）：杀灭和（或）去除传播载体上所有微生物包括病原微生物、非病原微生物及细菌芽孢，使之达到无菌程度的方法和过程。经过灭菌的物品称"无菌物品"。

无菌（asepsis）：指物体或局部环境中不存在活的微生物。防止外界微生物进入人体或污染物品和局部环境的操作技术，称为无菌操作。其主体行为是灭菌，以避免无菌物品的污染和机体的感染。在微生物学实验、外科手术及许多医疗技术操作中，都必须牢固树立无菌观念，严格执行无菌操作，以保证实验、医疗的效果和安全。

抑菌（bacteriostasis）：用物理、化学方法抑制或妨碍微生物生长、繁殖及活性的过程。

防腐剂（antiseptic）：能够抑制微生物生长和繁殖，但不足以杀灭微生物的物质。低浓度的消毒剂可作为防腐剂使用。

一、消毒与灭菌的方法

消毒与灭菌的方法种类繁多，按其作用原理不同可分为物理消毒法和化学消毒法。

（一）物理消毒法

利用物理因子清除或杀灭病原微生物的方法称为物理消毒法，应用最多的物理消毒法包括热力灭菌、过滤除菌、紫外线照射消毒、辐射灭菌和微波消毒。

1. 热力灭菌法　利用热能使微生物的蛋白质和酶变性或凝固，相应的活性与功能丧失，新陈代谢发生障碍而死亡，从而达到灭菌或消毒的目的，可分为干热灭菌法与湿热消毒灭菌法两大类。

（1）干热灭菌法：干热灭菌是通过使用火焰或干热空气使微生物脱水干燥致使蛋白质变性而达到灭菌的效果。

1）干烤法：一般在烤箱的热空气中进行。通常可选择的灭菌条件为 160～180℃作用 1～2 h。适用于玻璃器皿、瓷器等。

2）烧灼法：将器械放在火焰上烧灼 1～2 min。若为搪瓷容器，可倒少量 95% 乙醇，慢慢转动容器，使乙醇分布均匀，点火燃烧至熄灭约 1～2 min。适用于接种环、试管口、镊子和剪刀等的灭菌。

3）焚烧：直接点燃或放入焚烧炉内焚烧，是最彻底的灭菌方法，仅适用于动物尸体或废弃的污染物品等。

（2）湿热消毒灭菌：湿热消毒灭菌法是指用饱和水蒸气、沸水或流通蒸汽进行灭菌的方法。由空气和水蒸气导热，传热快，穿透力强，比干热灭菌法所需温度低、时间短。

1）高压蒸汽灭菌法：是目前对实验材料进行灭菌的最有效和最可靠的方法，可杀灭包括芽孢在内的一切微生物。适用于耐高温、高压，不怕潮湿的物品，如敷料、手术器械、药品、细菌培养基等。高压蒸汽灭菌温度与时间的选择随灭菌方式、物品性质、要求灭菌过程长短而异。一般温度越高，所需持续时间越短。对于大多数目的，下列组合可以确保正确装载的高压蒸汽灭菌器的灭菌效果：134℃、3 min，126℃、10 min，121℃、15～20 min，115℃、25～30 min。

2）煮沸法：将水煮沸至 100℃，保持 5～10 min 可杀灭繁殖体，保持 1～3 h 可杀灭芽孢。在煮沸金属器械时加入 2% 碳酸氢钠，可将沸点提高至 105℃。此法适用于不怕潮湿耐高温的搪瓷、金属、玻璃、橡胶类物品等。

3）巴氏消毒（Pasteurization）：用较低温度杀灭液体中的病原菌或特定微生物，而仍保持物品中所需的不耐热成分不被破坏的消毒方法。设定温度在 71.7℃，经 15～30s 可消毒乳类等食品。

2．过滤除菌　过滤除菌是利用直接截留、静电吸附、重力沉降等物理阻留法去除液体、固体或气体等悬浮介质中的微生物或其悬浮杂质与尘埃粒子，使介质达到无菌要求或减少悬浮介质中微生物，使其达到无害化的处理方法。主要用于不耐高温灭菌的血清、抗生素、毒素、药液和空气等的除菌。

3．紫外线照射消毒法　紫外线（UV）波长为 100～380 nm，其 240～280 nm 段是最佳杀菌波，其中 253.7 nm 的 UV 杀菌能力最强，被设计为消毒用灯源的波长。紫外线照射会导致生物细胞内核酸突变，使核酸复制、转录封锁及蛋白质合成受阻，导致细胞死亡。紫外线可杀灭多种微生物，包括细菌、真菌、病毒、立克次氏体、螺旋体、原虫、藻类等，但不同种类的微生物对 UV 照射的敏感性不同。适用于空气和物品表面消毒。

4．辐射消毒　是利用放射性同位素钴 -60（60Co）或铯 -137（137Cs）辐射产生的 γ 射线和电子加速器产生的高能电子束或 X 射线进行杀菌的方法。辐射灭菌具有穿透力强、不使物品升温、操作简便等特点，适用于一次性医用塑料制品、生物制品、药品和不耐热物品的消毒，特别是对密封包装后需长期储存的器材、精密医疗器材和仪器，以及移植和埋植的组织和人工器官、节育用品等特别适用。但消毒灭菌过程中应注意对放射源的防护。

5．微波消毒　微波是一种波长为 0.001 mm～1 m，频率为 300～300 000 MHz 的高频电磁波。消毒常用的频率为 915±25 MHz 以及 2450±50 MHz。微波杀菌的作用原理，一为热效应，所及之处产生分子内部剧烈运动，使物体里外温度迅速升高；另一为综合效应，诸如化学效应、电磁共振效应和场致力效应。微波目前已广泛应用于食品、药品的消毒，用微波灭菌手术器械包、微生物实验室用品等亦有报导。

6. 其他物理抑菌或杀菌方法　低温、高渗和干燥也具有一定的抑菌或杀菌的作用。

（二）化学消毒法

化学药物可渗透至细菌的体内，使菌体蛋白凝固变性，干扰细菌酶的活性，抑制细菌代谢和生长或损害细胞膜的结构，改变其渗透性，破坏其生理功能等，从而起到消毒灭菌作用。凡不适于物理消毒灭菌而耐潮湿的物品，如锐利的金属、刀、剪、缝针和光学仪器（胃镜、膀胱镜等）及皮肤、黏膜，患者的分泌物、排泄物、病室空气等均可采用此法。

1. 消毒剂的种类　化学消毒剂从状态上可分为液体消毒剂、固体消毒剂和气体消毒剂三大类，从杀菌作用可分为高、中、低效3种。

（1）高效消毒剂：是指能杀灭各种细菌、真菌及病毒，包括细菌芽孢的消毒剂，故称灭菌剂。常用的高效消毒剂有过氧化物类（过氧乙酸、过氧化氢、臭氧等）、醛类（甲醛、戊二醛）、环氧乙烷、含氯消毒剂（有机氯类、无机氯类）等。

（2）中效消毒剂：是指能杀灭细菌繁殖体、真菌和某些病毒，但不能杀灭细菌芽孢和抵抗力较强的病毒的消毒剂，如乙醇、酚类及碘化物等。

（3）低效消毒剂：指只能杀灭部分细菌繁殖体、真菌和病毒，不能杀灭结核分枝杆菌、细菌芽孢和抵抗力较强的真菌和病毒的消毒剂，如苯扎氯铵、氯己定等。

2. 常用化学消毒剂

（1）酚类消毒剂：包括苯酚、来苏等，低浓度时能破坏细菌细胞膜和细胞膜上的脱氢酶及氧化酶，改变膜的通透性；高浓度时能使蛋白质凝固。缺点是酚类对细菌芽孢及病毒的消毒作用较差。来苏对呼吸道有一定的刺激性，使用时应注意配制浓度不要超出标准。

（2）醇类消毒剂：醇分子质量越大消毒杀菌效果越好，因丁醇几乎不溶于水，异丙醇气味不佳，故临床常用乙醇作为消毒剂。浓度为70%的乙醇消毒效果最好，能使菌体蛋白变性凝固，又不影响乙醇继续向菌体内渗透，并可降低成本。缺点是醇类对细菌芽孢及病毒的消毒作用较差。

（3）表面活性剂：表面活性剂又称去污剂，易溶于水，能改变细胞壁通透性，使菌体内的酶、辅酶、代谢中间产物逸出，呈现杀菌作用。表面活性剂分阳离子、阴离子和非离子3种类型。因细菌带阴性电荷，故阳离子型对其杀菌作用较强。阴离子表面活性剂有烷苯磺酸盐和十二烷基硫酸钠，解离后带阴性电荷，因此对革兰氏阳性菌也有杀菌作用。非离子型表面活性剂无杀菌作用，甚至刺激细菌的生长，如Tween-80可刺激结核分枝杆菌的生长。

（4）氧化剂和卤素类消毒剂：作用机制是将酶蛋白的—SH基氧化为—S—S—基，使酶活性丧失。这类消毒剂包括过氧化氢、过氧乙酸、二氧化氯、高锰酸钾和卤素等。过氧化氢在水中能形成自由基，破坏菌体蛋白。氯溶于水后形成次氯酸和盐酸，次氯酸在酸性环境中解离释放出新生态氧而发挥杀菌作用，氯离子易与蛋白质结合，使菌体蛋白变性，但对金属具有腐蚀性；漂白粉含有次氯酸钙，可水解产生次氯酸和新生态氧，具有杀菌作用。此类消毒剂消毒后在物品上不残留毒性，但因其氧化能力强，高浓度时可刺激、损害皮肤黏膜且易腐蚀物品，并且由于化学性质不稳定，需现用现配，并储存在避光阴凉的地方。

（5）烷化剂：烷化剂可作用于微生物蛋白质中的氨基和羟基，从而破坏蛋白质分子，达到杀灭微生物的目的。缺点是它们对人体皮肤黏膜有刺激和固化作用，且某些烷化剂（如β-丙酯等）可能有致癌作用，因此不能用于空气、食具等消毒，一般仅用于医院中医疗器械的消毒或灭菌，且经消毒或灭菌的物体品必须用灭菌水将残留的消毒液冲洗干净后才可使用。

3．常用化学消毒方法

（1）浸泡法：选用杀菌谱广、腐蚀性弱、水溶性消毒剂，将物品浸没于消毒剂内，在标准的浓度和时间内，达到消毒灭菌目的。

（2）擦拭法：选用易溶于水、穿透性强的消毒剂，擦拭物品表面，在标准的浓度和时间里达到消毒灭菌目的。

（3）熏蒸法：加热或加入氧化剂，使消毒剂呈气体，在标准的浓度和时间里达到消毒灭菌目的。适用于室内表面、室内物品及空气消毒或精密贵重仪器和不能蒸、煮、浸泡的物品进行消毒，也可用熏蒸法在消毒间或密闭的容器内，对被污染的物品进行消毒灭菌。常用熏蒸消毒剂为甲醛、过氧乙酸或环氧乙烷气体。

（4）喷雾法：借助喷雾器将化学消毒溶液均匀喷洒在空气中和物品表面，产生微粒气雾进行消毒的方法。喷雾的化学消毒溶液可选用过氧乙酸等。

（5）环氧乙烷气体密闭消毒法：将环氧乙烷气体置于密闭容器内，在标准的浓度、温度与相对湿度和时间内达到消毒灭菌目的。环氧乙烷是广谱气体杀菌剂，能杀灭细菌繁殖体及芽孢，以及真菌和病毒等。穿透力强，对大多数物品无损害，消毒后可迅速挥发，特别适用于不耐高热的物品，如精密器械、电子仪器、光学仪器、心肺机、起搏器、书籍文件等，均无损害和腐蚀等副作用。本品沸点为 10.8℃，只能灌装于耐压金属罐或特制安瓿中。

二、消毒和灭菌效果的监测

1．生物指示剂监测法　为了正确进行灭菌与消毒并取得应有的效果，必须加强有关的监测工作。灭菌效果确认常使用生物指示剂，通常是将一定数量的生物指示菌吸附于惰性载体上，如滤纸片、玻片或不锈钢片等，也可直接制备生物指示菌的悬浮液。生物指示剂是一类活的微生物制剂，一般是细菌的芽孢。在使用生物指示剂时，将其放于灭菌设备的不同部位。经灭菌作用时间完成后，在无菌室内将菌片接种于相应的细菌培养基中；与此同时，应设未经灭菌处理的菌片做对照，将它们分别于 37℃ 培养 24 h 或 72 h。接种灭菌后菌片的培养基应清亮、无浑浊，表示无菌生长；接种未经灭菌处理的对照菌片的培养基，应呈浑浊状态，表示生物指示剂具有活性。

2．化学指示卡监测法　化学指示卡是监测压力蒸汽灭菌法灭菌条件和效果的专用指示卡，一般用于医院、卫生防疫等部门对衣服、敷料包和手术包等压力蒸汽灭菌效果以及灭菌操作条件的检验。使用时，根据要求可将指示卡粘贴于物品包装表面，或置于包装的中心部位，或单独置于灭菌柜最难达到灭菌的部位，而后与物品同步进行灭菌处理。卡面指示剂在灭菌过程的湿热作用下产生变色反应，通过观察化学指示卡颜色变化，以测定有关参数是否达到要求，从而间接判断灭菌的效果。

三、影响消毒灭菌效果的因素

1．消毒剂的性质、浓度与作用时间　不同消毒剂的作用机制不同，决定了其对各种微生物的杀灭效果也不同。一般情况下，增加消毒剂的浓度可缩短杀菌所需时间，延长有效作用时间。而降低消毒剂的浓度，只能起到抑菌防腐作用。但乙醇例外，浓度为 70% 的乙醇杀菌效果最好；若增加其浓度，杀菌效果反而下降。

2. 微生物的种类与数量　微生物的种类不同，对消毒剂的敏感性也不同。因此，进行消毒时必须区别对待。另外，微生物数量越多，需要消毒的时间就越长，剂量越大。

3. 温度与酸碱度　随着温度的升高，杀菌作用增强，但不同消毒剂杀菌效果受温度影响的程度不同。酸碱度也影响消毒剂的作用效果，pH 过高或过低对微生物的生长均有影响。

4. 有机物　有机物可在微生物表面形成保护膜，阻碍消毒剂与微生物的接触或延迟消毒剂的作用。有机物中的蛋白质与消毒剂结合后，常常会使消毒浓度降低，影响消毒效果。

四、消毒和灭菌的原则

1. 选择有效的消毒灭菌方法　根据微生物的种类、数量和污染后的危害程度以及消毒物品的性质选择有效的消毒灭菌方法。

2. 实验室材料的预清洁　在消毒灭菌前，应选用与随后使用的消毒剂相容的清洁剂对物品表面的尘土、污物以及有机物等进行预清洁。

3. 及时彻底的消毒　若不慎发生微生物培养物摔碎或其他实验微生物泄漏事故，不论这些微生物是否具有致病性，均应立即对污染及可能波及的区域进行消毒处理。

4. 定期监测消毒灭菌的效果　应定期对消毒灭菌物品进行随机抽检，消毒物品不得检出致病性微生物，灭菌物品不得检出任何微生物。

5. 做好有效的个人防护　在消毒灭菌过程中，操作人员应进行有效的个人防护，既有预防微生物感染，又要避免消毒灭菌过程中理化因素对人体（包括皮肤、呼吸道、眼角膜等）的损害。

（邹清华）

第二节　生物废弃物处理

生物废弃物，尤其是含有病原微生物的感染性生物废弃物处理的首要原则是去除标本材料中含有的病原微生物，以免造成对外界环境的污染。除少数生物性和医用废弃材料需要销毁外，大多数的玻璃器皿、塑料制品、仪器、衣物敷料，以及一些可再生的资源经过适当处理后均可重复利用。高压蒸汽灭菌是清除污染的首选方法，但也可根据废弃物的具体情况采用焚烧或其他可以除去和（或）杀灭病原微生物的方法。

一、生物废弃物的范围

生物废弃物指医学和生物学实验过程中产生或残留的对人体和环境有直接、间接或潜在危害作用的物质。生物废弃物，尤其是含有病原微生物的感染性生物废弃物是一个不可忽视的重要传染源，特别是一些被病原微生物污染的可再生循环利用的物品，若处理不当，可造成病原微生物泄漏，进而导致不同严重程度的后果。其中，含有病原微生物的生物废弃物或标本主要来源于：①患者的标本，如血液、尿、粪便、痰液和呕吐物等；②实验室日常工作产生的标本，如感染病原微生物的细胞和动物标本等；③含有病原微生物的溶液，以及被病原微生物污染的溶剂、培养基、垫料和衣物敷料等；④接触过病原微生物的耗材，如细胞培养瓶、培养皿、培养板、试管、手套、移液管、注射器、针头和吸头等；⑤被病原微生物污染的实验器材和诊断、治疗用的器械等；⑥被病原微生物污染的生物实验室的通风设备，如实验室排风 HEPA 过滤器等。

因此，我国和国际有关组织对含有病原微生物的生物废弃物或标本的处理均制定了相关的法规条例，如《医疗废物管理条例》《医疗卫生机构医疗废物管理办法》《医疗废物集中处置技术规范》（试行）、《医疗废物专用包装物、容器标准和警示标识规定》等。在实际工作中处理含有病原微生物的物品时必须遵守有关规定，对感染性物质及其包装物分别进行相应的处理。

二、生物废弃物的收集

1．实验室须配有大小适宜、符合规范要求的废弃物专用包装物和盛装容器（特殊位置有盛装破碎玻璃和锐器的专用包装物或利器盒）。在盛装废弃物前，应当对包装物或容器进行认真检查，确保无破损、渗漏和其他缺陷。包装物和容器上应有生物危险标识。

2．实验室有废弃物分类收集方法的示意图或文字说明。

3．感染性、病理性、损伤性实验废弃物放入盛装容器后不得取出。当实验废弃物达到包装物和容器的 3/4 时，应使用有效的封口方式封口，并及时从工作区运走。

4．从工作区运出的每个包装物和容器外表面应有警示标识、警示说明和中文标签。中文标签的内容包括：废弃物产生单位、产生日期、废弃物类型（如感染性、损伤性、病理性、化学性、药物性的物品和其他废弃物）以及需要的特殊说明等。

5．包装物或容器的外表面被感染性废物污染时，应对被污染处进行消毒处理或增加一层包装。在操作、搬动或搬送废弃物过程中发现容器破损、渗漏等情况，应立即采取重新封装等措施，并做相应的消毒处理。

三、生物废弃物的处理原则

主要根据污染的病原微生物的种类、废弃物的物理特性以及是否可以循环利用等原则，选择适当的方法、采用合适的容器和恰当的地点，由专人负责进行消毒、灭菌或焚烧销毁等相应处理。

（一）不可回收废弃物处理

处理含病原微生物污染的**废弃物按物理性状可分为液体、固体和气体 3 类**，下文主要介绍液体和固体废弃物的处理。

1．液体废弃物处理

（1）来自感染者的液体废弃物，如尿、唾液、血液、痰液、阴道分泌物、脓液、粪便及其他有形成分标本等，每 100 ml 加漂白粉 5 g 或过氧乙酸 10 g，搅匀后置室温过夜，次日由专人负责倒入化粪池或厕所，或者进行焚烧处理。

（2）实验室操作时产生的液体废弃物可用消毒剂进行处理。应在工作台上放置盛放废弃物的容器、盘子或广口瓶，最好是不易破碎的塑料容器，并加入适当的消毒剂。处理时废弃物应充分接触消毒剂，并根据所使用消毒剂的种类保持适当接触时间。盛装标本的容器在重新使用前可用 30 ～ 50 g/L 漂白溶液消毒处理，或 10 g/L 次氯酸钠浸泡 2 h，或 5 g/L 过氧乙酸浸泡 30 ～ 60 min，或高压灭菌，再用清水冲洗干净，烘干备用。

2．固体废弃物的处理

（1）对于固体可燃性废弃物一般采用收集后集中焚烧的方法，或经高压灭菌后，物品放在运输容器中运送至指定地点焚烧。一般采用焚烧方法处理的固体可燃性废弃物包括：①一次性手套、帽子、工作服、口罩等，使用后放入污物袋内集中烧毁；②不可重复使用的一次性塑料制品也可放入含 2000 mg/L 有效氯的消毒液中，室温过夜，次日由专人集中装入黄色医用垃圾袋中，统一准时送达指定地点焚毁；③对微生物室所产生的细菌鉴定条、药敏条、细菌标本、培养细菌后的培养基以及与各种微生物接触后的一次性器皿，均应经高压无菌处理后装入专用黄色垃圾袋内，并由专人准时送达指定地点统一焚毁。

污染性材料的焚烧必须得到公共卫生、环保部门以及实验室生物安全管理机构等相应部门的批准，由具有资格认证的机构负责专门处理。污染材料在运送时应放在指定的容器（如有颜色标记的袋子）内直接运送到焚烧炉中。可重复使用的运输容器应是防渗漏的，有密闭的盖子。这些容器在送回实验室再次使用前，应进行消毒处理。

（2）对于病原微生物污染的固体非可燃性废弃物可加漂白粉进行氯化消毒处理，或经高压灭菌后再做最终处置。

（二）可回收的病原微生物污染的医用废弃物和生物实验材料的处理

这类物品为可通过高压蒸汽灭菌和清洗处理后重复再使用的病原微生物污染的材料。任何有污染（有潜在感染性）的材料不应事先清洗，必须在高压灭菌或消毒后进行清洗。所有污染（有潜在感染性）的材料应放置在防渗漏的容器（如有颜色标记的可高压灭菌塑料袋）中高压灭菌。清除污染后的废弃物也不应丢弃到垃圾场。废弃物排放应符合国家有关环境排放标准。

1．对盛装过标本的容器，若须重复使用，可用 30 ～ 50 g/L 漂白粉溶液室温浸泡 30 min，再用自来水冲洗干净。也可用 5 g/L 的过氧乙酸浸泡 30 ～ 60 min，再用自来水冲洗干净，烘干备用。盛标本的玻璃、塑料、搪瓷容器可煮沸 15 min，或者用含 1000 mg/L 有效氯的漂白粉澄清液浸泡 2 ～ 6 h，消毒后用洗涤剂及流水洗刷、沥干。

2．回收止血带须严格执行医院一人一管一针一带的规定，将回收的止血带置入含 2000 mg/L 有效氯的消毒液中，室温放置 30min 后自来水冲洗干净，晾干备用。

3．可重复利用的玻璃器材如玻片、吸管、玻璃瓶等可以用含 1000 ～ 3000 mg/L 有效氯的溶液浸泡 2 ～ 6 h，然后清洗晾干备用。

4．对接触过一般血清或进行过一般生化反应的器材应置入含 2000 mg/L 有效氯的消毒液中，室温浸泡 3 ～ 4 h，自来水冲洗干净，晾干备用。

5．洁净的破损手套、口罩、帽子、隔离衣等废弃物，不得作为普通生活垃圾遗弃，应与实验废弃物一同处置。

（三）病原微生物污染的锐器的处理

病原微生物污染的锐器，如皮下注射用针头、手术刀片或尖锐的金属物品，以及破碎玻璃等，应分类收集在专门的锐器盒或带盖的容器中。盛放锐器的一次性容器必须是不易刺破的，而且不能将容器装得过满。当达到容量的 3/4 时，应将其放入"感染性废弃物"的容器中进行高压灭菌处理或焚烧。盛放锐器的一次性容器绝对不能丢弃于垃圾场。

（四）实验室应有废弃物处置专职管理人员

从事废弃物收集、运送、贮存、管理等相关人员必须接受过法律、法规和专业技术、安全防护以及紧急处理等知识的培训，考核合格后方可上岗，并有相关记录；对从事废弃物收集、运送、贮存的工作人员配备必要的防护用品，定期进行健康体检，必要时进行免疫接种；实验室应有废弃物转运、交接和保存的记录。

四、新型冠状病毒实验相关生物废弃物的处理

下面以新型冠状病毒的相关实验活动为例，并参照《新型冠状病毒实验室生物安全指南》（第二版）列举相关生物废弃物的处理规定。

1. 开展新型冠状病毒相关实验活动的实验室应当制定废弃物处置程序及污物、污水处理操作程序文件。

2. 所有的危险性废弃物必须依照统一规格化的容器和标示方式，完整并且合规地标示废弃物内容。

3. 应当由经过适当培训的人员使用适当的个人防护装备和设备处理危险废弃物。

4. 废弃物的处理措施　废弃物的处理是控制实验室生物安全的关键环节，切实安全地处理感染性废弃物，必须充分掌握生物安全废弃物的分类，并严格执行相应的处理程序。

（1）液体废弃物的处理：实验室产生的液体废弃物可分为普通污水和感染性废液。

1）普通污水产生于洗手池等设备，对此类污水应当单独收集，排入实验室水处理系统，经处理达标后方可排放。

2）感染性废液即在实验操作过程中产生的废水，采用化学消毒或物理消毒方式处理，并对消毒效果进行验证，确保彻底灭活。

3）工作人员应当及时处理废弃物，不得将废弃物带出实验区。

（2）固体废弃物的处理

1）固体废弃物分类收集，固体废弃物的收集容器应当具有不易破裂、防渗漏、耐湿耐热、可密封等特性。实验室内的感染性垃圾不允许堆积存放，应当及时进行压力蒸汽灭菌处理。废弃物处置之前，应当存放在实验室内指定的安全地点。

2）小型固体废弃物，如组织标本、耗材、个人防护装备等，均需经过压力蒸汽灭菌处理，再沿废弃物通道移出实验室。

3）体积较大的固体废弃物，如 HEPA 过滤器，应当由专业人士进行原位消毒后，装入安全容器内进行消毒灭菌。不能进行压力蒸汽灭菌的物品，如电子设备，可以采用环氧乙烷熏蒸消毒处理。

4）经消毒灭菌处理后移出实验室的固体废弃物，集中交由固体废弃物处理单位处置。

5）实验过程中如果使用锐器（包括针头、小刀、金属和玻璃等），则要直接将锐器弃置于锐器盒内，经高压灭菌后，再做统一处理。

5. 建立废弃物处理记录　废弃物处理后要做好记录，同时要定期对实验室排风 HEPA过滤器进行检漏和更换，定期对处理后的污水进行监测，并采用生物指示剂监测压力蒸汽

灭菌效果。

（王 杰）

思考题

1．简述消毒和灭菌的概念及常用方法。
2．简述影响消毒灭菌效果的因素有哪些。
3．简述消毒和灭菌的原则有哪些。
4．简述高压蒸汽灭菌器使用中的注意事项与对高压蒸汽灭菌效果的评价。
5．简述常用化学消毒剂的消毒机制以及在使用中的注意事项。
6．消毒灭菌效果的监测方法有哪些？
7．微生物污染废弃物收集的注意事项有哪些？
8．微生物污染的固体可燃性废弃物的处理原则有哪些？

参考文献

[1] 徐善东．医学与医学生物学实验室安全．3 版．北京：北京大学医学出版社，2019．
[2] 祁国明．病原微生物实验室生物安全．2 版．北京：人民卫生出版社，2019．
[3] 李勇．实验室生物安全．北京：军事医学科学出版社，2009．
[4] 叶冬青．实验室生物安全．3 版．北京：人民卫生出版社，2020．
[5] 国务院．医疗废物管理条例（中华人民共和国国务院令第 380 号）．2003．
[6] 卫生部．医疗卫生机构医疗废物管理办法（中华人民共和国卫生部令第 36 号）．2003．

第十章 与生物安全防护相关的法规及条例

我国目前涉及生物安全防护的法律包括《中华人民共和国国家安全法》《中华人民共和国生物安全法》《中华人民共和国传染病防治法》《中华人民共和国固体废物污染环境防治法》，行政法规包括：《危险化学品安全管理条例》《医疗废物管理条例》，部门规章包括《废弃危险化学品污染环境防治办法》《医疗卫生机构医疗废物管理办法》《医疗废物管理行政处罚办法》。

第一节 《中华人民共和国生物安全法》

2020年10月17日第十三届全国人民代表大会常务委员会第二十二次会议通过了《中华人民共和国生物安全法》，自2021年4月15日起施行。本法以维护国家安全，防范和应对生物安全风险，保障人民生命健康，保护生物资源和生态环境，促进生物技术健康发展，推动构建人类命运共同体，实现人与自然和谐共生为宗旨。生物安全是指国家有效防范和应对危险生物因子及相关因素威胁，生物技术能够稳定健康发展，人民生命健康和生态系统相对处于没有危险和不受威胁的状态，生物领域具备维护国家安全和持续发展的能力。其中生物因子是指动物、植物、微生物、生物毒素及其他生物活性物质。

一、生物安全风险防控体制

国家生物安全工作协调机制可研究制定、指导实施国家生物安全战略和有关重大方针政策，统筹协调国家生物安全的重大事项和重要工作。在国家生物安全工作协调机制的基础上协调建立生物安全风险监测预警制度、生物安全风险调查评估制度、生物安全信息共享制度、生物安全信息发布制度、生物安全名录和清单制度、生物安全标准制度、生物安全审查制度、生物安全应急制度、生物安全事件调查溯源制度、首次进境或者暂停后恢复进境的动植物及其产品和高风险生物因子国家准入制度、境外重大生物安全事件应对制度十一项制度。通过以上制度的践行达到提高生物安全风险识别和分析能力，实现生物安全数据资料等信息共享，制定和完善生物安全领域相关标准，有效防范和化解生物安全风险，开展生物安全事件应急处置，应急救援和事后恢复等工作，全面评估安全事件性质和影响等目的。

二、防控重大新发突发传染病、动植物疫情

国家建立重大新发突发传染病、动植物疫情联防联控机制。任何单位和个人发现传染病、动植物疫病的，应当及时向医疗机构、有关专业机构或者部门报告。不得瞒报、谎报、缓报、漏报，不得授意他人瞒报、谎报、缓报，不得阻碍他人报告。加强国境、口岸传染病和动植物疫情联合防控能力建设，保护野生动物，加强动物防疫，防止动物源性传染病传

播，加强对抗生素药物等抗微生物药物使用和残留的管理。发生重大新发突发传染病、动植物疫情，各部门应当依照有关法律法规和应急预案的规定及时采取控制措施，开展群防群控、医疗救治，动员和鼓励社会力量依法有序参与疫情防控工作。

三、生物技术研究、开发与应用安全

生物技术研究、开发活动应当遵守国家生物技术研究开发安全管理规范。根据对公众健康、工业农业、生态环境等造成危害的风险程度，将生物技术研究、开发活动分为高风险、中风险、低风险 3 类。从事高风险、中风险生物技术研究、开发活动，应当进行风险评估，制定风险防控计划和生物安全事件应急预案，由在我国境内依法成立的法人组织进行，并依法取得批准或者进行备案。对涉及生物安全的重要设备和特殊生物因子实行追溯管理。从事生物医学新技术临床研究，应当通过伦理审查，并在具备相应条件的医疗机构内进行。

四、人类遗传资源与生物资源安全

国家对我国人类遗传资源和生物资源享有主权。采集、保藏、利用、对外提供我国人类遗传资源，应当符合伦理原则，不得危害公众健康、国家安全和社会公共利益。

采集我国重要遗传家系、特定地区人类遗传资源或者采集国务院科学技术主管部门规定的种类、数量的人类遗传资源，保藏我国人类遗传资源，利用我国人类遗传资源开展国际科学研究合作，将我国人类遗传资源材料运送、邮寄、携带出境的，应当经国务院科学技术主管部门批准。以临床诊疗、采供血服务、查处违法犯罪、兴奋剂检测和殡葬等为目的采集、保藏人类遗传资源及开展的相关活动除外。

境外组织、个人及其设立或者实际控制的机构不得在我国境内采集、保藏我国人类遗传资源，不得向境外提供我国人类遗传资源。利用我国生物资源开展国际科学研究合作，应当依法取得批准。将我国人类遗传资源信息向境外组织、个人及其设立或者实际控制的机构提供或者开放使用的，应当向国务院科学技术主管部门事先报告并提交信息备份。但是，2023年国务院将中国生物技术发展中心划入国家卫健委，这就意味着该中心下设的中国人类遗传资源管理办公室承担的"人类遗传工作的审评和服务"，一并划入国家卫健委分管。

第二节　《中华人民共和国传染病防治法》

《中华人民共和国传染病防治法》（以下简称《传染病防治法》）于 1989 年 9 月 1 日起施行。其后，以 2003 年春季暴发的严重急性呼吸综合征（以下简称 SARS）为契机修订了《传染病防治法》，并制定了《突发公共卫生事件应急条例》。这标志着中国政府的应急管理模式从行政管理模式向法治模式的转变。

一、传染病的概念与分类

传染病是由致病微生物（病毒、立克次氏体、细菌、螺旋体等）感染人体后所产生的有传染性的疾病。《传染病防治法》将传染病分为甲类、乙类和丙类，针对各类传染病的特征，

在监测范围、报告主体、报告时限等方面进行区别规定。

二、疫情报告义务

任何单位和个人发现传染病患者或者疑似传染病患者时，应当及时向附近的疾病预防控制机构或者医疗机构报告。

相关专业人员发现疫情后按属地管理原则和规定的内容、程序、方式、时限及时报告，不得瞒报、谎报、缓报、漏报，不得授意他人瞒报、谎报、缓报，不得阻碍他人报告。

三、医学研究实验室的义务与责任

疾病预防控制机构、医疗机构的实验室和从事病原微生物实验的单位，应当符合国家规定的条件和技术标准，建立严格的监督管理制度，对传染病病原体样本按照规定的措施实行严格监督管理，严防传染病病原体的实验室感染和病原微生物的扩散。

四、最新草案的重大立法动向

在 2020 年新型冠状病毒肺炎（以下简称新冠肺炎）疫情防控中，社会从常态到应急状态的转变对国家的治理体系和治理能力提出了严峻的考验。习近平在中央全面深化改革委员会第十二次会议上强调，要认真评估传染病防治法等法律法规的修改完善。国家卫健委于 2020 年10 月 2 日发布《传染病防治法》（修订草案征求意见稿），以新冠肺炎疫情防控凸显出的问题为导向开启了我国新一轮传染病防治法的修法工作。疫情防控工作必须坚决贯彻法治思维，公权力的任何决策和行为必须符合合法性要求，并从目的、权限、内容、手段、程序 5 个方面给予行政合法性审查。

第三节　《病原微生物实验室生物安全管理条例》

2004 年 11 月 5 日国务院第 69 次常务会议通过了《病原微生物实验室生物安全管理条例》（以下简称《条例》），其后分别在 2016 年和 2018 年进行两次修订。《条例》（2018 修订）适用于我国境内实验室及其从事病原微生物实验活动的生物安全管理。实验活动，是指实验室从事与病原微生物菌（毒）种、样本有关的研究、教学、检测、诊断等活动。

一、病原微生物的分类管理

病原微生物，是指能够使人或者动物致病的微生物。国家对病原微生物实行分类管理。国家根据病原微生物的传染性、感染后对个体或者群体的危害程度，将病原微生物分为以下4 类：第一类是能够引起人类或者动物非常严重疾病的微生物，以及我国尚未发现或者已经宣布消灭的微生物；第二类是能够引起人类或者动物严重疾病，比较容易直接或者间接在人与人、动物与人、动物与动物间传播的微生物；第三类是能够引起人类或者动物疾病，但一般情况下对人、动物或者环境不构成严重危害，传播风险有限，实验室感染后很少引起严重疾病，并且具备有效治疗和预防措施的微生物；第四类是在通常情况下不会引起人类或者动物疾病的微生物。其中第一类、第二类病原微生物统称为高致病性病原微生物。

二、病原微生物的采集

掌握相关专业知识和操作技能的工作人员，在具有符合一定生物安全防护水平的设备、有效防止扩散和感染的措施、保证病原微生物样本质量的技术方法和手段时可以采集高致病性微生物样本。在采集过程中应当对样本的来源、采集过程和方法等做详细记录。

三、病原微生物的运输

经相关部门批准，运输目的、用途和接收单位符合规定，采用符合防水、防破损、防外泄、耐高（低）温、耐高压要求的容器或者包装材料密封并印有生物危险标识、警告提示用语的高致病性微生物菌（毒）种或者样本可以运输。

运输应当由不少于2人的专人护送，并采取相应的防护措施，通过陆路运输。没有陆路通道，必须经水路运输的，可以通过水路运输。紧急情况下或者需要运往国外的，经相关部门批准可以通过民用航空运输。不得通过公共电（汽）车和城市铁路运输病原微生物菌（毒）种或者样本。

四、病原微生物的保藏管理

国务院卫生主管部门或者农业农村主管部门指定的菌（毒）种保藏中心或者专业实验室（以下称保藏机构），承担集中贮存病原微生物菌（毒）种和样本（以下简称样本）的任务。

保藏机构应当制定严格的安全保管制度，做好样本进出和贮存的记录，建立档案制度，并指定专人负责，对样本应当设专库或者专柜单独贮存。保藏机构依实验室获批从事高致病性微生物相关实验活动的文件向该实验室提供样本，并予以登记。实验室在相关实验活动结束后，应当及时就地销毁样本或者送交保藏机构保管。保藏机构接受实验室送交的样本应当予以登记，并开具接收证明。保藏机构贮存、提供样本不得收取任何费用。

五、有关病原微生物的报告义务

样本在运输、贮存中被盗、被抢、丢失、泄漏的，承运单位、护送人、保藏机构应当采取必要的控制措施，并在2 h内向相关部门报告；任何单位和个人发现样本的容器或者包装材料，应当及时向相关部门报告。接到报告的相关单位应在规定时限内上报或采取必要措施。

六、生物安全实验室的设立与管理

国家根据实验室对病原微生物的生物安全防护水平，并依照实验室生物安全国家标准的规定，将实验室分为生物安全一级、二级、三级、四级。

（一）设立

新建、改建或者扩建一级、二级实验室，应当向相关部门备案。一级、二级实验室不得从事高致病性病原微生物实验活动。

三级、四级实验室的新建、改建、扩建、生产或进口需通过环境影响评价、国务院科技主管部门审查，并符合国家生物安全实验室体系规划。

经相关部门批准，实验目的和拟从事的实验活动符合规定，通过实验室国家认可，具有与拟从事的实验活动相适应的工作人员且工程质量经建筑主管部门依法检测验收合格的三级、四级实验室可以从事高致病性病原微生物实验活动。实验活动结果以及工作情况应当向原批准部门报告。三级、四级实验室应当在明显位置标示生物危险标识和生物安全实验室级别标志。

国务院卫生主管部门和农业农村主管部门应当定期汇总并互相通报实验室数量和实验室设立、分布情况，以及三级、四级实验室从事高致病性病原微生物实验活动的情况。已经建成并通过实验室国家认可的三级、四级实验室应当向所在地的县级人民政府环境保护主管部门备案。

（二）管理

实验室申报或者接受与高致病性病原微生物有关的科研项目，应当符合科研需要和生物安全要求。与人体健康有关的，应当将立项结果告知省级以上人民政府卫生主管部门。使用新技术、新方法开展研究的，经国家病原微生物实验室生物安全专家委员会论证可行的，方可使用。医疗卫生机构发现高致病性病原微生物或者疑似高致病性病原微生物，需要进一步开展研究的，应当依规定经批准同意，并在具备相应条件的实验室中进行。

对我国尚未发现或者已经宣布消灭的病原微生物，未经批准不得从事相关实验活动；为了预防、控制传染病，从事上述病原微生物相关实验活动应获得相关部门批准，并在批准部门指定的专业实验室中进行。

实验室负责人为实验室生物安全的第一责任人。经实验室负责人批准的 2 名以上人员可以共同从事高致病性微生物相关实验活动。实验室应当为其提供符合防护要求的防护用品并采取其他职业防护措施，对其进行健康监测，每年组织对其进行体检，并建立健康档案；必要时，应当对实验室工作人员进行预防接种。

实验室的设立单位负责实验室的生物安全管理。实验室或者实验室的设立单位应当每年定期就实验室技术规范、操作规程、生物安全防护知识和实际操作技能对工作人员进行培训考核。工作人员经考核合格的，方可上岗。从事高致病性微生物相关实验活动的实验室，应当每半年将培训考核情况和实验室运行情况向相关部门报告。

从事高致病性微生物相关实验活动的实验室的设立单位，应当建立健全安全保卫制度，采取安全保卫措施，严防高致病性微生物被盗、被抢、丢失、泄漏。在同一个实验室的同一个独立安全区域内，只能同时从事一种高致病性微生物的相关实验活动。实验室应当建立实验档案，记录实验室使用和安全监督情况，从事高致病性微生物实验活动的档案保存不少于 20 年。

七、实验室感染控制

实验室的设立单位应当指定专门的具有相关知识的机构或者人员承担实验室感染控制工作，定期检查实验室的生物安全防护、病原微生物菌（毒）种和样本保存与使用、安全操作、实验室排放的废水和废气以及其他废弃物处置等规章制度的实施情况，并定期调查、了解实验室工作人员的健康状况。

实验室工作人员出现与本实验室从事的高致病性微生物相关实验活动有关的感染临床症状或者体征时，实验室负责人应当向负责实验室感染控制工作的机构或者人员报告，同时派专人陪同及时就诊；实验室工作人员应当将近期所接触的病原微生物的种类和危险程度如实告知诊治医疗机构。

从事高致病性微生物相关实验活动的实验室应当制定实验室感染应急处置预案，并向相关部门备案。发生能造成传染病暴发、流行的病原微生物扩散时，相关部门应当依规定以及实验室感染应急处置预案进行报告，并立即组织有关机构采取封闭被污染或者可能造成污染场所，开展流行病学调查，对人员进行隔离治疗或医学检查，对密切接触者进行医学观察，进行现场消毒，隔离、扑杀疫区或者疑似染疫的动物等预防、控制措施。

相关机构及人员发现由于实验室感染而引起的与高致病性微生物相关的患有疫病、疑似患有疫病的人员或动物，诊治的机构应当在 2 h 内报告相关部门；接到报告的部门应当按照规定时限、方式、对象履行报告、通报义务并采取预防、控制措施。

八、法律责任

未按规定采集、运输、保藏高致病性微生物菌（毒）种或者样本，未履行相关报告义务，违反实验室设立与管理各项规定，未按规定擅自从事某种高致病性微生物或者疑似高致病性微生物实验活动，或者从事高致病性微生物相关实验活动的行为不符合规定，拒绝接受相关部门依法开展有关高致病性微生物扩散的调查取证、采集样品等活动或依照规定采取有关预防、控制措施的，以及相关部门对高致病性微生物实验或检测管理不作为，对符合法定条件的实验室不颁发资格证书或不在期限内做出决定；违反规定准予不符合规定条件的实验室从事高致病性微生物相关实验活动；未按照规定如实依据实验室生物安全国家标准以及规定条件对实验室予以认可或不认可；未依照规定储存实验室送交的菌（毒）种和样本，或者未依照规定提供菌（毒）种和样本的，由相关部门责令停止违法行为，消除影响，限期改正，给予警告；造成严重后果的，对主要负责人、直接负责的主管人员和其他直接责任人员，依法给予撤职、开除的处分；有许可证件或认可资格的，由原发证或认可部门吊销有关许可证件或撤销认可资格；构成犯罪的，依法追究刑事责任。

第四节　与实验室污染废弃物处理相关的法规及条例

医学实验污染废弃物处理所涉及的最直接的法律渊源，当属国务院于 2003 年公布并于 2011 年 1 月 8 日修订的《医疗废物管理条例》。该《条例》第五十五条规定，医学科研、教学活动中产生的具有直接或者间接感染性、毒性以及其他危害性废物的管理，必须严格按照《条例》的相关规定执行。

一、实验室污染废弃物与医疗废物

医疗废物，指医疗卫生机构在医疗、预防、保健以及其他相关活动中产生的具有直接或者间接感染性、毒性以及其他危害性的废物，包括计划生育技术服务、医学科研、教学、尸体检查等活动所产生的医疗废物。

二、一般管理规定

1. 第一责任人制度　从事医学研究的机构，应当建立健全废弃物管理责任制，其法定代表人为第一责任人，切实履行职责，防止因废弃物导致传染病传播和环境污染事故。

2. 建立规章制度与应急预案　从事医学研究的机构，应当制定与废弃物安全处置有关的规章制度和在发生意外事故时的应急方案；设置监控部门或者专（兼）职人员，负责检查、督促、落实本单位废弃物的管理工作。从事医学研究的机构，应当执行危险废弃物转移联单管理制度。

3. 人员的培训与劳动保护　从事医学研究的机构，应当对本单位从事废弃物收集、运送、贮存、处置等工作的人员，进行相关知识的培训。从事医学研究的机构，应当采取有效的职业卫生防护措施，为从事废弃物收集、运送、贮存、处置等工作的人员和管理人员，配备必要的防护用品，定期进行健康检查；必要时，对有关人员进行免疫接种，防止其受到健康损害。

4. 废弃物的登记义务　从事医学研究的机构，应当登记废弃物的来源、种类、重量或者数量、交接时间、处置方法、最终去向以及经办人签名等项目，资料至少保存 3 年。

5. 病原微生物实验室依法处置实验活动废弃物　病原微生物实验室应当加强对实验活动废弃物的管理，依法对废水、废气以及其他废弃物进行处置，采取措施防止污染。

三、防止医疗废物的流失、泄漏和扩散

从事医学研究的机构，应当采取有效措施，防止医疗废物流失、泄漏、扩散。发生废弃物流失、泄漏、扩散时，应当采取减少危害的紧急处理措施，对致病人员提供医疗救护和现场救援；同时向相关部门报告，并向可能受到危害的单位和居民通报。

四、关于废弃物的禁止性规定

禁止任何单位和个人转让、买卖废弃物。

禁止在非贮存地点倾倒、堆放废弃物或者将废弃物混入其他废物和生活垃圾。

禁止在运送过程中丢弃废弃物；禁止邮寄废弃物或通过铁路、航空运输废弃物。禁止将废弃物与旅客在同一运输工具上载运。

有陆路通道的，禁止通过水路运输废弃物；没有陆路通道必须经水路运输废弃物的，经相关部门批准，并采取严格的环境保护措施后，方可通过水路运输。禁止在饮用水源保护区的水体上运输废弃物。

五、废弃物收集、存放和运送

1. 从事医学研究的机构，应当及时收集本单位产生的废弃物，并按照类别分置于有明

显的警示标识和说明的防渗漏、防锐器穿透的专用包装物或者密闭的容器内。

2．从事医学研究的机构，应当建立远离医疗区、食品加工区和人员活动区以及生活垃圾存放场所的废弃物暂时贮存设施、设备，并设置明显的警示标识和防渗漏、防鼠、防蚊蝇、防蟑螂、防盗以及预防儿童接触等安全措施。设备应当定期消毒和清洁。废弃物不得露天存放，暂时贮存时间不得超过 2 天。

3．从事医学研究的机构，应当使用防渗漏、防遗撒的专用运送工具，按照本单位确定的内部废弃物运送时间、路线，将废弃物收集、运送至暂时贮存地点。运送工具使用后应当在医疗卫生机构内指定的地点及时消毒和清洁。

4．医疗卫生机构应当根据就近集中处置的原则，及时将废弃物交由废弃物集中处置单位处置。废弃物中病原体的培养基、标本和菌种、毒种保存液等高危险废物，在交废弃物集中处置单位处置前应当就地消毒。

5．从事医学研究的机构，产生的污水、传染病病人或者疑似传染病病人的排泄物，应当按照国家规定严格消毒；达到国家规定的排放标准后，方可排入污水处理系统。

六、法律责任

从事医学研究的医疗卫生机构和科研机构，如未按照上述法律规定履行相关义务，将由县级以上地方人民政府卫生行政主管部门或者环境保护行政主管部门按照各自的职责责令其限期改正，给予警告；对于逾期不改正的，依行为情节严重程度处以罚款；造成传染病传播或者环境污染事故的，由原发证部门暂扣或者吊销执业许可证件；构成犯罪的，依法追究刑事责任。

第五节　相关警示案例的反思与探讨

一、南京首例医疗废物污染环境案

1．案例介绍　2016 年 12 月，南京市公安局栖霞分局向媒体公布，嫌疑人收购、倒卖医疗废物 3000 余吨。判决书显示，公诉机关以张军废品回收站现场查实的 8.509 吨医疗废物作为涉案标的。这家废品回收站名为南京康士园环保科技有限公司（下称康士园公司），法定代表人张军，经营范围为塑料制品、玻璃制品、再生资源回收，但其不具备经营医疗废物的资质。

废品回收站内堆放着大量的医用输液袋、输液管、输液瓶等医疗废弃物。废品回收站及其运输车辆内共清理出混有针头、输液管、棉签等医疗废弃物共计 8.509 吨、抗生素类小玻璃瓶约 5 吨，共约 13.5 吨。

经南京市栖霞区环境保护局认定，上述混有医疗废物的 8.509 吨医疗废弃物属于《国家危险废物名录》中 HW01 医疗废物（危险废物）类别。部分医疗废物被制成餐具玩具。

10 月 20 日，南京市六合区人民法院对此案进行了一审宣判，主犯张军被判处污染环境罪，判刑一年三个月，并处罚金；另两名被告人张处、郭利以共犯被判处缓刑，并处罚金。

2. 案例分析

（1）本案中，医疗机构将废弃物交给未取得经营许可证的单位或者个人收集、运送、贮存、处置。依据我国《医疗废物管理条例》的第十九条、第二十二条规定：医疗卫生机构应当根据就近集中处置的原则，及时将医疗废物交由具备相关许可证的医疗废物集中处置单位处置。本案涉事单位是一家不具备经营医疗废物的资质的废品回收站，因而，很显然医疗机构作为医疗废物的产生主体，其行为违法了我国法律规定的"医疗废物集中处置原则"，从而导致医疗废物流转到不具备经营医疗废物的资质的废品回收站。

（2）本案中，医疗废物流转到不具备经营医疗废物的资质的废品回收站从而导致环境污染。因此医疗卫生机构应当建立、健全医疗废物管理责任制；其法定代表人作为第一责任人，应当切实履行职责，筑牢因医疗废弃物导致传染病传播和环境污染事故的第一道防线。

二、实验室 SARS 病毒泄露事故

1. 案例介绍　2003 年 9 月，由于不当的实验程序导致西尼罗病毒样本与 SARS 冠状病毒在实验室里交叉感染，新加坡国立大学一名 27 岁的研究生感染 SARS 病毒。9 月底，时任新加坡环境部长林瑞生就环境卫生研究院实验室发生的 SARS 感染事件，向新加坡人民致歉。林瑞生说："环境卫生研究院必须承担责任，国家环境局也必须承担责任，身为环境部长，我更应该负责。因为调查小组的调查结果显示，我们的实验室的确不够安全。"

无独有偶，同年 12 月中国台湾地区军方预防医学研究所 44 岁的詹姓中校，因在处理实验室运输舱外泄废弃物过程中操作疏忽染上 SARS。台湾科学委员会随即做出决议指出，詹中校违反了 SARS 项目研究计划的"实验室安全准则规范"，被给予不得申请研究计划经费的处分。

2. 案例分析

（1）本案中，政府部门均在事后对外承认涉事实验室是不安全的。然而，病原微生物实验室的安全保障需要遵循事先预防原则，需要把好试验设置、审批和方案审查的第一关。依据我国《病原微生物实验室生物安全管理条例》的有关规定，对我国尚未发现的病原微生物，未经批准不得从事相关实验活动。有必要研究的应当经国务院卫生主管部门批准，并在批准部门指定的专业实验室中进行。实验室使用新技术、新方法从事高致病性微生物相关实验活动的，应当符合防止高致病性微生物扩散、保证生物安全和操作者人身安全的要求，并经国家病原微生物实验室生物安全专家委员会论证；经论证可行的，方可使用。

（2）本案中，SARS 的生物实验室感染人数均不多，其得益于及时发现和迅速反应。实验室配备专门人员负责定期检查，有助于病原微生物感染的防空隔阂及时反应。依据我国《病原微生物实验室生物安全管理条例》的有关规定，实验室的设立单位应当指定专门的机构或者人员承担实验室感染控制工作，定期检查实验室的生物安全防护、病原微生物菌（毒）种和样本保存与使用、安全操作、实验室排放的废水和废气以及其他废物处置等规章制度的实施情况。

（王　岳　王　雨）

思考题

1．请指出《传染病防治法》规定的甲类、乙类和丙类传染病，并指出可以按照甲类传染病防控的乙类传染病有哪些？

2．根据《病原微生物实验室生物安全管理条例》和《人间传染的病原微生物名录》的分类标准，请各类分别指出两种病原微生物，并指出高致病性病原微生物的范围，以及能够从事高致病性病原微生物研究的实验室条件。

3．根据《病原微生物实验室生物安全管理条例》，病原微生物的保藏管理应注意哪些问题？

4．从事高致病性病原微生物实验活动的实验室，在生物安全风险管理方面应当注意哪些问题？

参考文献

[1] 王晨光．疫情防控法律体系优化的逻辑及展开 [J]．中外法学，2020，32（03）：612-630．

[2] 秦天宝．《生物安全法》的立法定位及其展开 [J]．社会科学辑刊，2020（03）：134-147，209．

[3] 秦锋，黄强，袁久洪．浅析高校实验室生物安全事件的原因与管理对策 [J]．实验室研究与探索，2017，36（08）：302-306．

[4] 江轶，黄开胜，艾德生，等．高校非高等级病原微生物实验室生物安全管理研究 [J]．实验技术与管理，2018，35（09）：253-257．

第二篇

生物及医学放射安全与防护

生物及医学放射安全关乎患者、医护人员和从事相关工作科研人员的健康。通过相关法规的指导，控制辐射以及采取合适的防护措施，最大程度减少相关人员的辐射暴露，最小化辐射影响，可防范潜在健康风险，保障工作中职业安全。因此，生物及医学放射安全与防护具有重要的意义。

第十一章 医学辐射生物学概述

　　1895 年，德国物理学家威廉·康拉德·伦琴（Wilhelm Conrad Röntgen）在电子管实验期间意外发现了一种穿透力极强的新型光线，后来人们用表示未知数的"X"来命名为 X 射线。当年圣诞节前夕，伦琴为其夫人拍摄了一张手部的 X 线片，这张照片能清楚地显示出一只手的骨骼形态及手指所戴的戒指，这是人类第一张 X 线片（图 11-1），自此拉开了辐射在人类医学应用的序幕。1901 年伦琴获得第一届诺贝尔物理学奖。

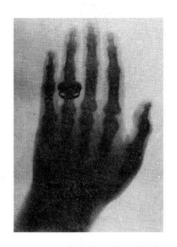

图 11-1　人类第一张 X 线片

　　1896 年，法国科学家安东尼·亨利·贝克勒尔（Antoine Henri Becquerel）发现了铀的放射性现象。其后不久化学家玛丽·思克多夫斯卡·居里（Maria Skłodowska Curie）与她的丈夫皮埃尔·居里（Pierre Curie）发现了放射性元素钋（polonium）和镭（radium）；并成功分离出高纯度的镭，首次提出"放射性"（radioactivity）的概念。1934 年费雷德克里·约里奥·居里（Frederic Joliot-Curie）和他的夫人伊伦·约里奥·居里（Irene Joliot-Curie）首次人工合成了放射性同位素（radioactive isotopes）。1939 年德国物理学家奥托·哈恩斯菲尔德（Otto Hahn）和弗里茨·斯特劳斯曼（Fritz Strassmann）首次实现了铀核裂变（nuclear fission）。这些重大发现促进了原子核物理的迅速发展，并很快和射线的生物效应发生密切联系。

第一节　电离辐射的量与单位

　　辐射（radiation）是某种物质以波或粒子的形式向周围空间传播能量的统称，这种能量来源不同，包括太阳、核反应、放射性物质、电磁设备等。辐射通过物质时会进行能量传递和交换，与物质发生相互作用，一般可依其能量高低及其电离能力分为电离辐射与非电离辐射两类。

一、电离辐射与非电离辐射

1．电离辐射（ionizing radiation） 全称是致电离辐射，是指携带的能量足以使物质的原子或分子中的电子成为自由态，从而使这些原子或分子发生电离现象的辐射。电离辐射种类很多，包括带电粒子和不带电粒子。带电粒子有 α 粒子、β 粒子、质子，不带电粒子有 X 射线、γ 射线以及中子。

2．非电离辐射 指由于辐射能量低，不能从原子、分子或其他束缚状态放出电子，包括紫外线、热辐射、可见光、无线电波和微波等。

图 11-2 所示为日常生活中的电离辐射与非电离辐射。电离辐射和非电离辐射的主要区别是射线（粒子或波）携带的能量和电离能力，而不是射线的数量。如果射线没有足够的能量，就不能导致受作用物质的电离。

除特别标示外，本篇介绍的辐射是特指电离辐射。

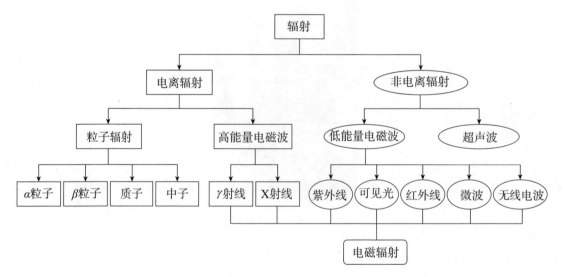

图 11-2　电离辐射和非电离辐射

二、常用辐射量及单位

1．放射性活度 指放射性核素在单位时间内核的衰变数，所反映的是放射性核素的核衰变率。在给定时刻，处于一给定能态的一定量的某种放射性核素的活度 A 定义为：

$$A = dN/dt$$

式中 dN 为在时间间隔 dt 内该核素从该能态发生自发核跃迁数目的期望值。活度的 SI 单位是秒的倒数，称为贝可勒尔（Bq），即每秒一次衰变。

$$1Bq = 1 \text{ 次衰变} / \text{秒} = 1/S \qquad \text{公式 11-1}$$

专用单位是居里（Ci），$1Ci = 3.7 \times 10^{10}$ 次衰变 / 秒 = 3.7×10^{10} Bq

2．比释动能 指非带电粒子（如 γ 射线或中子）与物质相互作用时，在单位质量物质中传递给带电粒子的动能 K。定义为：

$$K = dEtr/dm \qquad\qquad 公式 11\text{-}2$$

式中 dEtr 为不带电电离粒子在质量为 dm 的某一物质内，释出的全部带电电离粒子的初始动能的总和。比释动能的 SI 单位是焦耳 / 千克（J/kg），称为戈瑞（Gy）。

$$1Gy = 1 \ J/kg \qquad\qquad 公式 11\text{-}3$$

3．吸收剂量　是电离辐射滞留在单位质量物质中的平均能量，是一个基本的剂量学量，定义为：$D = d\varepsilon/dm$

式中 $d\varepsilon$ 为电离辐射授予某一体积元中的物质的平均能量；dm 为这个体积元中的物质的质量。吸收剂量的 SI 单位是焦耳 / 千克（J/kg），称为戈瑞（Gy）。

与吸收剂量相关的还有一个量，称为吸收剂量率，它表示单位时间内物质的吸收剂量，定义式为：$\dot{D} = dD/dt$，吸收剂量率的 SI 单位为焦耳 /（千克·秒）[J/（kg·s）]，称为戈瑞每秒（Gy/s）。

4．当量剂量　为了比较不同类型的辐射引起的不同生物学效应和统一表示各射线对机体的危害效应而引入的新的辐射剂量物理量：当量剂量

$$H_{T\cdot R} = D_{T\cdot R} \cdot W_R \qquad\qquad 公式 11\text{-}4$$

式中 $D_{T\cdot R}$ 为辐射 R 在器官和组织 T 内产生的平均吸收剂量，W_R 为辐射 R 的辐射权重因子。

当辐射场是由具有不同 W_R 值的不同类型的辐射所组成时，当量剂量为：

$$H_T = \sum_R W_R \cdot D_{T\cdot R} \qquad\qquad 公式 11\text{-}5$$

当量剂量的国际制单位是焦耳 / 千克（J/kg），称为希（沃特）（Sv）。

5．有效剂量　当人体不同部位或器官受到相同当量剂量的照射时，所产生的风险因组织、器官不同而不同。有效剂量 E 被定义为人体各组织或器官的当量剂量乘以相应的组织权重因子后的和。

$$E = \sum_T W_T \cdot H_T \qquad\qquad 公式 11\text{-}6$$

公式 11-6 中 H_T 为组织或器官 T 所受的当量剂量，W_T 为组织或器官 T 的组织权重因子。有效剂量的 SI 单位是焦耳 / 千克（J/kg），称为希（沃特）（Sv）

第二节　电离辐射生物学效应

电离辐射作用于机体后，其能量传递给机体的分子、细胞、组织和器官等基本生命物质和分子后，引起一系列复杂的物理、化学和生物学变化，由此所造成生物体组织细胞损伤和生物体各系统功能、调节和代谢的改变，产生各种生物学效应，称为辐射生物学效应（radiobiological effects）。效应的性质和程度主要决定于机体组织吸收的辐射能量的多少。为了保护人类和环境免受辐射的危害，使用辐射的活动（如核能发电、医疗放射治疗等）受到

监管和控制，确保在合理范围内使用辐射源，并采取适当的防护措施。

辐射生物学效应按照受照射剂量率分为急性效应、慢性效应，按照效应出现的时间分为早期效应、远期效应，按照效应表现的个体分为躯体效应、遗传效应等。在辐射防护领域内，为了便于进行危害分析，根据效应与照射剂量的关系，国际放射防护委员会（International Commission on Radiological Protection，ICRP）将电离辐射生物效应分为确定性效应与随机性效应。

一、确定性效应与随机性效应

1. 确定性效应 指辐射损伤的严重程度与所受剂量呈正相关，有明确的阈值，剂量未超过阈值不会发生有害效应（图11-3），它主要针对短期内大剂量、大剂量率的急性照射，可以表现为皮肤红斑、发热、溃烂，白内障，不育等。除有控制的医学照射外，确定性效应一般是由意外事故引起，发生在事故照射。

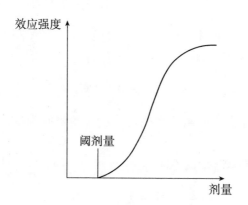

图 11-3 确定性效应剂量响应曲线

2. 随机性效应 指辐射效应的发生概率（而非严重程度）与剂量相关的效应，不存在剂量阈值（图11-4），受损细胞可能异常增殖，增加罹患癌症的风险。随机性效应是低剂量下唯一可能发生的效应，因此，辐射防护的目的是防止确定性效应的发生，降低随机性效应的发生概率。

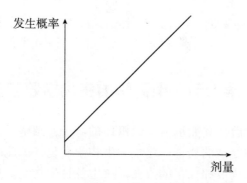

图 11-4 随机性效应剂量响应曲线

3．电离辐射确定性效应与随机性效应比较见表 11-1。

表 11-1　电离辐射确定性效应与随机性效应比较

	确定性效应	随机性效应
发生原因	DNA 损伤细胞死亡	DNA 损伤细胞变异
特点	有阈值，严重程度与剂量相关	无阈值，发生概率与剂量相关
临床表现	白内障、不育、辐射病	辐射诱发癌症、遗传效应

二、影响辐射生物学效应的因素

影响辐射生物学效应的因素很多，主要为两个方面，一是与辐射有关的，称为物理因素；二是与机体有关的，称为生物因素。

（一）物理因素

1．辐射类型　不同种类或具有不同能量的射线可导致不同的生物学效应，在辐射防护中，辐射类型与辐射权重因子 W_R 相关。例如，光子的 $W_R = 1$，能量 > 2 MeV 的质子 $W_R = 5$，α 粒子、重核的 $W_R = 20$。

2．剂量和剂量率　在一定范围内吸收剂量越大，效应越明显；吸收剂量率越高或时间间隔越短，生物效应越大，损伤越严重。相同受照剂量，小剂量分次照射比一次大剂量照射所致损伤小得多。以人的一生（按 50 年计）全身均匀照射的累积剂量为 2 Gy 的 X 射线照射，并不会发生急性的辐射损伤。如果一次受到剂量为 2 Gy 同样 X 射线的急性照射，则可能产生严重的躯体效应，在临床上表现为急性放射病。

3．照射方式　分为内照射和外照射，以不同辐射类型对人体危害严重程度排序：外照射 $n > X，\gamma > \beta > \alpha$，内照射 $\alpha > \beta > \gamma$，X。以 α 粒子为例，它的 W_R 虽然很大，但其通常能量不足以穿透人体皮肤角质层，因此外照射时，一般不会造成人体伤害。

（二）生物因素

辐射敏感性是指在相同射线照射条件下机体或细胞、组织、器官接受电离辐射作用后发生死亡、损伤或其他效应的快慢程度。

1．生物种系的辐射敏感性　生物种系演化程度越高，机体组织结构越复杂，对辐射的敏感性越高。例如，引起被照机体死亡 50% 时的吸收剂量称为**半致死剂量**（median lethal dose，LD_{50}），病毒的 LD_{50} 为 2×10^4 Gy，大鼠的 LD_{50} 为 7 Gy，人的 LD_{50} 为 4 Gy。

2．个体发育的辐射敏感性　一般规律是放射敏感性随着个体发育过程而逐渐降低。植入前期的胚胎（人类妊娠第 0—9 天）对射线最敏感，受照射可以导致流产；器官形成期（人类受孕 35 天左右）对射线很敏感，受照射常引起先天畸形；胚胎在器官形成期以后的放射敏感性逐渐下降，受照射可能出现功能障碍；个体出生后幼年者对辐射的敏感性高于成年人；机体在老年阶段由于各种功能的衰退，对辐射的耐受力明显低于成年期。

3．不同的细胞、组织或器官的辐射敏感性　以形态学损伤为标准进行比较：多数情况下组织器官的辐射敏感性与其细胞的分裂活跃程度成正比，与其分化程度成反比。即，机体内增殖能力越强、代谢越活跃、分化程度越低的细胞，对辐射越敏感。例如，骨髓、性腺（生殖细胞）、胚胎组织等为高度敏感，肌肉组织、骨组织等为不敏感。但也有例外，例如卵母细胞和淋巴细胞分裂并不迅速，但对辐射敏感。

第三节　天然与人工电离辐射源

辐射源（radiation source）指可以通过发射电离辐射或释放放射性物质而引起辐射照射的一切物质或实体，按产生来源可分为天然辐射源和人工辐射源。

一、天然辐射源

天然存在的辐射源称为天然辐射源，天然辐射源主要来自宇宙射线、宇生放射性核素和原生放射性核素。

1. 宇宙射线　来自太阳和星际空间，主要由质子、电子、γ 射线和各种介子等高速粒子组成。这些粒子及次级中子有较强的贯穿能力，可辐射到地球，对人体造成外照射。宇宙射线的强度随海拔高度的增加呈指数增加。所以，我们在太空、高原旅行或乘坐飞机时，宇宙射线对人类的照射不可忽视。

2. 宇生放射性核素　宇宙射线与大气层中和地球表面氧、氮等多种元素的原子核相互作用后产生的放射性核素称作宇生放射性核素。宇生放射性核素主要包括 14 种核素，其中的 ^{3}H 和 ^{14}C，因其对环境的贡献以及参与人类的新陈代谢过程而备受关注。

3. 原生放射性核素　自地球形成以来，地壳内就存在放射性核素，称为原生放射性核素或陆生放射性核素，主要有钍系、铀系、锕系 3 个衰变系列。

二、人工辐射源

人工辐射是指来源于人类实践活动的电离辐射。人工辐射源主要有核设施、核技术应用的辐射源和核试验落下灰等。**在人工辐射源中，医疗照射是最大的人工辐射源。**

1. 医学应用　X 射线诊断和介入治疗，如 X 射线计算机体层摄影（X-CT）、数字减影血管造影（DSA）、数字 X 射线摄影（DR）、计算机放射摄影（CR）；放射治疗（远距离放射治疗、近距离放射治疗）；核医学 γ 相机、单光子发射计算机断层显像（SPECT）、正电子发射体层成像（PET）、敷贴等。

2. 核能及核燃料设施　核动力厂（核电厂、核热电厂、核供气供热厂等）、反应堆（研究堆、实验堆、临界装置等）等。

3. 工业应用　工业照射（消毒灭菌、食品保鲜、材料改性等）、工业射线探伤（无损检测等）、核子仪（料位计、测厚仪、密度计等）、放射性测井（油、气、煤矿勘测）、放射性示踪等。

4. 核武器试验与生产　核武器试验分大气层核试验（放射性物质不受约束直接释放）和地下核试验（核裂变产物被包容），核武器的生产包括铀浓集、钚生产、氚生产、武器加工制造等。

第四节 辐射测量

为了探测各类核辐射，人们利用辐射与物质相互作用产生的各种效应做成不同类型的辐射探测器。利用电离和激发效应制成气体探测器、闪烁探测器、半导体探测器；利用核反应产生的带电粒子，制成中子探测器；利用热释光体具有储存辐射能的功能和加热释光现象制成热释光探测器等。

一、辐射探测器类型

1. 气体探测器（gas detector） 常用的有电离室、正比计数管、盖革-弥勒计数管（G-M 计数管）。它们的共同特点是通过收集射线穿过工作气体时产生的电子-离子对来获得辐射的信息。气体探测器具有结构简单、性能稳定、环境适应性好等特点，是常用的辐射监测仪器。

2. 闪烁探测器（scintillation detector） 是利用闪烁体原子或分子激发后退激发出荧光，通过光敏器件将光信号变为电信号来实现对辐射粒子的探测。闪烁探测器具有分辨时间短、γ 射线探测效率高和能测量射线能量等优点，是目前应用最广的辐射探测器之一。

3. 半导体探测器（semiconductor detector） 也称固体电离室，是结晶的半导体材料在与射线相互作用时，其导电性能增加，通过测量电流信号获得辐射量的信息。

4. 中子探测器（neutron detector） 是利用中子与原子核相互作用后产生的次级带电粒子来测量中子。中子场常伴有 γ 射线，因此中子探测器需具有甄别 γ 辐射的性能，对 γ 不灵敏。

5. 热释光探测器（thermoluminescence detector） 具有晶格结构的材料受到辐射时，电子获得能量从正常位置跳到导带，被带电中心"陷阱"捕获，当材料被加热到一定温度后，其吸收的辐射能又以光的形式释放出来转换为电信号获得辐射信息。常用的氟化锂（LiF）用于个人剂量检测，氟化钙（CaF_2）用于环境检测。

在医学实践及科学研究中，辐射探测器用于 X 射线、CT 扫描、核医学影像学等，以帮助专业人员进行诊断和治疗计划制定，保证辐射剂量的合适性和安全性。此外，通过使用适当类型的辐射探测器，可以准确测量辐射水平、评估辐射风险、确保辐射安全，为相关行业和研究提供关键数据和环境保障。

二、辐射监测类型

辐射监测是指为了评价和控制辐射或放射性物质的照射，对剂量或污染所进行的测量及对测量结果的解释。按辐射监测对象分为环境监测、工作场所监测、流出物监测、个人剂量监测。

1. 环境监测 是指对空气、水、土壤包括陆生和水生生物所进行的本底调查、常规监测以及退役监测，监控检测对象的运行状态、放射性水平变化趋势和异常状况，检验其是否符合国家、地方、行业或监管部门的有关规定。

2. 工作场所监测 放射性工作场所监测包括运行前本底调查、竣工验收、投入使用后的常规监测、退役终态监测和应急监测，目的是评价工作场所是否符合辐射防护标准，及时发现异常情况，保证工作人员以及工作环境安全。

3．流出物监测　是对预定途径排入环境的气态、液态流出物采样进行放射性检测，检验检测对象是否符合国家、地方、行业监管部门的有关规定。

4．个人剂量监测　对放射工作人员佩戴的个人剂量计进行监测，评价工作人员所接受的剂量是否符合有关标准。

三、探测仪器的选择

根据测量需要（剂量率测量还是表面污染测量）、辐射类型（α、β、γ、X 射线或中子）、射线能量及对仪器灵敏度和量程等要求选择仪器。

1．仪器的灵敏度、探测效率、量程和时间响应　要选择对所测辐射灵敏度高、探测效率高的仪器；对应急监测要选择高量程的探测器，辐射场分布变化大的选择宽量程的。闪烁体或电离室探测器适用于脉冲辐射剂量场的测量；G-M 计数管因死时间较长，不适用于脉冲辐射场。

2．能量响应和能量分辨率　比较各类探测器的能量响应，电离室型仪器较好，闪烁型仪器次之，计数管型仪器较差。对几百 keV 以上的光子来说，这些仪器能响差别不大；但 100keV 以下的光子，需注意仪器的能响是否与之相适应。半导体探测器的能量分辨率要好于其他探测器。

3．其他　高能 γ 射线和 β 射线、γ 射线和中子测量会相互干扰，所以一般 γ 辐射监测仪器应对 β 射线无响应，测量中子剂量的仪器对 γ 辐射的响应应符合相关规范要求。

（赵慧云）

思考题

1．什么是电离辐射？电离辐射种类有哪些？
2．电离辐射的确定性效应与随机效应区别是什么？
3．影响辐射生物学效应的物理因素和生物因素分别是什么？
4．哪种放射性核素因其对环境的贡献以及参与人类的新陈代谢过程而备受关注？
5．辐射监测类型有哪些？

参考文献

[1] 王建龙，何仕均．辐射防护基础教程．北京：清华大学出版社，2012
[2] 刘树铮．医学放射生物学．北京：原子能出版社，2006
[3] 杨朝文．电离辐射防护与安全基础．北京：原子能出版社，2009．

第十二章 个人辐射安全与防护

自 100 多年前发现 X 射线、放射性现象等至今，核技术已经广泛应用于工业、农业、教学与科研、医疗、军事等领域。国际放射防护委员会（International Commission on Radiological Protection，ICRP）和国际原子能机构（International Atomic Energy Agency，IAEA）负责确定辐射防护措施、制定并推荐辐射防护安全标准，在保障电离辐射带来的利益同时尽量减少其危害，有效地保护人类健康及其环境安全，避免确定性效应的发生，并将随机性效应的发生率降低到可以合理达到的最低水平。

ICRP 推荐了以三项基本原则为基础的辐射防护体系。对于一切可以增加辐射照射的人类活动必须遵从辐射防护 3 原则，即实践的正当化、个人剂量限值和辐射防护最优化。三原则不应独立使用，当实践的正当性判断和辐射防护最优化的结果与个人剂量限值原则相抵触时，应服从个人剂量限值原则。

第一节 职业健康检查与健康档案管理

放射工作人员的职业健康监护是为保证放射工作人员上岗前及在岗期间都能适任其拟承担或所承担的工作任务而进行的医学检查及评价。主要包括职业健康检查和职业健康监护档案管理。

1. 职业健康检查 为评价放射工作人员健康状况而进行的医学检查。包括上岗前、在岗期间、离岗时、应急照射和事故照射后的职业健康检查。

放射工作人员应具备在正常、异常或紧急状态时能准确无误履行其职责的健康条件。健康要求包括：神志清晰，精神状态良好，无认知功能障碍，语言表达和书写能力未见异常；内科、外科和皮肤科检查未见明显异常，不影响正常工作；裸眼视力或矫正视力不应低于4.9，无红绿色盲；耳语或秒表测试无听力障碍；造血功能未见明显异常，[参考血细胞分析（静脉血仪器检测）结果]，白细胞和血小板不低于参考区间下限值（表 12-1）；甲状腺功能未见明显异常；外周血淋巴细胞染色体畸变率和微核细胞率在正常参考值范围内。

表 12-1 放射工作人员血细胞分析参考区间

性别	血红蛋白 （g/L）	红细胞数 （10^{12}/L）	白细胞数 （10^{9}/L）	血小板数 （10^{9}/L）
男	120～175	4.0～5.8	4.0～9.5	100～350
女	110～150	3.5～5.1	4.0～9.5	100～350

注：高原地区应参照当地参考区间。

患有严重的视、听障碍，严重的造血系统疾病、心肺功能明显下降和严重皮肤病者不宜从事放射工作。

主检医生根据检查结果以及人员既往病史、从事或拟从事放射性工作具体情况，对岗前

（可从事、限定条件从事、不宜从事）、岗中（可继续、限定条件从事、暂时脱离、不宜继续）、离岗（可离岗、进一步检查）提出适任性意见。对应急照射、事故照射的人员进行医学处理和医学随访观察。

2. 职业健康监护档案管理　监护档案包括内容：个人职业史、既往病史，历次职业健康检查结果、评价及处理意见，职业性放射性疾病诊治资料、医学随访资料等。档案由放射工作人员所在单位专人管理，并为放射工作人员终生保存，维护其隐私权和保密权，并无偿提供查阅、复印等。

根据辐射工作的性质和工作人员的健康状况，职业健康检查频度为 1 ～ 2 年一次，必要时，适当增加检查次数。

第二节　个人辐射防护

一、外照射及其防护措施

外照射是来自于体外的辐射源造成的照射。X 射线、γ 射线和中子，以及轫致辐射产生的 X 射线都会导致外照射危害。其中轫致辐射（bremsstrahlung）是指高速电子骤然减速产生的辐射。即高速运动的带电粒子经过原子核附近时受到原子核库仑场作用急剧减速，其部分或全部动能可转变为连续的电磁辐射。机器设备运行产生的 X 射线随着机器的关闭，外照射危害即可消除；而放射性物质产生的危害是持续的，以适当的容器或屏蔽材料将它包容起来，可使外照射危害降低到可以接受的水平。

（一）外照射防护三要素

1. 时间　控制照射时间是降低外照射危害的一种重要方法。$D = RT$（D 为辐射剂量，R 为剂量率；T 为受照时间）。事前做好充分准备工作，熟悉操作程序、操作技术熟练有助于减少受照时间从而减少受照剂量。

2. 距离　控制与放射源的距离是另一种减少外照射的有效方法。$R = k/d^2$（R 为剂量率，d 为与源的距离，k 对于特定的放射源是一个常数）。放射源为点源时，剂量率与距离平方成反比，也就是与源距离增加一倍，剂量率降低至原来的 1/4，工作中可以借助长柄工具增加与放射源的距离，减少受照剂量。

3. 屏蔽　针对辐射类型和能量、放射源活度、屏蔽体外允许的辐射剂量率，选择适当的材料和厚度的屏蔽物对放射源进行屏蔽可以有效降低受照剂量。表 12-2 为不同辐射类型适用的屏蔽材料。

表 12-2　不同辐射类型适用的屏蔽材料

辐射类型		屏蔽材料
α 粒子		——
β 粒子	低能量	——
	高能量	内层为有机玻璃，外层为铅
X 射线和 γ 射线		铅、铁、混凝土
中子源		水、聚乙烯、含硼酸的石蜡、混凝土

（二）个人剂量监测

外照射个人剂量监测常用的个人剂量计（图 12-1）

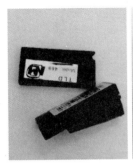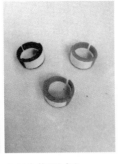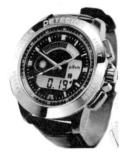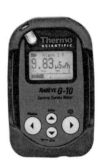

TLD个人剂量计（右为指环式）　　　　腕表式个人剂量仪　　个人剂量报警仪

图 12-1　个人剂量计

1．个人剂量监测　个人剂量监测是利用工作人员佩带剂量计对个人剂量当量进行的监测并对测量结果的解释。监测可分为常规监测（连续性、定期收发）、任务监测（特定操作或任务）和特殊监测（事故或应急）。

2．个人剂量计的佩带　个人剂量计应当佩带在躯干表面受照最强的部位，一般佩带在左胸前。当辐射主要来自人体背面时，剂量计应佩带在背部中间。四肢特别是手部所受剂量较大时，应佩带附加的剂量计（如指环式剂量计）。带有防护围裙工作的情况，需要使用两个剂量计，一个佩带在围裙内侧用来估算有效剂量，另一个佩带在围裙外侧用来估算皮肤和眼睛的当量剂量。

3．个人剂量监测管理　由专人负责个人剂量计监测管理，定期发放和回收并监督使用，防止发生剂量计丢失、放射性污染和误照射，发现监测结果异常应立即核实和调查，并上报调查结果。个人剂量常规监测周期一般为 30 天，最长不超过 90 天。建立个人剂量监测档案，由专人管理并保存至工作人员年满 75 周岁，或者停止辐射工作 30 年。工作发生变动时，个人剂量记录随本人流动。

（三）剂量限值

ICRP 建议个人所受照射应当受到剂量限值的约束，职业剂量限值意在保证没有人会受到不可接受的危险的照射，防止确定性效应，使随机性效应的发生概率最小。

职业和公众的剂量限值应用于由实践产生的照射，不包括天然本底和医疗照射。对于年龄小于 16 ～ 18 岁学生和孕妇的职业照射需进一步进行剂量限制。职业人员和公众所受照射剂量限值见表 12-3。

表 12-3　个人剂量限值

		职业人员剂量限值	公众剂量限值
年有效剂量		连续 5 年平均 20 mSv； 任何一年不超过 50 mSv	连续 5 年平均 1 mSv； 任何一年不超过 5 mSv
年当量剂量	晶状体	150 mSv	15 mSv
	四肢或皮肤	500 mSv	50 mSv

二、内照射及其防护措施

放射性物质通过吸入、食（饮）入、皮肤及伤口进入人体内部，形成内照射，我们可以针对摄入途径，采取有效防护措施，避免或尽量减少放射性物质进入体内。

1. 包容　在操作过程中，通过采用通风橱、手套箱等方法，将放射性物质密闭起来；操作人员穿、戴工作服、鞋、帽、口罩、手套、围裙、气衣等方法将操作人员围封起来，防止放射性物质进入人体。

2. 隔离　根据放射性核素的毒性大小、操作量多少和操作方式等，将工作场所进行分级、分区管理。

3. 净化　通过吸附、过滤、除尘、凝聚沉淀、离子交换、蒸发、贮存衰变、去污等方法，尽量降低空气、水中放射性物质浓度，降低物体表面放射性污染水平。

4. 稀释　在合理控制下，利用干净的空气或水使空气或水中的放射性浓度降低，能够减少放射性物质进入人体的数量。如果对排入环境的污染空气和污水进行稀释时，一定要遵守有关法规的要求。

防止内照射的污染控制主要采用包容、隔离、净化措施，稀释是次要的。

由于内照射个人剂量监测技术上的复杂性和具体应用有限，略去内照射个人剂量监测。

第三节　个人污染的处置方法

在从事非密封放射性物质实践活动时，按照操作放射性物质的活度和性质，要求穿戴适用的个人防护用品如手套、口罩、防护衣、鞋套、面罩等，尽可能较少裸露部位，避免发生放射性污染。

一、污染监测

放射性工作结束需对操作范围内的台面、物品、个人体表、衣物及防护用品的放射性表面污染常规监测。在放射性操作中，发生放射性物质遗撒，导致人体、实验服、地面、墙面污染应进行应急监测。发现污染要及时处理，避免播散，做好记录并存档。

判断核素性质，选择合适的仪器，使仪器探头端尽可能接近但不接触被测表面，按一定方向和顺序缓慢移动探头，记录数据，标记污染区域。

二、污染的处置

1. 个人防护用品、地面、墙面的污染处置　尽快脱去污染的衣物、手套等装入污染物品袋，标注核素名称和日期，按照放射性废弃物处置，避免扩大污染范围；用去污剂擦拭污染物表面，以污染点为中心，由外围向中心擦拭，多次重复并测量直至符合要求（表12-4）。

表 12-4　工作场所的放射性表面污染控制水平

表面类型		α 放射性物质（Bq/cm^2）		β 放射性物质（Bq/cm^2）
		极毒性	其他	
工作台、设备、墙壁、地面	控制区*	4	40	40
	监督区	40	4	4
工作服、手套、工作鞋	控制区	0.4	0.4	4
	监督区	0.4	0.4	4
手、皮肤、内衣、工作袜		0.04	0.04	0.4

* 该区内的高污染子区除外。

2．皮肤表面污染处置　皮肤污染多发生于手、足、颈、头发等暴露部位，或者由于防护用品破损导致体表污染。体表污染大于天然本底 2 倍以上者视为污染人员，应进行去污处理；体表污染 10 倍于天然本底或体表 γ 剂量率 > 0.5 μSv/h 时，为严重污染人员，必须快速去污。

皮肤的污染原则上应尽快去除干净，但不能过度去污以免损伤体表促进核素吸收。流动水冲洗污染部位（用生理盐水优先处理眼、口、鼻等孔腔）后用中性洗涤剂或专用去污剂反复擦洗 3 ～ 5 次，特别注意皮肤褶皱处和指甲缝的去污。未能彻底去污的部位，可涂抹对皮肤无刺激的药膏或戴上手套避免放射性播散。

3．常用的去污剂和去污用品　3% 枸橼酸或 2% 碳酸氢钠用于口腔冲漱；10% 乙二胺四乙酸（EDTA）、1% 二亚乙基三胺五乙酸（DTPA）（pH3 ～ 5）、含碘的鲁戈（Lugol's）液、pH4 ～ 5 的醋酸溶液、生理盐水等为常用去污剂，可根据放射性物质特点选用；洗眼壶、鼻腔灌洗器、指甲刀、软毛刷、理发工具等为常用去污用品。

（赵慧云）

思考题

1．ICRP 和 IAEA 分别是什么国际组织 / 机构简称？
2．ICRP 推荐的辐射防护体系中的三项基本原则是什么？
3．外照射防护的三要素是什么？
4．放射性物质进入人体的主要途径有哪些？可以采取哪些措施防止放射性物质进入人体？
5．发生放射性污染应如何处置？
6．根据 GB18871—2002 规定职业照射人员和公众的年有效剂量限值分别是多少？

参考文献

[1] 中华人民共和国国家卫生健康委员会．放射工作人员健康要求及监护规范（GBZ 98—2020）．2020.

[2] 核工业标准化研究所．电离辐射防护与辐射源安全基本标准（GB 18871—2002）．北京：中国标准出版社，2002.

[3] 杨朝文．电离辐射防护与安全基础．北京：原子能出版社，2009.

[4] 中华人民共和国卫生部．人体体表放射性核素污染处理规范（GBZ/T216—2009）．2009.

第十三章　同位素实验室安全与防护

同位素对人体的危害是多方面的，既包括射线危害，也包括化学毒性和生物毒性。因此，需高度重视同位素实验室安全，采取必需措施防止或减少同位素对人体和环境造成的各种危害。

第一节　放射性同位素设备

放射性同位素实验室按照辐射安全与防护的要求，需具备辐射防护监测仪器、防护用品和应急物资。

一、放射性同位素实验室常用防护监测仪器

（一）仪器介绍

1. 表面污染监测仪器　闪烁体探测器（图 13-1），主要用于监测放射性工作场所和实验室的工作台面、地板、墙壁、手、衣服、鞋等表面的 α 或 β 放射性污染，探头与主机有电缆相连，可以伸入到狭小空间内测量。

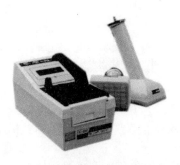

图 13-1　α、β 表面污染测量仪

多功能新一代 G-M 管探测器（图 13-2），可以监测 α / β / γ / X 射线，可探测能量范围为 17 KeV ～ 1.3 MeV。探头与机身一体，操作简便。

2. 剂量率仪　空气电离室探测器（图 13-3），可以探测放射性同位素应用场所 X 或 γ 射线的剂量率或剂量，能量响应为 10 keV ～ 10 MeV。

3. 个人计量报警仪　G-M 管探测器（图 13-4），具有声光报警功能，当仪器测试数值超过设定的报警阈值后及时报警提醒工作人员远离危险场所。

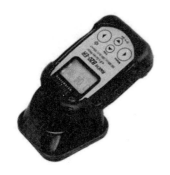

图 13-2　表面沾污仪

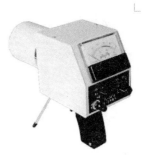

图 13-3　X、γ 剂量仪

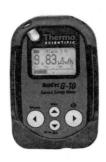

图 13-4　个人剂量报警仪

（二）仪器使用与维护

1．监测仪器必须按规定进行检定，检定周期为 1 年，检定报告有效期为 1 年。维修后的仪器应重新送检。维修需专业人员完成。

2．仪器使用前后应检查其工作状态是否正常，严格按照操作规程使用、操作仪器，并做好使用记录。

3．仪器使用中注意避免受到放射性污染，存放场所应符合温度、湿度、洁净度要求。

4．长期不用应取出电池或按照要求定期充电以免影响仪器使用寿命。

二、放射性同位素实验室常用防护设备用品以及应急保障

图 13-5 所示 a 为通风柜（防护放射性气溶胶），b 为有机玻璃屏风（防护 β 射线），c 为铅砖＋铅玻璃屏风（防护 γ 射线），d 为铅围裙，e 为铅手套＋铅帽＋铅围领＋铅眼镜，f 为有机玻璃面罩。这些防护用具可以有效屏蔽射线，保护人体敏感器官、降低人体受照剂量。

为应对放射性工作场所突发事件，如，火情、水灾、盗窃等，单位保卫部门设有报警电话、巡逻车、运输车等，场所配备灭火器材、防盗抢报警装置、通讯设备等，与基建、后勤等部门建立联动机制，单位备有安全专项资金等。

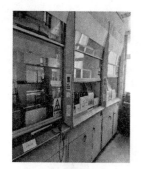
a. 通风柜

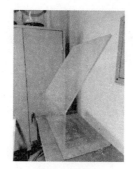
b. 有机玻璃屏风

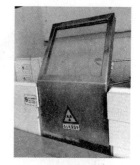
c. 铅砖+铅玻璃屏风

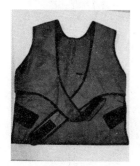
d. 铅围裙

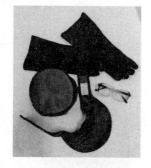
e. 铅手套+铅帽+铅围领+铅眼镜

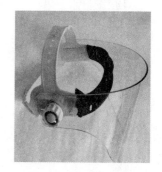
f. 有机玻璃面罩

图 13-5　常用辐射防护设备

第二节　实验室放射性同位素安全性分级

一、非密封放射工作场所的分区

为便于辐射防护管理和职业照射控制，电离辐射防护与放射源安全基本标准（GB18871—2002）中将辐射工作场所分为控制区和监督区，并以实体或其他适当的手段用不同颜色划分、标记区域边界。

1. 控制区　将需要和可能需要专门防护手段或安全措施的区域规定为控制区，以便控制正常工作状态下的照射或潜在照射，防止污染扩散。控制区进、出口及其他适当位置设置醒目的警告标志，通常为红色，并给出相应的辐射水平和污染水平指示；进口处备有防护用品、器具，出口处设有监测仪器和冲洗设施。只有经过足够培训，懂得应用保护方法控制照射的人才能进入该区域，同时也要求每个离开此区域的人进行自身的污染监测。

2. 监督区　即非控制区，通常不需要专门防护手段或安全措施，但需要经常对职业照射条件进行监督和评价的区域。监督区入口处需设置"监督区"的标牌，通常为橙色。监督区的辐射状况应满足人员可以不必通过复杂程序进、出该区域。

二、非密封放射工作场所的分级

按照等效日最大操作量对非密封源工作场所分级，并通过所使用的放射性核素的毒性、状态和操作方式对该核素每日、每年最大使用量加以限制。

1. 放射性核素的毒性分组　根据放射性核素的毒性大小，将放射性核素分为 4 组：极毒组、高毒组、中毒组和低毒组 [详见《电离辐射防护与辐射源安全基本标准》（GB18871—2002）]，并对各组附以修正因子见表 13-1。

表 13-1　放射性核素毒性组别修正因子

毒性组别	极毒	高毒	中毒	低毒
毒性组别修正因子	10	1	0.1	0.01

2. 放射性核素日等效操作量　放射性核素的日等效操作量是实际日操作量与核素毒性组别修正因子之积除以操作方式的修正因子（表 13-2）所得商。

表 13-2　操作方式与放射源状态修正因子

操作方式	放射源状态			
	表面污染水平较低的固体	液体、溶液、悬浮液	表面有污染的固体	气体、蒸气、粉末，压力很高的液体、固体
源的贮存	1000	100	10	1
很简单的操作	100	10	1	0.1
简单操作	10	1	0.1	0.01
特别危险的操作	1	0.1	0.01	0.001

3. 非密封放射工作场所的分级　按照放射性核素日等效最大操作量的大小，将非密封源工作场所分为甲、乙、丙三级（表 13-3）。

表 13-3　非密封源工作场所的分级

级别	甲	乙	丙
日等效最大操作量 / (Bq)	$> 4 \times 10^9$	$2 \times 10^7 \sim 4 \times 10^9$	豁免活度值以上 $\sim 2 \times 10^7$

以锝 –99m（Tc-99m）为例：丙级非密封源工作场所日等效最大操作量是 2×10^7 Bq，Tc-99m 为低毒，修正因子是 0.01，其状态为液体，进行简单操作，其修正因子为 1，按照日等效操作量 = 实际操作量 × 核素毒性修正因子 / 操作方式与放射源状态修正因子，Tc-99m 每天最多可以使用 2×10^9 Bq。

第三节　放射性同位素的存储、运输及废物处理

一、放射性同位素的存储

为预防放射性同位素丢失、被盗事故的发生，放射性同位素必须存储在具有符合相关安全防范要求的放射性库房。

1. 电离辐射的标志（图 13-6a），一般设置在产生电离辐射的放射源、放射性同位素包装容器、含放射性同位素的设备和射线装置上。电离辐射警告标志（图 13-6b）一般设置在放射性同位素包装容器、含放射性同位素的设备和射线装置，放射性同位素的贮存场所，放射性工作场所出入口，室外、野外作业安全防护区域以及放射性同位素、含放射源的射线装置的运输工具上。

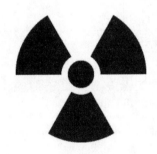

a. 电离辐射的标志　　　　　　　　b. 电离辐射警告标志

图 13-6　电离辐射的标志与电离辐射警告标志

2. 放射性同位素不能与易燃、易爆、腐蚀性物质混存。

3. 放射性同位素供应商须具有生产、销售、运输等相关资质，送达使用方需进行点对点交接，双方签署放射性物质交接单，注明交接人姓名、交接时间。

4. 放射性同位素包装外表面剂量率和表面污染水平应符合相关规定。

5. 放射性同位素储存和领取要进行登记，做到账物相符。初次入库需记录核素名称、日期、使用人，库管员确认签字并建立此核素项下的使用清单，包括每次使用人签字、使用日期、使用量、剩余量以及最后的处理去向等。

二、放射性同位素的运输

从放射源库领取放射性同位素到实验室的过程中应走专用通道或注意避开人流，放射源妥善放置在专用运输箱中（图 13-7），并扣好锁扣，避免发生放射性同位素脱手、跌落、遗撒的事故。

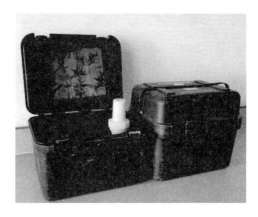

图 13-7　放射性物质运输箱

三、放射性废物的处理

放射性废物是含有放射性物质或被放射性物质所污染，其活度或活度浓度大于规定的清洁解控水平，并且所引起的照射未被排除，预期不再利用的废物（不管其物理形态如何）。

清洁解控水平是审管部门规定的，以活度浓度和（或）总活度表示的值，当辐射源的活度浓度和（或）总活度等于或低于该值时，可以不再受审管部门的监管。

通过衰变、稀释、分散、减少放射性物质使用量、与非放射性物质准确分离等技术手段有效减少放射性废物的产生量，使废物最小化。

（一）放射性废物来源和分类

1．放射性废物来源　常见的放射性固体废物，如与放射性物质接触过的注射器、容器、纸屑、手套、动物组织、动物尸体等；放射性液体废物，如放射性物质残液、闪烁液等；放射性气载废物，如放射性物质在使用过程中产生的放射性气溶胶等。

2．放射性废物以其最终安全处置为目标，具体可分为：

（1）极短寿命放射性废物：废物中所含主要放射性核素的半衰期很短，一般小于 100 天，长寿命放射性核素的活度浓度在解控水平以下。通过最多几年时间的贮存衰变，放射性核素活度浓度即可达到解控水平，实施解控。

（2）极低水平放射性废物（very low level radioactive waste，VLLW）：废物中放射性核素活度浓度接近或略高于豁免水平或解控水平，长寿命放射性核素的活度浓度应当非常有限，仅需采取有限的包容和隔离措施按照国家规定填埋处置。

（3）低水平放射性废物（low level radioactive waste，LLW）：废物中短寿命放射性核素活度浓度较高，长寿命放射性核素含量有限，采取有效包容和隔离埋于地表下 30 m。

（4）中水平放射性废物（intermediate level radioactive waste）：废物中含有相当数量的长寿命核素，特别是发射 α 粒子的放射性核素，不能依靠监护措施确保废物的处置安全，需采取更高程度的包容和隔离措施，处置深度距地表几十至几百米。

（5）高水平放射性废物（high level radioactive waste，HLW）：废物所含放射性核素活度浓度很高，使得衰变过程中产生大量的热，或者含有大量长寿命放射性核素，需更高程度包容和隔离，以深地质处置方式并采取散热措施。

（二）放射性废物管理

1．必须区分放射性废物与非放射性废物，二者不能混杂。

2．控制并减少放射性废物产生量，每种放射性废物需标明核素名称和产生时间，存放于专用的放射性废物库。

3．不同物理形态的放射性废物以及动物组织、动物尸体分开存放，对于含有两种及以上的放射性废物，应按照半衰期长的记录。

4．放射性废物中混有易燃、易爆、腐蚀性物质，需先进行稳定化或去腐蚀的处理。

（三）放射性废物处置

1．**极短寿命放射性废物**　经过 10 个半衰期以上的贮存衰变，经检测，其放射性活度浓度或总活度小于及等于清洁解控水平，经审管部门许可后，按照医疗废弃物的管理要求处理，例如，^{99m}Tc、^{177}Lu、^{125}I 等。

2．除 1 以外的放射性废物，其中放射性废液或粉末需要整备，即用水泥等固化基质将其稳定化，制成固体放射性废物，并进行包装；动物尸体或组织需脱水、干化或灰化后进行固化处理和整备包装，例如，^{3}H、^{14}C 等。

3．除 1 以外的放射性废物应先装在塑料袋密封，再装入专用的废物容器，加盖密封并紧固。表面剂量率（小于等于 0.1 mSv/h，表面 1 m 小于等于 0.01 mSv/h）及表面污染水平（α 放射性物质小于等于 0.4 Bq/cm^2，β 放射性物质小于等于 4 Bq/cm^2），向审管部门提出送储申请，送至城市放射性废物库贮存。

（赵慧云）

思考题

1．放射性工作场所如何分区？分别采取哪些管理措施？

2．非密封放射性工作场所如何分级？

3．放射性废物分几类？分别需要如何处置？

参考文献

[1] 环境保护部、工业和信息化部、国家国防科技工业局 2017 年第 65 号公告．[2024-01-01]（2008-01-01）．http://www.mee.gov.cn/gkml/hbb/bgg/201712/t20171212_427756.htm.

[2] 核工业标准化研究所电离辐射防护与辐射源安全基本标准 GB 18871—2002．北京：中国标准出版社，2002.

[3] 王建龙，何仕均．辐射防护基础教程．北京：清华大学出版社，2012.

[4] 北京市环境保护局，北京市质量技术监督局．核技术利用放射性废物、废放射源收贮准则（DB11/639—2009）．[2024-01-01]（2009-05-27）．http://sthjj.beijing.gov.cn/bjhrb/resource/cms/article/bjhrb_810274/500438/20191223152153352083.pdf.

第十四章 放射医学实验室研究许可

根据《放射性同位素与射线装置安全许可管理办法》(2005 年 12 月 30 日环境保护部令第 31 号公布、自 2006 年 3 月 1 日起施行，2021 年修正)，在中华人民共和国境内生产、销售、使用放射性同位素与射线装置的单位（以下简称"辐射工作单位"），应当依照本办法的规定，取得辐射安全许可证（以下简称"许可证"）。辐射工作单位应当按照许可证的规定从事放射性同位素和射线装置的生产、销售、使用活动。禁止无许可证或者不按照许可证规定的种类和范围从事放射性同位素和射线装置的生产、销售、使用活动。

第一节 放射医学实验室设置审批与实验室功能分区

根据《中华人民共和国放射性污染防治法》和《放射性同位素与射线装置安全和防护条例》(2019 年修订版) 等法律法规，《核医学辐射防护与安全要求》(HJ 1188—2021) 和《医学与生物学实验室使用非密封放射性物质的放射卫生防护基本要求》(WS 457—2014)，使用非密封放射性物质进行医学与生物学实验的单位应加强非密封放射性物质操作人员与场所的各类放射防护监测，并做好放射防护评价；非密封放射性物质操作人员所受外照射、内照射以及皮肤放射性污染的个人监测，应分别符合 GBZ 128、GBZ 129 以及 GBZ 165 的相关要求；各项监测结果应记录，并妥善保存。规划、设计、建设核医学工作场所和开展核医学活动的过程中，遵循辐射防护最优化原则，使得核医学活动涉及的相关个人受照剂量的大小、受到照射的人数和受到照射的可能性保持在可合理达到的尽量低的水平。

一、放射医学实验室设置审批

使用放射性同位素和射线装置的单位，应当依照规定取得许可证。生产放射性同位素、销售和使用 I 类放射源、销售和使用 I 类射线装置的辐射工作单位的许可证，由国务院生态环境主管部门审批颁发，其他辐射工作单位的许可证，由省、自治区、直辖市人民政府生态环境主管部门审批颁发，许可证有效期为 5 年（图 14-1）。使用放射性同位素和射线装置的单位申请领取许可证，应当具备下列条件：① 有与所从事的使用活动规模相适应的、具备相应专业知识和防护知识及健康条件的专业技术人员；② 有符合国家环境保护标准、职业卫生标准和安全防护要求的场所、设施和设备；③ 有专门的安全和防护管理机构或者专职、兼职安全和防护管理人员，并配备必要的防护用品和监测仪器；④ 有健全的安全和防护管理规章制度、辐射事故应急措施；⑤ 产生放射性废气、废液、固体废弃物的，具有确保放射性废气、废液、固体废弃物达标排放的处理能力或者可行的处理方案。

使用放射性同位素和射线装置的单位，应当事先向有审批权的环境保护主管部门提出许可申请，并提交规定的证明材料。使用放射性同位素和射线装置进行放射诊疗的医疗卫生机构，还应当获得放射源诊疗技术和医用辐射机构许可。

使用放射性同位素和射线装置的单位，改变所从事活动的种类或者范围，或新建或者改建、扩建生产、销售、使用设施或者场所的，应当按照原申请程序，重新申请领取许可证。

辐射安全许可证

根据《中华人民共和国放射性污染防治法》和《放射性同位素与射线装置安全和防护条例》等法律法规的规定，经审查准予在许可种类和范围内从事活动。

单位名称：

地　　址：

法定代表：

证书编号：

种类和范围：

有 效 期：　　　年　　月　　日

发证机关：

发证日期：　　　年　　月　　日

图 14-1　辐射安全许可证样本

使用放射性同位素和射线装置的单位，部分终止或者全部终止使用放射性同位素和射线装置活动的，应当向原发证机关提出部分变更或者注销许可证申请，由原发证机关核查合格后，予以变更或者注销许可证。

放射性同位素和射线装置的备案放射性同位素的转出、转入单位应当在转让活动完成之日起 20 日内，分别向其所在地省、自治区、直辖市人民政府环境保护主管部门备案。申请转让放射性同位素，应当符合下列要求：① 转出、转入单位持有与所从事活动相符的许可证；② 转入单位具有放射性同位素使用期满后的处理方案；③ 转让双方已经签订书面转让协议。转让放射性同位素，由转入单位向其所在地省、自治区、直辖市人民政府环境保护主管部门提出申请，并提交规定要求的证明材料。

使用放射性同位素和射线装置的单位，将废旧放射源交回生产单位、返回原出口方或者送交放射性废物集中贮存单位贮存的，应当在该活动完成之日起 20 日内向其所在地省、自治区、直辖市人民政府环境保护主管部门备案。

使用放射性同位素的单位，需要将放射性同位素转移到外省、自治区、直辖市使用的，应当持许可证复印件向使用地省、自治区、直辖市人民政府环境保护主管部门备案。

二、放射性实验室的放射防护要求和功能分区

（一）放射性实验室的防护要求

根据《医学与生物学实验室使用非密封放射性物质的放射卫生防护基本要求》（WS 457—2014），医学与生物学实验室使用高于豁免水平非密封放射性物质应该按照此卫生行业

标准进行。医疗机构中核医学诊断、治疗、研究和放射性药物制备中有关人员以及工作场所的放射防护以及非医疗机构的相关实践活动应该按照《核医学放射防护要求》（GBZ 120—2020）的标准执行。

1. 使用非密封放射性物质的放射卫生防护基本要求和功能分区 实验室设置于建筑物的底层一端或单独的建筑。为了控制其辐射水平和表面放射性污染水平，应将以下功能区域确定为控制区：

（1）直接从事非密封放射性物质操作的场所；

（2）施用了放射性核素的实验动物的饲养场所；

（3）含放射性核素实验动物组织、脏器的样品存放场所；

（4）非密封放射性物质储存场所；

（5）放射性废物暂存场所。

2. 应将以下场所设置在紧邻控制区，并确定为监督区，以防止放射性污染向清洁区的扩散：

（1）含放射性核素生物样品的检测与测量场所；

（2）与密封源操作场所相邻的、有可能受到放射性污染并有人员驻留的场所。

3. 操作应在专门的场所进行，按照 GB 18871 非密封放射源工作场所的分级规定，将日等效最大操作量大于 4×10^9 Bq 的场所划定为甲级，日等效最大操作量 $2 \times 10^7 \sim 4 \times 10^9$ Bq 的场所划定为乙级，日等效最大操作量豁免活度值以上至 2×10^7 Bq 的场所划定为丙级。

4. 各级场所室内表面及结构应满足以下要求：

（1）甲级场所，地板与墙面接缝无缝隙，表面易清洗，应安装通风橱和室内抽风机；应设立特殊下水系统，下水道宜短；大水流管道需有标记以便于维修，并配有清洁与去污设备。

（2）乙级场所，地面易清洗且不易渗透，表面易清洗，应安装通风橱，室内通风良好，应设立特殊下水系统，并配有清洁与去污设备。

（3）丙级场所，地面、表面易清洗，室内通风良好，配有清洁设备。

（4）甲、乙级场所出入处设有卫生通过间。

5. 应注意非密封放射性物质操作场所的安排与布局，依据放射性活度由高到低梯次设置，如一端为非密封放射性物质储存室，依次为非密封放射性物质操作室、放射性动物饲养室、放射性废物暂存室、放射性测量室等，并避免无关人员通过。

6. 应合理组织整个实验室的气流方向，确保非密封放射性物质操作的场所处于低压区。

7. 非密封放射性物质操作所用的通风橱，工作中应有足够的风速（一般不小于 1 m/s），排气口应高于本建筑物屋脊，同时根据需要设置活性炭过滤或其他专用过滤，排出的空气中放射性物质的总活度和活度浓度应符合 GB 14500 中的要求。

8. 非密封放射性物质操作场所的装修要有利于清洁，实验室墙面、天花板、地板和实验台面应光滑、耐酸碱、耐辐射，便于去除放射性污染。

9. 应分别设置人员通道和非密封放射性物质传递通道，防止发生交叉污染。

（二）核医学工作场所的放射防护要求和功能分区

在医疗机构内部区域选择核医学场址，应充分考虑周围场所的安全，不应邻接产科、儿科、食堂等部门，这些部门选址时也应避开核医学场所。尽可能做到相对独立布置或集中设置，宜有单独出、入口，出口不宜设置在门诊大厅、收费处等人群稠密区域。

1．核医学工作场所从功能设置可分为诊断工作场所和治疗工作场所。其功能设置要求如下：

（1）对于单一的诊断工作场所应设置给药前患者或受检者候诊区、放射性药物贮存室、分装给药室（可含质控室）、给药后患者或受检者候诊室（根据放射性核素防护特性分别设置）、质控（样品测量）室、控制室、机房、给药后患者或受检者卫生间和放射性废物储藏室等功能用房；

（2）对于单一的治疗工作场所应设置放射性药物贮存室、分装及药物准备室、给药室、病房（使用非密封源治疗患者）或给药后留观区、给药后患者专用卫生间、值班室和放置急救设施的区域等功能用房；

（3）诊断工作场所和治疗工作场所都需要设置清洁用品储存场所、员工休息室、护士站、更衣室、卫生间、去污淋浴间、抢救室或抢救功能区等辅助用房；

（4）对于综合性的核医学工作场所，部分功能用房和辅助用房可以共同利用；

（5）正电子药物制备工作场所至少应包括回旋加速器机房工作区、药物制备区、药物分装区及质控区等。

2．核医学放射工作场所应划分为控制区和监督区。

控制区一般包括使用非密封源核素的房间［放射性药物贮存室、分装及（或）药物准备室、给药室等］、扫描室、给药后候诊室、样品测量室、放射性废物储藏室、病房（使用非密封源治疗患者）、卫生通过间、保洁用品储存场所等。监督区一般包括控制室、员工休息室、更衣室、医务人员卫生间等。应根据 GB 18871—2002 的有关规定，结合核医学科的具体情况，对控制区和监督区采取相应管理措施。

（三）放疗工作场所的分区

根据《放射诊疗管理规定》（第 46 号，自 2006 年 3 月 1 日起施行）医疗机构开展放射诊疗工作，应当具备与其开展的放射诊疗工作相适应的条件，经所在地县级以上地方卫生行政部门的放射诊疗技术和医用辐射机构许可（图 14-2）。为便于辐射防护管理和职业照射控制，在现行的基本安全标准 GB18871—2002 中将辐射工作场所分为控制区和监督区，实际工作中分别以不同颜色划出。其分区的原则和方法分别如下：

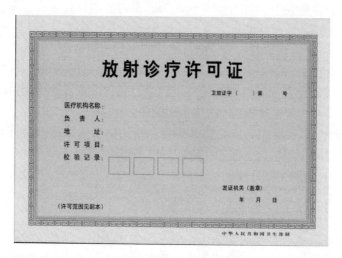

图 14-2　放射诊疗许可证样本

控制区：将需要和可能需要专门防护手段或安全措施的区域定位控制区，以便控制正常工作条件下的正常照射或防止污染扩散，并预防潜在照射或限制潜在照射的范围，通常设置为红色。

监督区：未定为控制区，通常不需要专门防护手段或安全措施，但需经常对职业照射条件进行监督和评价的区域，通常设置为橙色。

对于控制区，在进出口及其他适当位置处设立醒目的规定的警告标志，并给出相应的辐射水平和污染水平的指示；入口处提供防护衣具、监测设备和个人衣物贮存柜；出口处提供皮肤和工作服的污染监测仪、被携出物品的污染监测设备、冲洗或淋浴设施以及被污染防护衣具的贮存柜；定期审查控制区的实际状况，以确定是否有必要改变该区的防护手段或安全措施或该区的边界。

对于监督区，在入口处的适当地点设立表明监督区的标牌；定期审查该区的条件，以确定是否需要采取防护措施和做出安全规定，或是否需要更改监督区的边界。

第二节　放射医学实验室操作规范

一、放射性同位素的订购、登记、保管

1. 放射性同位素的订购必须具备《同位素使用许可证》。
2. 学校具备放射性同位素使用资质的专门单位负责全校放射性同位素（此处不含医用显像治疗核素）的订购、保管和使用登记。
3. 严禁将放射性同位素与易燃、易爆、腐蚀性物品储存在同一场所，储存场所必须采取有效的防火、防盗、防泄漏等安全防护措施，并有专人负责保管。
4. 严禁将各类放射自显影的感光材料、自显影的标本与放射性物质保存在同一实验室。
5. 电离辐射警示标志使用　在保存放射性同位素包括存放放射性废物的场所应悬挂专用电离辐射标志，高活区域必须安装防护安全联锁及报警装置或工作信号。

二、放射性同位素的使用

1. 放射性同位素的使用必须在上级部门批准认可的具有资质的实验室进行，实验核医学楼设有各类放射性同位素实验的专用实验室。各实验室实行责任人制，由专业技术人员提供技术指导。
2. 放射性同位素实验室必需严格按相应标准进行建设，包括高活性区（进行标记实验、存放放射性核素发生器），低活性区，β、γ射线实验室，体外分析实验室，放射自显影实验室，教学实验室，仪器测量室等，各类放射性实验必须在相应实验室进行。

三、放射性同位素的实验室使用操作规程

1. 工作期间必须穿着工作服，戴手套等，在相应的防护条件下操作。
2. 放射性核素操作需在盛有吸水纸的托盘上进行。

3．使用挥发性试剂要在通风橱内进行。

4．操作不同放射性核素要在相应的实验室内进行。

5．实验过程中不得在无关实验室间随意走动。

6．严禁在实验室内饮水、进食、吸烟、进行任何口吸法操作或鼻嗅放射性制剂。

7．穿戴工作手套切勿触碰与实验无关的物件，防止污染。

8．发生放射性污染要及时向实验室责任人报告，并及时清理去污。

9．严格区分放射性与非放射性用具及设备，不得将不同污染器皿放置在同一清洁池内。

10．实验完毕，清理实验用品，处理放射性废物，清除放射性污染。

四、放射性专用仪器的使用

1．放射性专用仪器设备的使用由专职技术人员负责。

2．各类放射性样本的制备处理必需严格按相关程序。

五、放射性同位素实验人员的基本要求

1．专职放射性工作人员必须通过考核取得国家卫生部颁发的放射性工作上岗证。

2．其他需进行放射性同位素实验的人员必须进行放射性同位素使用的基本知识培训、考核并具备良好的健康条件。

六、放射性同位素实验卫生防护

1．放射性同位素实验在符合防护要求的专门实验室和专用工作台进行。

2．常用个人防护用品包括工作服、工作帽、防护手套、口罩、袖套、工作鞋及防护眼镜。

3．严格遵守实验室操作规程。

4．皮肤暴露部位伤口未愈者，应暂不从事开放源操作。

5．连续从事放射性操作1个月以上者应配带个人剂量仪。

6．定期检查制度。

7．表面放射性污染的清除。

（1）皮肤污染：温肥皂水清洗（磷-32污染严禁用此法）或10%乙二胺乙酸（EDTA）溶液清洗。

（2）工作场所表面去污：洗涤剂去污。

（3）工作服去污：如污染不严重，可用洗涤剂浸泡后清洗，污染严重或半衰期较长的核素且不易去污则做放射性废物处理。

（4）仪器与设备的去污：玻璃或陶瓷器皿可用3%盐酸或10%柠檬酸浸泡水洗，再用重铬酸钾洗液浸泡1h。金属器皿可用肥皂、枸橼酸钠、EDTA钠盐或适当有机溶剂擦洗或超声波机清洗。

七、放射人员安全操作规程

1．射线设备所在实验室的辐射安全实行辐射管理员专人管理。所有工作人员必须严格

遵守操作规程，切实遵守辐射安全制度，服从"辐射安全第一"的原则。

2．不经辐射管理人员允许，非辐射工作人员不得执行开机操作。

3．在开机前，须对辐射防护及报警系统进行检查，确保辐射防护与报警系统正常工作。

4．进入射线设备所在实验室，工作人员须佩戴处于开机状态的、本人专用的辐射个人剂量仪。严格遵守《个人剂量管理规定》。

5．在进入射线设备所在实验室之前，必须从报警灯以及开、关源警示灯中确定球管阳极停止旋转之后，才可以进入。

6．工作人员进入射线设备所在实验室必须穿专用工作服及戴工作手套。离开实验室时，脱去工作服和手套，并仔细用肥皂洗手。

第三节　放射性废物处置与现场污染监测仪使用方法

在实验过程中产生的含有放射性物质或被放射性物质污染的、放射性比活度或浓度大于审管部门规定的清洁解控水平的、预测不会再利用的、任何物理形态的废物被称为放射性废物。

对于放射性废物有很多的划分方法，可以按照废物的物理、化学形态分类，也可以按照放射性水平、放射性废物来源、半衰期长短、辐射类型、放射性核素毒性、对放射性核素的处置方法等分类。我国现行放射性废物分类方法，主要是参照 1957 年 7 月成立的国际原子能机构（IAEA）主要分类方法。2009 年 IAEA 出版的《放射性废物分类》（IAEA GSG-1）中提出了一套覆盖多种放射性废弃物来源的分类方法。该种分类方法也可以适用于放射性液体和放射性气体废弃物的管理。

当前，我国的放射性废弃物问题已经引起高度关注，按照"减少数量，减小风险"的治理原则，我国正有效推进放射性废弃物处理工作。加强对核活动中所产生的放射性废物处置，并解决核工业原遗留的有关问题，在新时代更具有重要的社会意义，可更好地确保公众生存环境的安全和可持续发展，有利于"生态文明"下核安全与环境安全的实现。

一、实验室内所产生的放射性污染物

1．使用放射性核素的实验过程中所使用的纸（吸水纸、层析纸、滤纸等）、滤膜、手套、塑料吸头、培养板、培养皿、空的同位素瓶、注射器等放射性材料沾污造成的固体废物。

2．动物尸体、废弃的组织和器官、动物尿液、血液和其他生物废物。

3．使用放射性核素的实验过程中产生的液体（细胞培养液、洗脱液、闪烁液、接触到放射性物质的器械冲洗液体等）。

4．放射性核素在使用后所遗留的包装容器及其残留的放射性物质。

5．从涉及放射性物质的事件或事故中产生的废物。

6．其他被认定为实验活动中产生或遗留的放射性废物，包括放射性废气和带有放射性的实验样品等。

二、放射性废物处置的基本原则

1. 保护人体健康　放射性废弃物处置应能确保人体健康且使之处于国家所规定的辐射限值内的剂量水平。

2. 保护环境　放射性废弃物处置应能确保环境生态安全，且使之处于国家所规定的辐射限值内的剂量水平。

3. 减少影响　放射性废弃物处置时应考虑其是否会超越国界，以及对国内外环境生态和人体健康是否会造成不利影响。

4. 保护后代　放射性废物处置应保证对后代预期的健康影响，使其不要大于当今人体可接受的辐射水平。放射性废弃物处置不应给后代留下不适宜的负担。

5. 符合国家有关的法律与法规　放射性废物处置应在适当的国家法律框架下开展工作。

6. 放射性废物产生和管理要有相关性　放射性废弃物管理必须考虑产生和管理各个环节之间的相互依存与工作衔接等关系。

7. 确保设施使用寿期内的安全与可靠　要确保放射性废物处置和管理设施在使用寿期内安全、可靠。

三、放射性废物的处理

放射性废物最终变成可以处置形式的过程叫放射性废物处理。放射性废物处理的目标是减少放射性废物随流出物排入环境的数量，同时把废物中绝大部分放射性物质集中到体积尽量小的稳定物体中以待处置。

（一）废气的净化

放射性废气的来源可分为两种，分别为通风排气和工艺废气。这些放射性物质常以放射性气溶胶或气态放射性成分的形式存在。废气经过净化后，可通过烟囱排放到大气中。

1. 空气净化　所有操作放射性物质的工作场所，都可能有放射性物质逸出，放射性物质应该进入通风环境中。

（1）放射性气溶胶：其粒径在 $10^{-3} \sim 10^{-2}$ mm 的范围中。在空气净化系统中一般使用预过滤器与高效过滤器组成的净化系统来滤除气溶胶粒子。随着滤材中粉尘的积累，过滤效率逐步下降，阻力也增大。当阻力增大到影响通风系统正常工作时，即需更换过滤器。

（2）放射性气体：对于短寿命的气态放射性核素，可经过一定时间的封闭存放，使其衰变至无害水平。对于寿命不太短的核素，通常用吸附或吸收过程来脱除。

2. 工艺废气的处理　在后处理厂的工艺处理或医学实验中若含有半衰期较长的核素，如碘 -129（^{129}I）等，其净化方法主要有溶液吸收法和固体吸附法。由于 ^{129}I 寿命较长，必须将吸收或吸附的碘转化为某种适于做最终处置的固体形式。

（二）放射性废液的处理

放射性废液一般要经过净化浓缩与固化包装两步骤处理。

1. 净化浓缩过程　常用的净化浓缩过程有蒸发、离子交换和化学沉淀等。净化浓缩的指标有：净化系数 = 原废液的放射性比活度 / 净化后废液的放射性比活度

$$减容比 = 原废液体积 / 浓缩物体积$$

（1）蒸发法：在蒸发过程中，大量的水分经气化冷凝得到净化，非挥发性的放射性成分和盐类被留在少量的蒸残液中。净化系数一般为 $10^3 \sim 10^4$，最高可达 10^7。减容比取决于原废液的含盐量。蒸发设备最简单的是釜式蒸发器。自然循环式或强制循环式蒸发器具有较高的热强度。蒸发过程多采用连续进料、间断排出残液的操作方式。

（2）离子交换法：废液的放射性离子可与离子交换剂上的可交换离子发生交换而被去除，从而达到净化的目的。最常用的离子交换设备是固定床或交换柱。交换剂先用酸液或碱液处理转型。废液以一定的流速流过床层，放射性离子被吸着在交换剂上，出水即得到净化。当出水质量不合格时即须进行再生，用酸液或碱液逆流过床层把留在交换剂上的放射性离子交换下来。这样原废液中的放射性成分就集中在少量再生液中。再生后的交换柱可重复使用。

（3）化学沉淀法：在废液中加入凝聚剂使其生成絮状沉淀，通过沉淀或吸附的机制把放射性核素载带下来，上面的清液即得到净化。常用的凝聚剂有铁盐 + 氢氧化钠、碳酸钠 + 石灰水等。它的净化系数一般只有 10 左右，对放射性核素可能达到 100。这种化学沉淀法也叫凝聚法。

2．固化过程　在净化浓集过程中产生的浓集物，如蒸残液、再生液和淤泥等，都必须转化成稳定的固体形式。为了适应处置的要求，固化产物应具有良好的抗浸出性、化学稳定性、辐照稳定性和机械强度。为了减少运输、处置费用，还要求其体积尽量小，现在低、中水平放射性废液的固化方法有水泥固化、沥青固化和塑料固化；高水平放射性废液的固化方法，目前比较成熟的是玻璃固化。

（三）放射性废固的处理

废固处理的目标是减容和提高稳定性，具体包括：

1．压缩　可燃的和不可燃的废固都可以用压缩方法减容。减容的效果取决于废弃物的形状与使用的压力。减容比一般为 $3 \sim 10$。所用设备为水力或气力压缩装置。可以直接在处置容器中进行压缩，也可以先压缩，然后把压缩的废物转移到处置容器中。

2．焚烧　可燃的废固在焚烧后，其中的放射性核素大部分集中在残留的灰分中。焚烧过程的减容比可达到 $40\% \sim 100\%$。最常用的焚烧炉形式是过量空气焚烧炉。经过焚烧后，炉底的灰必须小心收集，再进行固化处理；其烟气经过净化，除去其中的放射性成分。

（四）现场污染监测仪使用方法

多功能核辐射检测仪是用于健康和安全方面的仪器，用于测量低水平的辐射。它可以测量 α、β、γ 和 X 射线。以 RANGER EXP RADIATION EXP 为例进行介绍（图 14-3）。

1．应用领域

（1）探测和测量表面污染。

（2）在接近放射性核素的地方，监测可能的辐射量。

（3）如果辐射水平高于你的设置值，它会给你提供一个听得见的报警。

（4）评估环境污染。

（5）探测稀有气体和其他低能量放射性核素。

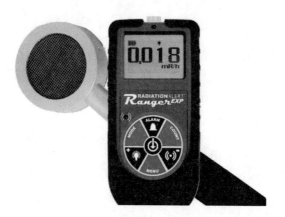

图14-3　RANGER EXP RADIATION EXP 多功能核辐射检测仪

2．操作

（1）连接探头：使用设备前，请先将探头连接到主机，连接电缆两端无连接序列要求，可直接连接，按照卡口旋紧即可。

（2）安装电池：使用设备前，请先安装电池，Ranger EXP 由 2 节 7 号电池供电，电池仓位于设备背面下方，打开电池仓盖，按照正常的极性安装好电池。

（3）开机：参考上面前面板介绍，长按开和关机键 2 s，会听到仪器"滴"的一声响，仪器就会开机了，开机后会有一个 30 s 的热机过程，热机完成后，会再听到仪器"滴"的一声响。

（4）测量：热机完成后，即可开始测量。通过前面板 MODE 键，即可选择合适的测量单位。

（5）关机：操作步骤如开机，长按开机和关机键 2 s，会听到仪器"滴"的一声响，仪器就会关机。

第四节　放射医学实验室事故现场控制方法

放射医学事故（radiation accident in medicine）从防护或安全的观点看，其后果或潜在后果不容忽视的任何意外事件，包括操作错误，设备失效或损坏。实验室一旦发生放射事故，必须立即采取措施防止事故继续发生和蔓延而扩大危害范围，并在第一时间向上级部门报告，同时启动应急预案。现场控制小组接到事故发生报告后，立即赶赴现场，首先采取措施保护工作人员和公众的生命安全，保护环境不受污染，最大限度控制事态发展；负责现场警戒，划定紧急隔离区，不让无关人员进入，保护好现场；迅速、正确判断事件性质，将事故情况报告应急指挥中心。

一、密封源和表面污染事故的现场控制

（一）密封源的现场处置

1．将放射源复原。

2．确保放射源的屏蔽，防止泄露。

3．检查放射源是否完整。

4．找到放射源主人。

（二）未知源的损坏

1．在辐射防护人员到来之前，不要搬动放射源。

2．在事故区 30 米的范围进行隔离。

3．通知辐射防护人员到现场。

4．甄别、隔离可能受照射或受污染人员。

5．调查并复原放射源。

6．寻找放射源主人。

7．按要求进行现场调查和去污染处理。

（三）近距离放疗、X 线照相和远距离放疗的泄漏

1．在辐射防护人员到来之前，不要搬动放射源。

2．在事故区 30 米的范围进行隔离。

3．通知辐射防护人员到现场。

4．隔离可能受照射或受污染人员。

5．通知当地卫生机构。

6．调查并复原放射源。

7．寻找源主人。

8．按要求进行现场调查和去污染处理。

二、实验室事故的现场控制

（一）溢出、散落

1．隔离溢出区。

2．通知辐射防护人员。

3．人员污染检测，去污染。

4．区域洗消。

（二）多量溢出

1．隔离实验室。

2．关闭空调通风系统，打开排风装置。

3．通知辐射防护人员。

4．隔离可能受污染人员。

5．事故区调查，对有关人员实施污染检测。

6．人员去污染。

7．事故区洗消。

（三）火灾、爆炸

1．处理常规事故。
2．佩戴呼吸保护器。
3．查封实验室或有关设备。
4．通知辐射防护人员。
5．隔离可能受污染人员。
6．污染伤员时及时通知医院。
7．调查并复原放射源。
8．人员去污染。
9．事故区洗消。

三、核素污染事故的现场控制

（一）溢出

1．撤离并封锁事故现场。
2．佩戴呼吸保护器和防护服。
3．通知辐射防护人员。
4．处理散落的放射性物质。
5．污染伤员时及时通知医院。
6．调查并控制污染。
7．人员去污染。
8．事故区洗消。

（二）火灾

1．处理常规事故。
2．隔离事故区域。
3．无关人员远离事故现场。
4．佩戴呼吸保护器和防护服。
5．通知辐射防护人员。
6．处理散落的放射性物质。
7．污染伤员时及时通知医院。
8．调查并控制污染。
9．人员去污染。
10．需要时洗消。

（李小满　王嘉东）

思考题

1. 放射性实验室的防护要求有哪些?
2. 同位素实验如何做好自我防护?
3. 实验室的放射性废物的来源有哪些? 处置原则是什么?

参考文献

[1] 卫生部. 放射诊疗管理规定（中华人民共和国卫生部令第 46 号）. 2006.

[2] 环境保护部，工业和信息化部，国家国防科技工业局. 关于发布《放射性废物分类》的公告（公告 2017 年第 65 号）. 2017

[3] 国际原子能机构. 放射性废物的分类 [2024-01-01]. https://www-pub.iaea.org/MTCD/Publications/PDF/P1419C_web.pdf

[4] 中华人民共和国生态环境部. 核医学辐射防护与安全要求（标准号：HJ 1188—2021）. 2021.

第十五章　医疗照射的控制和安全防护

医疗照射是指患者或受检者因自身医学诊断、治疗或健康检查所受到的照射，知情但自愿帮助和安慰患者的人员（不包括职业受照人员）所受到的照射，以及生物医学研究计划中志愿者受到的照射。医疗照射虽然对人体有一定的辐射剂量，但是，做好医疗照射的控制和安全防护可以降低医疗照射引起的健康风险，为患者和医务人员提供保障。

第一节　电离辐射技术在医疗领域的应用

电离辐射（ionizing radiation）是指能够使生物物质发生电离或激发的辐射。电离辐射在医疗领域有着广泛的应用，按照临床放射诊疗工作中的风险和技术难易程度可将这一类应用分为 4 种：放射治疗、核医学、介入放射学及 X 射线影像诊断。

一、放射治疗

放射治疗（radiation therapy，RT）是用各种放射线（包括 α 射线、β 射线、γ 射线、X 射线、中子、高能粒子射线等）的生物学效应破坏细胞、抑制其生长及造成细胞死亡的治疗方法，它是恶性肿瘤治疗的三大技术手段之一，放疗始于对射线的发现和对其生物效应的认识。放射治疗和手术治疗、化学药物治疗组成了当代恶性肿瘤治疗的主要方法，约 50% ～ 70% 的肿瘤患者在整个病程中都需要放疗。

放射治疗至今已有一百多年的历史。1895 年，伦琴发现 X 射线并用于人体成像，成为现代物理与医学结合的里程碑。随后，1896 年，Émil Grubbé 在芝加哥尝试着用 X 线治疗了第 1 例晚期乳腺癌患者，并缓解了患者的症状。1899 年，瑞典医学家 Thor Stenbeck 和 Tage Sjögren 则利用 X 线治愈了两例皮肤癌患者。1898 年居里夫妇发现放射性同位素镭，1901 年 Henri Danlos 开展了镭在肿瘤治疗方面的临床应用。1936 年 Mottram 围绕肿瘤组织含氧量在放射敏感性中的作用机制所开展的研究可视为放疗作用机制（即放射生物学）的开端。而同一时期，物理学对辐射剂量（照射量）进行了量化，将其单位定为"伦琴"，这推动了放疗进入定量化的时代。20 世纪 50 年代，随着钴 –60 远距离治疗机和医用直线加速器先后投入使用，放疗的临床应用得到了极大的拓展，从治疗浅表肿瘤进入到了深部肿瘤的时代。从 20 世纪 80 年代开始，三维适形放疗（three dimensional conformal radiation therapy，3D-CRT）、调强放射治疗（intensity-modulated radiation therapy，IMRT）、图像引导放疗（image guided radiation therapy，IGRT）和容积旋转调强放疗（volumetric modulated arc therapy，VMAT）等技术的出现则将放疗推进到了精确放疗的新时代。

现代放疗的核心是精准放疗，其要点是定位准、剂量准和照射精确。精准放疗在给予肿瘤高剂量照射的同时也能够很好地保护周围的危及器官和正常组织，最终达到根治肿瘤、延长患者生存时间，并保障其生活质量的目的。同时，放射治疗还在姑息、减轻症状及综合治疗领域发挥着重要作用，如缓解疼痛和肿瘤压迫症状、联合外科在保留器官功能等方面。

二、核医学

核医学（nuclear medicine）是利用放射性核素及其标志物进行临床诊断、疾病治疗或生物医学研究的学科，主要分为实验核医学和临床核医学。临床核医学是利用放射性核素及其制品，通过相应技术方法与设备诊断和治疗疾病的核医学分支学科，包括诊断核医学和治疗核医学。诊断核医学则包括放射性核素显像、体内诊断法（以脏器功能测定为主）以及体外诊断法（以体外放射分析为主）。治疗核医学也称核素治疗，是利用放射性核素发射射线的辐射效应抑制和破坏病变组织的治疗方法，包括放射性核素敷贴治疗、放射性核素介入治疗、放射性核素反义治疗、放射性核素基因介导治疗、放射性核素肽受体介导治疗、放射性核素受体靶向治疗等多种类型。实验核医学是利用核技术探索生命和疾病相关基础与规律的核医学分支学科，其研究内容主要涉及细胞生物学、分子生物学、药学和其他生命科学领域中利用核技术的各个方面。

核医学的发展与放疗的历史有着类似的历程，都起源于射线的发现和放射性核素的应用，但真正将放射性核素应用到临床疾病诊断和治疗仅有几十年。需要特别提到的是，为了纪念贝克勒尔（Becquerel）在 1896 年发现了铀的天然放射性，第十五届国际计量大会将放射性活度的国际单位命名为贝克勒尔，简称贝克，符号 Bq。核医学的发展离不开放射性核素的制备，1930 年 Lawrence 发明的医用回旋加速器为科研和临床机构研制并生产新型放射性核素药物做出了巨大贡献，而 1934 年 Joliot 和 Curie 则应用人工核反应堆生产出了放射性核素。在上述基础上，1939 年 Hamilton、Solley 和 Evans 首次利用用碘 -131 来诊断甲状腺疾病，可以视为核医学在临床疾病诊治的开端。而单光子发射计算机断层成像（single-photon emission computed tomography，SPECT）和正电子发射体层成像（positron emission tomography，PET）的出现则为核医学诊断的进步起到了巨大的推动作用。目前，SPECT 和 PET 已广泛应用于临床，而对应的设备分别是单光子发射计算机体层显像仪（在 γ 照相机的基础上增加探头旋转支架、体层床和图像重建软件等，使探头能围绕人体旋转 360° 或 180°，从各个方位采集由体内核素发射的 γ 光子形成一系列平面投影像，并经计算机重建出三维体层图像的显像设备）和正电子发射体层仪（是以正电子核素标志物为示踪剂，使用环形探测器和符合探测技术从各个方位采集由体内正负电子对湮灭发射的 γ 光子对，并经计算机重建出三维体层图像的显像设备）。经历了几十年的发展，现代临床核医学具备了以下特征：极高的灵敏度，数字化探测器可以精确探测出极微量的放射性物质（能达到 10^{-18}g 量级）；极高的分辨率（如最新的 PET/CT 能够达到几百皮秒量级的时间分辨率和亚毫米级的空间分辨率）；探测方法简便、准确，核素的衰变不受理化因素的控制，可定性、定量分析，减少了许多可能导致误差的间接方法的影响。

三、介入放射学

介入放射学（interventional radiology，IVR）是在放射影像学基础上发展起来的学科，它通过医学影像诊断设备（如 X 线摄影、超声、计算机体层成像、磁共振成像）进行图像引导，同时在穿刺针、导管及其他介入器材的配合下，对疾病进行诊断和（或）治疗。

介入放射技术始于 20 世纪 40 年代，最初是采用穿刺或直接切开股动脉的方法进行心血管造影，但这种方法的风险极高，临床并未得到广泛应用。1953 年，瑞典医学家 Seldinger 首创了 Seldinger 技术（一种非外科性的经皮股动脉穿刺术，其损伤小、操作简便，广泛应用于血管和非血管腔内的介入操作），这一技术为介入放射学的发展奠定了基础。20 世纪 60 年代，Dotter 和 Judkins 首次实施经皮腔内血管成形术（percutaneous transluminal angioplasty，PTA），这项技术被认为是介入放射学诞生的里程碑，而 Dotter 也被称为"介入放射学之父"。

目前，介入放射学在临床诊疗中的得到了广泛应用，包括：各部位血管造影，各种良恶性肿瘤的治疗（如肝血管瘤、肝癌、肺癌等），各种动脉瘤、血管畸形的栓塞治疗及血管狭窄或闭塞性疾病的 PTA 或支架置入，非血管性管腔狭窄（如食管、肠道、胆道等）等。

四、X 射线影像诊断

X 射线影像诊断是放射影像学的分支，广义的放射影像学包括 X 射线诊断、X 射线造影诊断、计算机体层成像（computed tomography，CT）、磁共振成像（magnetic resonance imaging，MRI）、介入放射学等应用方向。在本书中，X 射线影像诊断主要指利用 X 射线进行成像的影像诊断技术，如：X 线摄影（radiography）、数字减影血管造影（digital subtractive angiography，DSA）、CT 等。

X 线摄影起源于伦琴发现 X 射线，而第一次利用 X 射线对人体进行成像实验的对象即是伦琴夫人。经历了一百多年的发展，X 线摄影目前在临床上主要采用如下 3 种方式：①传统摄影，采用胶片为成像介质，目前这种方法已逐步淘汰；②计算机 X 线摄影（computed radiography，CR），以影像板（imaging plate，IP）代替胶片为成像介质，CR 设备可与传统 X 线设备进行组合；③数字 X 线摄影（digital radiography，DR），以平板探测器（flat panel detectors，FPD）、电荷耦合器件（charge coupled device，CCD）等为转换介质，将被照体信息以数字影像形式进行传递的一种 X 射线摄影技术。

数字减影血管造影是通过人工的方法将造影剂注射到目标血管内进行 X 线成像，利用计算机处理造影剂注入前后所得到的数字化影像信息，以消除周围组织结构而使血管影像清晰显示的一种成像技术。这种技术在介入放射学中有着广泛的应用。

与 X 线摄影相比，CT 的发明则为 X 射线的临床应用带来了另一个飞跃，CT 能够提供更为详细的解剖信息，它显示了断面的组织密度分布。CT 是由英国电子工程师 Hounsfield 于 1969 年设计成功，并于 1971 年完成第一例头部肿瘤患者的成像。CT 利用准直后的 X 线束对人体进行扫描，获取射线衰减数据，通过计算机处理上述数据并重建获得断面影像，其图像清晰、密度分辨率高，为临床提供了更为丰富的信息，对病变的检出有了极大的帮助。

X 射线在医学成像中的应用已极为广泛，是临床上最常见的、应用最多的影像检查手段，全球每年通过这一类型成像方式进行疾病诊断和体检达到了数亿人次。

第二节　医用放射诊疗设备分类

根据《放射性同位素与射线装置安全和防护条例》（国务院令第 449 号）的规定，国家对放射源和射线装置实行分类管理。根据放射源、射线装置对人体健康和环境的潜在危害程度，从高到低将放射源分为 Ⅰ 类、Ⅱ 类、Ⅲ 类、Ⅳ 类、Ⅴ 类；将射线装置分为 Ⅰ 类、Ⅱ 类、Ⅲ 类。

一、医用放射源和射线装置分类

根据国家环境保护总局（现国家生态环境部）第 62 号公告《放射源的分类办法》（2005）按照放射源对人体健康和环境的潜在危害程度，将放射源分为 Ⅰ、Ⅱ、Ⅲ、Ⅳ、Ⅴ 类，Ⅴ 类源的下限活度值为该种核素的豁免活度，其中：Ⅰ 类放射源为极高危险源，没有防护情况下，接触这类源几分钟到 1 小时就可致人死亡；Ⅱ 类放射源为高危险源，没有防护情况下，接触这类源几小时至几天可致人死亡；Ⅲ 类放射源为危险源，没有防护情况下，接触这类源几小时就可对人造成永久性损伤，接触几天至几周也可致人死亡；Ⅳ 类放射源为低危险源，基本不会对人造成永久性损伤，但对长时间、近距离接触这些放射源的人可能造成可恢复的临时性损伤；Ⅴ 类放射源为极低危险源，不会对人造成永久性损伤。

同样，射线装置的分类也是按照危害程度从高到低分为 Ⅰ 类、Ⅱ 类、Ⅲ 类，其中：Ⅰ 类射线装置是指事故时短时间照射可以使受到照射的人员产生严重放射损伤，其安全与防护要求高；Ⅱ 类射线装置是指事故时可以使受到照射的人员产生较严重放射损伤，其安全与防护要求较高；Ⅲ 类射线装置是指事故时一般不会使受到照射的人员产生放射损伤，其安全与防护要求相对简单。

按照上述分类办法，常见医用放射源中仅钴 –60 治疗机和各类型 γ 射线立体定向放射治疗装置（俗称"γ 刀"）中的钴 –60 放射源为 Ⅰ 类放射源，后装治疗机常用的铱 –192 放射源为 Ⅲ 类放射源，其余临床上使用的放射源一般为 Ⅴ 类放射源及豁免源，具体分类如表 15-1，而医用射线装置则做表 15-2 分类。本书将对临床上较为常见的涉放射源设备和射线装置按照放射治疗、核医学、介入放射学及 X 射线影像诊断进行介绍。

表 15-1　常见医用放射源分类

核素名称	Ⅰ 类源（Bq）	Ⅱ 类源（Bq）	Ⅲ 类源（Bq）	Ⅳ 类源（Bq）	Ⅴ 类源（Bq）
Co-60	$\geqslant 3 \times 10^{13}$	$\geqslant 3 \times 10^{11}$	$\geqslant 3 \times 10^{10}$	$\geqslant 3 \times 10^{8}$	$\geqslant 3 \times 10^{5}$
Co-57	$\geqslant 7 \times 10^{14}$	$\geqslant 7 \times 10^{12}$	$\geqslant 7 \times 10^{11}$	$\geqslant 7 \times 10^{9}$	$\geqslant 1 \times 10^{6}$
Ge-68	$\geqslant 7 \times 10^{14}$	$\geqslant 7 \times 10^{12}$	$\geqslant 7 \times 10^{11}$	$\geqslant 7 \times 10^{9}$	$\geqslant 1 \times 10^{5}$
I-125	$\geqslant 2 \times 10^{14}$	$\geqslant 2 \times 10^{12}$	$\geqslant 2 \times 10^{11}$	$\geqslant 2 \times 10^{9}$	$\geqslant 1 \times 10^{6}$
I-131	$\geqslant 2 \times 10^{14}$	$\geqslant 2 \times 10^{12}$	$\geqslant 2 \times 10^{11}$	$\geqslant 2 \times 10^{9}$	$\geqslant 1 \times 10^{6}$
Ir-192	$\geqslant 8 \times 10^{13}$	$\geqslant 8 \times 10^{11}$	$\geqslant 8 \times 10^{10}$	$\geqslant 8 \times 10^{8}$	$\geqslant 1 \times 10^{4}$

表 15-2　医用射线装置分类

装置类别	装置名称
Ⅰ类	质子治疗装置 重离子治疗装置 其他粒子能量大于等于 100 兆电子伏的医用加速器
Ⅱ类	粒子能量小于 100 兆电子伏的医用加速器 制备 PET 放射性药物的加速器 X 射线治疗机（深部、浅部） 术中放射治疗装置 血管造影用 X 射线装置
Ⅲ类	医用 X 射线计算机断层扫描（CT）装置 医用诊断 X 射线装置 口腔（牙科）X 射线装置 放射治疗模拟定位装置 X 射线血液辐照仪

二、常见放射治疗设备

1. 质子、重离子治疗装置　属于Ⅰ类射线装置，主要有质子加速器和碳离子加速器，此类设备结构复杂、体积庞大，质子和碳离子射线以其特有的布拉格峰剂量分布特性，能够将射线能量更多地集中在肿瘤组织，在增强对肿瘤杀伤力的同时减小对正常组织的伤害。这类设备可以按如下类型进一步细分：①按加速的粒子类型可划分为质子加速器、碳离子加速器、质子及碳离子加速器等；②按加速器种类划分为同步加速器、回旋加速器等；③按治疗机架种类划分为固定机架、旋转机架；④按治疗技术分类为笔形束、散射束。

2. 医用电子加速器　属于Ⅱ类射线装置，是利用微波电场加速电子产生高能射线（电子线或 X 射线）用于放射治疗的大型医疗设备，包括直线加速器、回旋加速器等，放射治疗中使用最多的是电子直线加速器。医用电子直线加速器的核心组件包括：加速管、微波功率源、波导系统、控制系统、束流准直和屏蔽系统、患者支撑系统等。按照能量可以分为低能机、中能机和高能机。医用电子加速器适应证广泛，可单独用于根治性放射治疗、配合手术及化疗实施综合治疗等。

3. X 射线治疗机（深部、浅部）　属于Ⅱ类射线装置，是一种发生并控制 X 射线对人体组织进行放射治疗的设备，其结构由球管、机架、治疗床、高压发生器及整流电路和循环冷却装置等组成。X 射线治疗机主要分为两类：深部 X 射线治疗机（利用约 150 kV 以上高压加于 X 射线管上产生 X 射线进行远距离放射治疗用设备）和浅层 X 射线治疗机（用以治疗皮肤和身体浅表病变的 X 射线装置，管电压范围一般为 100～150 kV）。X 线治疗机由于其原理及功能的限制，只能产生 kV 级 X 射线，其能量低、易散射、深部剂量分布差、表面吸收剂量大。目前临床上仅用于某些特殊部位的治疗、术中放射治疗以及作为电子束治疗的代用装置。

4. 远距离钴 -60 治疗机　所使用的放射源为Ⅰ类源，远距离钴 -60 治疗机的放射源通常为等中心安装（一般初装源活度均远大于Ⅰ类源的限值 3×10^{13} Bq），射线束能够以固定的源轴距绕患者做旋转。现代的远距离治疗机的源轴距为 80 cm 或 100 cm。其主要组成部分有钴 –60 放射源、机架与支座、患者支撑系统、机器控制台等。加拿大在 1951 年首先生产出钴 –60 治疗机，并成为当时重要的放射治疗设备。目前该类型设备已基本淘汰。而同样采用 I 类钴 –60 放射源的 γ 射线立体定向放射治疗装置则在临床上还有一定范围的使用。

5．近距离治疗机 也叫后装治疗机，所使用的放射源多为 Ⅲ 类源，通过将封装好的放射源由施源器或输源导管直接或间接放入患者的肿瘤部位进行照射的放射治疗装置。近距离治疗机采用的放射源类型主要包括铱 –192 和钴 –60。

三、常见核医学设备

1．制备 PET 放射性药物的加速器 一般采用医用回旋加速器，属于 Ⅱ 类射线装置。现代医用回旋加速器多采用分离扇形磁铁调变磁场技术，属等时性回旋加速器范畴。医用回旋加速器的工作原理是：带电粒子在磁场和交变电场作用下，反复在磁场做弯曲运动（回旋）并被交变电场反复加速，直至达到预期所需粒子能量，通过粒子束流引出系统引出，轰击靶系统中的靶材料，获得所需正电子放射性核素。对于临床上核素生产的需求，氟 –18 占据了绝大部分的比例，另外，碳 –11 和氧 –15 这类短半衰期核素也在广泛生产。

2．PET/CT 严格意义上讲 PET 本身并不产生射线，PET 显像是将发射正电子的核素（如氟 –18）引入待检者体内，其发射的正电子经湮灭辐射转换成能量相同、方向相反的两个 γ 光子穿透到体外，通过 PET 的位置对称的符合探测器采集并由计算机重建成断层图像，来显示正电子核素在体内的分布情况。PET/CT 是将正电子发射体层仪与计算机体层显像仪同轴、序贯安装于同一机架的显像设备，可以一次完成正电子发射计算机体层摄影采集，并利用计算机体层摄影图为正电子发射体层摄影图像重建提供衰减校正图，可同时获得病变部位的功能代谢状况和精确解剖结构定位信息，并可以图像融合的方式显示结果。它由 PET 和 CT 两部分组成，具备 PET 和 CT 各自的全部功能，两者组合在同一个机架内，其中的 CT 属于 Ⅲ 类射线装置，因而 PET/CT 也属于 Ⅲ 类射线装置。

四、常见介入放射学设备

数字减影血管造影（digital subtractive angiography，DSA） 属于 Ⅱ 类射线装置，该设备是计算机技术与传统 X 射线血管造影设备相结合的产物，它通过将注入造影剂前、后拍摄的两幅 X 线图像输入计算机，经减影、增强和再成像等过程来获取去除了骨骼、肌肉及其他组织，只留下单纯血管影像的减影图像。绝大多数 DSA 设备的机架呈"C"形，故称之为"C臂"，可分为为单 C 臂或双 C 臂，按照安装方式又可分为悬吊式或落地式。

DSA 具有高对比度、高分辨率的特点，是血管内介入治疗不可缺少的成像手段，也是临床上诊断心血管和某些肿瘤性疾病的金标准。

五、常见 X 射线影像诊断设备

目前，临床上常见的 X 射线影像诊断设备均为 Ⅲ 类射线装置，主要分为两类，即 X 线摄影类设备和 CT，其中 X 线摄影类设备又分为传统（包括常规 X 线机、胃肠 X 线机、心血管造影 X 线机、床旁 X 线机、乳腺 X 线机和牙科 X 线机等）和数字化 X 线设备（包括 CR 和 DR，其中，CR 设备可与传统 X 线设备进行组合，而 DR 设备与传统 X 线设备的不同之处主要是以平板探测器直接数字化成像，类型包括 DR 通用型机、DR 胃肠机、DR 乳腺机和 DR 床旁机等）。本文仅对最典型的常规 X 线机、数字 X 射线摄影（digital radiography，DR）和计算机体层成像（computed tomography，CT）做简单介绍。

1. 常规 X 线机　由主机系统和辅助设备两部分构成，主机系统是指围绕产生 X 线的主电路及其元部件所构成的系统（如 X 线管组件、高压发生器、控制台等），辅助设备是指主机以外的各种辅助和直接为临床诊断服务的设备（如诊视床、摄影床、影像增强器、电视系统、滤线器、增感屏、胶片、高压注射器等）。常规 X 线机的 X 线影像主要采用增感屏 - 胶片方式来获取，难以进行数字化的存储。因此，常规 X 线影像数字化或记录在胶片上的信息数字化，对实现医学影像信息管理的现代化和实用化具有重要意义。

2. DR 系统　即直接数字化 X 射线摄影系统，是以平板探测器、电荷耦合器件（CCD）等为转换介质，将被照体信息以数字影像形式进行传递的一种 X 射线摄影设备。DR 可直接将 X 线光子转换为数字化图像，是一种广义上的直接数字化 X 线摄影。而狭义上的直接数字化摄影（direct digital radiography，DDR），通常指采用平板探测器（非晶硅平板 DR、非晶硒平板 DR 和 CCD DR 等）将影像直接转换为数字信号的技术，是真正意义上的直接数字化 X 射线摄影系统。DR 可以根据临床需要对采集到的图像进行各种后处理（如滤波、窗宽窗位调节、缩放、拼接、多体层容积成像以及距离、面积、密度测量等），为影像诊断中的细节观察、前后对比、定量分析提供了技术支持。

3. CT　利用 X 射线束对人体进行扫描（不同的组织由于其密度不同导致其对 X 射线的吸收与透过率也不同），由探测器接收穿过的 X 射线，再经模拟 / 数字转换交给计算机进行算法重建处理得到扫描断层的组织衰减系数的数字矩阵，通过将矩阵内的数值数 / 模转换后即可获取被检查部位的断面图像。CT 系统主要有以下三部分构成：扫描组件（由 X 线管、探测器和扫描架组成）、计算机系统（将扫描组件收集到的数据进行重建和后处理）、图像显示和存储系统。CT 的发展按照扫描方式经历了平移 / 旋转、旋转 / 旋转、旋转 / 固定直到目前普遍采用的螺旋扫描，而螺旋 CT 又分为单层螺旋 CT 和多层螺旋 CT。临床上采用的多为多层螺旋 CT。

第三节　医学放射诊疗中的危害

电离辐射作用于机体后，辐射能量沉积于生物体，引起机体生物活性分子（如核酸、蛋白质和酶类等）的电离和激发，导致机体的分子、细胞、组织和器官层面的形态结构和功能的变化，产生辐射生物效应。辐射生物效应有可能引起系列辐射损伤，进而对人体产生危害。临床放射诊疗工作中，电离辐射的危害对象既可能是医务人员也可能是患者和公众。按照诊疗活动的类型可对辐射危害来源进行如下分类。

一、X 射线影像诊断实践中的危害

临床上 X 射线影像诊断包括前文所介绍的传统和数字化 X 线设备（如常规 X 线机、胃肠 X 线机及各类型 CR、DR 等），这些设备所产生的 X 射线主要用来形成可供诊断的影像，同时又成为可能导致辐射危险的来源。

在各种类型的 X 射线影像诊断检查过程中，工作场中所存在的 X 射线一般是由有用射线、泄漏辐射和杂散辐射构成。有用射线是指从 X 射线球管的窗口发出的，用于透过人体形成影像进行诊断检查的射线；泄漏辐射是除了有用的辐射束外，从 X 射线球管屏蔽体中泄漏出的任何其他的辐射；杂散辐射是泄漏辐射、散射辐射以及剩余辐射的总称，除泄漏辐射外还包括有用射线和泄漏辐射在诊疗床、受检者身体以及机房内其他设备及墙体上产生的散射线。对于接受 X 射线诊断检查的受检者，泄漏辐射和杂散辐射是要尽量避免的，而有用射线虽然是必需的，但也需要严格控制其剂量。对于放射工作人员而言，由于职业特点导致其在实施各种 X 射线诊断检查时，可能会受到一定剂量的职业照射。职业照射的来源包括有用射线、泄漏辐射及杂散辐射等。

二、介入放射学实践中的危害

介入放射学实践在临床上分为诊断性和治疗性两种，均主要利用数字减影血管造影成像的方法来引导实施。因此，介入放射学实践与上述 X 射线影像诊断实践具备相同的 X 射线危害来源，但由于介入放射学基本采用同室操作的方式，其潜在放射危险性往往还要大于普通 X 射线诊断。

介入放射学需要往患者体内的特定部位插入介入器材，这种操作花费的时间较长，并且需要在透视的实时监控状态下进行，医务工作者大多数情况下只能同室、近台操作，因此导致的职业照射剂量比隔室操作的 X 射线诊断要大。同时，由于患者手术部位处于持续透视状态，其受到的辐射剂量也远远高于 X 射线诊断。ICRP 在其第 85 号出版物《介入手术——避免辐射损伤》中指出，"在一些介入放射学手术中，患者的皮肤剂量会接近某些癌症放射治疗时单次治疗的剂量水平"，"临床上也已经观察到了介入放射学医师及相关操作人员受到放射损伤的案例"。因此，介入放射学在实践中的危害是明确的，相关辐射防护与安全问题应得到足够的重视。

三、核医学实践中的危害

核医学实践中最主要的辐射源项是各种放射性药物，即非密封源。而伴随着 PET/CT 的广泛使用，CT 所产生的 X 射线也是核医学辐射源项，同时制备 PET 使用的发射正电子的放射性核素的回旋加速器在生产时所产生的外照射、感生放射性以及放射性核素污染也可能导致相应的危害。

临床上核医学实践中的辐射危害较为复杂，既包括外照射也存在内照射。由于非密封源的特点是容易扩散，导致工作场所表面、环境及空气污染，因此操作场所存在 X 射线、γ 射线、β 射线等引起的外照射，也存在因放射性污染导致放射性核素进入机体内而引起的内照射。其中，医务人员受到的外照射来源包括：放射性药物的转运和分装、药物标记与配制过程中受到 X 射线、γ 射线、β 射线的外照射，在给患者使用放射性药物时受到 γ 射线、β 射线的外照射，患者在服用或注射放射性药物后其本身成为辐射源而产生的外照射。医务人员内照射则主要是在接触放射性药物及其可能污染的工作场所及环境中由皮肤（结膜）吸收、进食、呼吸等途径将核素摄入体内所导致。患者受到的外照射来源则主要是其他患者使用放射性药物而产生的外照射以及可能的表面污染导致的外照射。

四、放射治疗实践中的危害

肿瘤放射治疗实践中的辐射源项较为复杂，既包括患者定位过程中所用到的 X 射线模拟定位机和 CT 模拟定位机所产生的 kV 级 X 射线，也有在治疗过程中使用医用直线加速器所产生的 MV 级 X 射线，以及后装治疗或者钴 –60 治疗机治疗过程中所用到的放射源产生的射线。

对于医务人员而言，除了可能受到医用放射源及射线装置发出的主射束照射，也可能面临散射线、漏射线及感生放射性的影响，但在正常的工作条件下，由于放射治疗均属于隔室操作，合格设计的治疗机房能够提供较为安全的屏蔽。而对于患者，相对于放射治疗的处方剂量水平，其受到的非治疗射线的影响是极低的，真正的危害往往是由于治疗流程、治疗设备的质量保证和质量控制出现失误所导致的事故性医疗照射。

第四节　常见诊疗辐射装置防护管理措施与操作规程

临床上常见的放射诊疗设备种类繁多，不同患者、不同部位以及同一部位不同体位所涉及的方法、规程和流程差别较大，本节仅针对临床上诊断、治疗和核医学最典型的情况，参考相关国家标准、行业标准对其防护管理和操作进行简要介绍。

一、X 射线影像诊断

（一）防护与安全管理要求

医疗机构应对放射工作人员、受检者以及公众的防护与安全负责，主要管理要求包括：

1. 放射诊断设备工作场所的布局、机房的设计和建造。

2. 配备与检查工作相适应的、结构合理的专业人员。

3. 对工作人员所受的职业照射应加以限制，职业照射剂量限值应符合 GB 18871 的规定，个人剂量监测应符合 GBZ 128 的要求。

4. 对放射诊疗工作人员进行上岗前、在岗期间和离岗时的健康检查，定期进行专业及防护知识培训，并分别建立个人剂量、职业健康管理和教育培训档案。

5. 制定人员培训准则和计划，对人员的专业技能、放射防护知识和有关法律知识进行培训，使之满足放射工作人员的工作岗位要求。

6. 配置与 X 射线检查工作相适应的诊断设备、检测仪器及防护设施，采取一切合理措施以预防设备故障和人为失误。

7. 制定并落实放射防护管理制度、实施放射防护质量保证大纲，采取合理和有效的措施，将可能出现的故障和失误的后果减至最小。

8. 制定相应的放射事件应急计划，应对可能发生的事件，做计划并定期进行实际演练。

9. 对受检者出现的放射损伤应及时报告卫生行政部门。

（二）X 射线设备防护性能的技术要求

1．X 射线设备出线口上应安装限束系统（如限束器、光阑等）；X 射线管组件上应有清晰的焦点位置标示；X 射线管组件上应标明固有滤过，所有附加滤过片均应标明其材料和厚度等相应内容。另外设备随机文件应说明下列与防护有关的性能：

（1）X 射线管组件的固有滤过；

（2）X 射线源组件的滤过；

（3）滤过片的特性；

（4）距焦点 100 cm 远处球面上泄漏辐射的空气比释动能率；

（5）限制有用线束的方法；

（6）在焦点到影像接收器的各种距离下有用线束照射野尺寸；

（7）焦点到影像接收面的最大和最小距离；

（8）管电压和管电流加载条件；

（9）各种使用条件下焦皮距的说明；

（10）位于有用线束中床板和滤线栅对 X 射线束的衰减当量；

（11）CT 随机文件应提供等剂量图，描述设备周围的杂散辐射的分布；

（12）介入放射学、近台同室操作（非普通荧光屏透视）用 X 射线设备随机文件中应提供等剂量图，描述设备周围的杂散辐射的分布以及工作人员典型位置的杂散辐射值，便于工作人员选择防护方案；

（13）车载式诊断 X 射线设备随机文件中应说明临时控制区的周围剂量当量率水平，场所布局和防护设计图；

（14）各种专用和特殊场合使用的 X 射线设备，应具体指出各应用条件下必须注意采取的相应防护措施。

2．随机文件中关于滤过的内容，应符合：

（1）除乳腺 X 射线摄影设备外，在正常使用中不可拆卸的滤过部件，应不小于 0.5 mm Al；

（2）除乳腺 X 射线摄影设备外，应用工具才能拆卸的滤片和固有滤过（不可拆卸的）的总滤过，应不小于 1.5 mm Al；

（3）除牙科摄影和乳腺摄影用 X 射线设备外，X 射线有用线束中的所有物质形成的等效总滤过，应不小于 2.5 mm Al；

（4）标称 X 射线管电压不超过 70 kV 的牙科 X 射线设备，其总滤过应不小于 1.5 mm Al；

（5）标称 X 射线管电压不超过 50 kV 的乳腺摄影专用 X 射线设备，其总滤过应不小于 0.03 mm Mo。

3．典型的 X 射线设备操作的防护安全要求

（1）放射工作人员应熟练掌握业务技术，接受放射防护和有关法律知识培训，满足放射工作人员岗位要求。

（2）根据不同检查类型和需要，选择使用合适的设备、照射条件、照射野以及相应的防护用品。

（3）合理选择各种操作参数，在确保达到预期诊断目标条件下，使受检者所受到的照射剂量最低。

（4）如设备具有儿童检查模式可选项时，对儿童实施检查时应使用该模式；如无儿童检

查模式，应适当调整照射参数（如管电压、管电流、照射时间等），并严格限制照射野。

（5）X 射线设备曝光时，应关闭与机房相通的门、窗。

（6）放射工作人员应按《职业性外照射个人性测规范》（GBZ 128）的要求接受个人剂量监测。

（7）在进行病例示教时，不应随意增加曝光时间和曝光次数。

（8）不应使用加大摄影曝光条件的方法，提高过期胶片的显影效果。

（9）工作人员应在有屏蔽的防护设施内进行曝光操作，并应通过观察窗等密切观察受检者状态。

二、介入放射学

（一）介入放射学和近台同室操作用 X 射线设备

二者操作的防护安全要求类似，具体如下：

1．介入放射学、近台同室操作（非普通荧光屏透视）用 X 射线设备应满足其相应设备的防护安全操作要求。

2．介入放射学用 X 射线设备应具有记录受检者剂量的装置，并尽可能将每次诊疗后受检者受照剂量记录在病历中，需要时，应能追溯到受检者的受照剂量。

3．除存在临床不可接受的情况外，图像采集时工作人员应尽量不在机房内停留；对受检者实施照射时，禁止与诊疗无关的其他人员在机房内停留。

4．穿着防护服进行介入放射学操作的工作人员，其个人剂量计佩戴要求应符合 GBZ 128 的规定。

（二）典型的 DSA 辐射防护与安全管理措施

主要包括如下内容：

1．机房内的所有区域为控制区，控制室、缓冲间和污物间为监督区。

2．机房应采取实体屏蔽措施，保证机房周围（含观察窗、楼上和楼下）及防护门外 30 cm 处辐射剂量率不大于 2.5 μSv/h。在机房门口设置明显的放射性警告标识和中文警示说明，以及设备工作状态指示灯。

3．控制台电源钥匙妥善保管。

4．机房和控制室之间应设有观察窗，并配置有对讲系统。

5．血管造影室机房门应为铅防护门，机房门外拟设置电离辐射警告标志和中文警示说明，防护门上方设置工作状态指示灯（手术中）和警示灯箱（射线有害，灯亮勿入）。机房门外工作状态指示灯的供电线路拟与 X 射线机低压供电线路连接，在设备通电时，防护门打开，DSA 警示灯熄灭，防护门关闭，警示灯自动亮起，以便于工作人员了解出束状态。

6．采用空调系统送新风的方法对 X 线机房进行机械通风换气，防止机房空气中臭氧和氮氧化物等有害气体累积。

7．DSA 机房配置工作人员防护用品，应包括前 0.5 mm、后 0.25 mm 铅当量的工作人员防护铅衣；0.5 mm 铅当量的铅围脖和铅帽子；0.5 mm 铅当量的铅眼镜；0.5 mm 铅当量的受检者防护用品，包括铅围裙、铅围脖、铅帽子等。

8．介入工作人员均佩带个人剂量计，进行个人剂量监测。个人剂量计应佩带在铅衣里面的胸部位置。

9．配备便携式剂量率监测仪。介入治疗时，使用便携式剂量率仪帮助医护人员选择治疗站位、铅屏风的摆放位置等，提高辐射防护水平。

10．采取附加屏蔽 X 线措施：DSA 手术床沿悬挂含 0.5 mm 铅当量的铅围帘，阻挡散射线对医务人员的照射；在床上悬挂 0.5 mm 铅当量的铅玻璃吊屏，用于阻挡散、漏射线对工作人员的照射。

11．除存在临床不可接受的情况外，图像采集时工作人员应尽量不在机房内停留。

三、核医学

核医学科因涉及非密封放射源的使用，其辐射安全管理涉及场所，医务人员和患者，药物运输与储存、废气、废液和固体废弃物的处理等多个方面，因此管理措施较为复杂。

（一）核医学防护与安全管理要求

开展核医学工作的医疗机构应对放射工作人员、患者或受检者以及公众的防护与安全负责，主要管理要求包括：

1．应制定全面的质量保证大纲，该大纲至少包括《核医学放射防护要求》（GBZ 120—2020）附录 A 中 A.1 建议的内容。

2．应建立健全包括患者或受检者防护在内的管理制度和操作流程，该管理制度和操作流程至少包括 GBZ 120—2020 附录 A 中 A.2 建议的内容。

3．应配备与其服务项目相适应并且性能合格的核医学诊疗设备（包括相关辅助设备）、放射防护与放射性药物施用量质量控制仪器、个人防护用品。

4．应对外购的按人份分装的放射性药物活度进行抽样检测，抽样率不应小于 10%；按人份分装的放射性药物活度实测值与期望值的偏差应不大于 ±10%；应按国家相关规定定期对防护检测仪表和活度计进行检定或校准，取得合格和有效的检定或校准证书。

5．应保障放射工作人员、患者或受检者以及公众的放射防护安全与健康，对工作人员所受的职业照射应加以限制，使其符合《电离辐射防护与辐射源安全标准》（GB 18871）职业照射剂量限值的规定，个人监测应符合 GBZ 128 和 GBZ 129 的要求。

6．制定并落实放射防护管理制度，有效实施质量保证大纲，采取合理和有效的措施以预防设备故障和人为失误。

7．应针对实施诊疗时可能出现的故障或失误，制定应急预案，并进行应急培训和演练，将可能出现的故障或失误所致后果减到最小。

8．制定人员培训计划，对人员的专业技能、放射防护知识和有关法律知识进行培训，使之满足放射工作人员的工作岗位要求。

（二）核医学工作场所分区要求

核医学工作场所的放射防护的特殊性要求对工作场所的在医院内部的位置、平面布局和分区进行细致划分。在医疗机构内部区域选择核医学场址，应充分考虑周围场所的安全，不应邻接产科、儿科、食堂等部门，这些部门选址时也应避开核医学场所。尽可能做到相对独立布置或集中设置，宜有单独出、入口，出口不宜设置在门诊大厅、收费处等人群稠密区域。

1．核医学工作场所平面布局设计应遵循如下原则：

（1）使工作场所的外照射水平和污染发生的概率达到尽可能小；

（2）保持影像设备工作场所内较低辐射水平以避免对影像质量的干扰；

（3）在核医学诊疗工作区域，控制区的入口和出口应设置门锁权限控制和单向门等安全措施，限制患者或受检者的随意流动，保证工作场所内的工作人员和公众免受不必要的照射；

（4）在分装和给药室的出口处应设计卫生通过间，进行污染检测。

2．核医学工作场所从功能设置可分为诊断工作场所和治疗工作场所。其功能设置要求如下：

（1）对于单一的诊断工作场所应设置给药前患者或受检者候诊区、放射性药物贮存室、分装给药室（可含质控室）、给药后患者或受检者候诊室（根据放射性核素防护特性分别设置）、质控（样品测量）室、控制室、机房、给药后患者或受检者卫生间和放射性废物储藏室等功能用房；

（2）对于单一的治疗工作场所应设置放射性药物贮存室、分装及药物准备室、给药室、病房（使用非密封源治疗患者）或给药后留观区、给药后患者专用卫生间、值班室和放置急救设施的区域等功能用房；

（3）诊断工作场所和治疗工作场所都需要设置清洁用品储存场所、员工休息室、护士站、更衣室、卫生间、去污淋浴间、抢救室或抢救功能区等辅助用房；

（4）对于综合性核医学工作场所，部分功能用房和辅助用房可以共同利用；

（5）正电子药物制备工作场所至少应包括回旋加速器机房工作区、药物制备区、药物分装区及质控区等。

核医学放射工作场所应划分为控制区和监督区。控制区一般包括使用非密封源核素的房间［放射性药物贮存室、分装及（或）药物准备室、给药室等］、扫描室、给药后候诊室、样品测量室、放射性废物储藏室、病房（使用非密封源治疗患者）、卫生通过间、保洁用品储存场所等。监督区一般包括控制室、员工休息室、更衣室、医务人员卫生间等。应根据GB 18871的有关规定，结合核医学科的具体情况，对控制区和监督区采取相应管理措施。

核医学工作场所的布局应有助于开展工作，避免无关人员通过。治疗区域和诊断区域应相对分开布置。根据使用放射性药物的种类、形态、特性和活度，确定核医学治疗区（病房）的位置及其放射防护要求，给药室应靠近病房，尽量减少放射性药物和给药后患者或受检者通过非放射性区域。通过设计合适的时间空间交通模式来控制辐射源（放射性药物、放射性废物、给药后患者或受检者）的活动，给药后患者或受检者与注射放射性药物前患者或受检者通道不交叉，给药后患者或受检者与工作人员通道不交叉，工作人员与放射性药物通道不交叉。合理设置放射性物质运输通道，便于放射性药物、放射性废物的运送和处理，便于放射性污染的清理、清洗等工作的开展。

正电子药物制备工作场所，应按相关的药物生产管理规定，合理规划工作流程，使放射性物质的传输运送最佳化，减少对工作人员的照射。回旋加速器室、药物制备室及分装区域的设置应便于放射性核素及药物的传输，并便于放射性药物从分装热室至注射室间的运送。

3．放射性药物操作的放射防护要求主要包括以下：

（1）操作放射性药物应有专门场所，如临床诊疗需要在非专门场所给药时则需采取适当的防护措施。放射性药物使用前应适当屏蔽。

（2）装有放射性药物的给药注射器，应有适当屏蔽。

（3）操作放射性药物时，应根据实际情况，熟练操作技能、缩短工作时间，并正确使用个人防护用品。

（4）操作放射性碘化物等挥发性或放射性气体应在通风柜内进行。通风柜保持良好通风，并按操作情况必要时进行气体或气溶胶放射性浓度的监测；操作放射性碘化物等挥发性或放射性气体的工作人员宜使用过滤式口罩。

（5）控制区内不应进食、饮水、吸烟、化妆，也不应进行无关工作及存放无关物品。

（6）操作放射性核素的工作人员，在离开放射性工作场所前应洗手和进行表面污染检测，如其污染水平超过规定值，应采取相应去污措施。

（7）从控制区取出物品应进行表面污染检测，以杜绝超过规定的表面污染控制水平的物品被带出控制区。

（8）为体外放射免疫分析目的而使用含氢–3、碳–14、碘–125等核素的放射免疫分析试剂盒可在一般化学实验室进行。

（9）放射性物质的贮存容器或保险箱应有适当屏蔽。放射性物质的放置应合理有序、易于取放，每次取放的放射性物质应只限于需用的部分。

（10）放射性物质贮存室应定期进行放射防护监测，无关人员不应入内。

（11）贮存和运输放射性物质时应使用专门容器，取放容器中内容物时，不应污染容器。容器在运输时应有适当的固定措施。

（12）贮存的放射性物质应及时登记建档，登记内容包括生产单位、到货日期、核素种类、理化性质、活度和容器表面放射性污染擦拭试验结果等。

（13）所有放射性物质不再使用时，应立即送回原地安全储存。

（14）当发生放射性物质溢出、散漏事故时，应根据单位制定的放射事故处置应急预案，参照使用相应行业标准中所列用品，及时控制、消除放射性污染；当人员皮肤、伤口被污染时，应迅速去污并给予医学处理。

（15）核医学放射工作人员应按 GBZ 128 的要求进行外照射个人监测，同时对于近距离操作放射性药物的工作人员，宜进行手部剂量和眼晶状体剂量监测，保证眼晶状体连续 5 年期间，年平均当量剂量不超过 20 mSv，任何 1 年中的当量剂量不超过 50 mSv；操作大量气态和挥发性物质的工作人员，例如近距离操作碘–131 的工作人员，宜按照 GBZ 129 的要求进行内照射个人监测。

四、放射治疗

（一）放射治疗的防护与安全管理要求

开展放射治疗的医疗机构应对放射工作人员、患者和公众的防护与安全负责，其管理要求主要包括：

1．放射治疗工作场所的布局、机房的设计和建造。

2．配备与工作相适应的、结构合理的专业人员。

3．根据 GBZ 128 开展工作人员个人剂量监测和建立个人剂量监测档案。

4．对放射工作人员所受的职业照射加以限制，使其符合 GB 18871 对工作人员的职业照射剂量限值的规定。

5．根据《放射工作人员职业健康监护技术规范》（GBZ 235）开展放射工作人员职业健康检查和建立职业健康监护档案。

6．制定人员培训计划，对人员的专业技能、放射防护知识和有关法律知识进行培训，使之满足放射工作人员的工作岗位要求。

7．配置与放射治疗工作相适应的治疗设备、质量控制设备、监测设备及防护设施，采取一切合理措施预防设备故障和人为失误。

8．制定并落实放射防护管理制度、实施放射治疗质量保证大纲，采取合理和有效的措施，将可能出现的故障或失误的影响减至最小。

9．制定相应的放射事故应急预案，应对可能发生的事件，宣贯该预案并定期进行演练。

（二）放射治疗临床实践的操作规程如下：

1．在放射治疗中，应有实施照射的书面程序。

2．在治疗计划制定时，除考虑对靶区施以所需要的剂量外，应尽量降低靶区外正常组织的剂量，在治疗过程中应采取适当措施使正常组织所受到的照射剂量保持在可合理达到的最低水平。

3．除有明确的临床需要外，应避免对怀孕或可能怀孕的妇女施行腹部或骨盆受照射的放射治疗；若确有临床需要，对孕妇施行的任何放射治疗应周密计划，以使胚胎或胎儿所受到的照射剂量减至最小。

4．患者在接受放射治疗之前，应有执业医师标明日期并签署的照射处方。处方应包含下列信息：治疗的位置、总剂量、分次剂量、分次次数和总治疗周期，还应说明在照射体积内所有危及器官的剂量。

（三）放射治疗操作中的放射防护要求如下：

1．对于高于 10 MV X 射线治疗束和质子重离子治疗束的放射治疗，除考虑中子放射防护外，在日常操作中还应考虑感生放射线的放射防护。

2．后装放射治疗操作中，当自动回源装置功能失效时，应有手动回源的应急处理措施。

3．操作人员应遵守各项操作规程，认真检查安全联锁，应保障安全联锁正常运行。

4．工作人员进入涉放射源的放射治疗机房时应佩戴个人剂量报警仪。

5．实施治疗期间，应有两名及以上操作人员协同操作，认真做好当班记录，严格执行交接班制度，密切注视控制台仪器及患者状况，发现异常及时处理，操作人员不应擅自离开岗位。

（四）典型的医用直线加速器操作规程如下：

1．医用直线加速器系大型复杂医疗设备，必须由经过培训熟悉操作规程的专业技术人员操作，操作者应严格执行安全操作规程，每次操作应做好使用登记。关键的安全操作要求应在治疗机控制室内醒目悬挂。

2．医学物理师按职责定期负责加速器各项物理参数的检测，以保证设备处于安全稳定的状态，确保治疗准确顺利进行。

3．技师在每日放射治疗前，应按规定完成设备晨检，晨检包括但不仅限于：加速器输出量、激光灯、安全联锁、监视和对讲设备、束流的启动与终止及其相应的照射状态指示急停装置以及治疗室门联锁的有效性等。

4．操作者应佩带个人剂量计。

5．按医嘱认真摆位，摆位结束后应确保机房内无其他人员滞留方可关闭屏蔽门。治疗过程中，操作者应始终监视控制台和患者，并及时排除意外情况。如遇到患者首次治疗则应仔细核对相关治疗信息确保医嘱无误。

6．特殊照射（如立体定向放射外科和立体定向放射治疗）应由医师、物理师及技师共同确认后方可开展治疗。

7．操作者不得擅自断开辐射安全与联锁设施。维修工程师进行维修时应事先经过设备负责人员同意，并在控制台醒目告示治疗机正在维修。维修后应及时恢复安全与联锁设施，查验其控制功能，并经物理师和设备负责人员确认后方可继续进行放射治疗照射。

8．治疗结束后应恢复设备的初始状态并完成当日治疗核验。

第五节　诊疗辐射剂量处方与剂量限值

射线照射具有生物效应，超过允许剂量的照射可导致放射性损伤，因此在诊疗过程中，医疗机构和相关医务工作者应对辐射防护给予足够的重视。在放射诊疗过程中，医疗机构和医务工作者担负着诊疗辐射剂量处方与剂量限值和核心任务，相关机构和人员应严格按照相关国家、行业标准，实现正当化、最优化，并满足剂量限值要求。

一、医疗机构在辐射防护中的职责

医疗机构应为受检者与患者的防护与安全负责，在开展放射诊疗工作的过程中应保证：

1．只有具有相应资格的执业医师才能开具医疗照射的检查申请单和治疗处方，只能按照医疗照射的检查申请单和治疗处方对受检者与患者实施诊断性或治疗性医疗照射。

2．制定人员培训准则和计划，以使执业医师、物理师、技师及其他相关人员受到相应的辐射防护知识培训，并取得相应资质，在实施医疗照射检查申请单和治疗处方所规定的诊断或治疗程序的过程中能够承担指定的任务；并对他们的医疗照射正当性判断水平进行考核和档案记录。

3．采取一切合理措施以预防设备故障和人为失误，制定完善的质量保证大纲、校准体系、维护措施和培训计划以达此目的；采取合理和有效的措施，将可能出现的故障和失误的后果减至最小。

4．为了应付可能发生的事件，应制定相应的意外事故应急计划，该计划并定期进行实际演练。

5．按照相关国家、行业标准的要求进行照射剂量、模体剂量测定和放射性药物活度测定及其校准。

6．制定医疗照射质量保证大纲时应邀请诸如放射物理、放射药物学等有关领域的合格专家参加。

7．按国家有关规定保存校准、临床剂量测量和有关物理、临床参数定期核查结果；保存质量保证大纲有关的程序和结果的书面记录。

二、医务人员在辐射防护中的职责

相关执业医师与医技人员、辐射防护专家等都应对受检者与患者的防护与安全承担相应的责任。

1．执业医师的首要任务和义务是为受检者与患者提供最有效的诊治，包括保护受检者与患者免受不必要的辐射照射，其主要责任与义务是在开具医疗照射诊治处方时，与其他医技人员一起对受检者与患者个人的医疗照射负有正当性判断、最优化和结果的临床评价；与其他专家或工作人员合作，从他们那里获取与该医疗照射实践有关的信息（例如先前检查的，特别是放射学的信息或记录）；也有责任为其他执业医师提供相应的信息；还应为受检者与患者提供电离辐射的风险信息。

2．执业医师及医技人员应将受检者与患者防护与安全方面存在的问题和需求及时向医疗机构报告，并尽可能采取相应的措施以确保受检者与患者的防护与安全。

3．相关的核医学医师、放射化学家、医学物理师及放射肿瘤学家应对处方进行复核，对执行诊疗处方中涉及电离辐射的诊断或治疗过程负有责任。

4．合格专家、技师和辅助医务人员、辐射防护负责人和其他相关人员在他们的具体活动领域内对辐射防护法规和标准的应用负有相应的职责。

三、医疗照射的正当性判断

医疗照射均应有足够的净利益，在能取得相同净利益的情况下，应尽可能采用不涉及辐射的替代方法，在无替代方法时也应权衡利弊，确保医疗照射给受诊断或治疗的个人或社会所带来的利益大于可能引起的危害时，该医疗行为才是正当的。

每一项医疗照射实践，应根据诊疗目的和受照人员特征对其进行正当性判断；如果某一项医疗照射通常被判定为非正当性，在特殊情况下又需要使用它时，应逐例进行正当性判断；执业医师和有关医技人员应尽可能避免不必要的重复照射。

四、医疗照射防护的最优化

放射诊疗过程中患者防护最优化的基本目标是使利益最大程度地超过危害。由于患者受到的是有意安排的射线照射，最优化的目的并不一定意味着是降低患者所受剂量，而应该首先考虑在诊断性照射中是否能够获得足够可靠的诊断信息以及在治疗性照射中达到所需的治疗效果。

医疗照射最优化过程应包括设备、技术的选择，结合患者剂量的评价和估算、放射性药物的施用、管理及社会和经济因素等诸方面进行考查，使之能得到足够的诊断信息和治疗效果。

五、放射诊断剂量指导水平

典型成年受检者放射诊断剂量参考如表 15-3 及表 15-4。

表 15-3　典型成年受检者 X 射线摄影的剂量指导水平

检查部位	投照方位	每次摄影入射体表剂量（mGy）
腰椎	前后位	10
	侧位	30
	腰骶关节	40
腹部、胆囊造影、静脉尿路造影	前后位	10
骨盆	前后位	10
髋关节	前后位	10
胸	后前位	0.4
	侧位	1.5
胸椎	前后位	7
	后前位	20
牙齿	牙根尖周	7
头颅	前后位	5
	后前位	5
	侧位	3

表 15-4　典型成年受检者 X 射线 CT 检查的剂量指导水平

检查部位	多层扫描平均剂量（mGy*）
头	50
腰椎	35
腹部	25

* 表列值是由水当量体模中旋转轴上的测量值推导的；体模长 15 cm，直径 16 cm（对头）和 30 cm（对腰椎和腹部）。

第六节　医疗放射性废物的处理

医疗活动产生的放射性废物主要来自于核医学、放射治疗及相关使用放射性核素进行诊断或治疗的科室，放射性废物包括主要包括"三废"，即放射性废固、废液和废气。

放疗医用电子直线加速器正常运行时，无废靶产生。如果冷却水循环系统出现故障，可能造成靶体散热不畅导致靶被打穿的情况，产生废靶。此外，加速器报废时，也会有废靶产生。对于更换下来的废靶和退役时拆卸下来的废靶，应委托有能力单位检测，如满足清洁解控要求，按普通物品处理，反之，按放射性废物送往当地放射性废物库暂存。后装机使用过程中，铱 -192 放射源更换后的废旧放射源应直接返回供源厂家，不在医院暂存。核医学科废旧密封源校验源，应送交当地放射性废物库。

核医学科回旋加速器在使用过程中，会产生放射性三废。放射性废气为活化气体，经通风系统的高效过滤器过滤后，达标的气体就可以直接排放至大气中。放射性废液排入放射性废水衰变池，统一暂存和处置。放射性废固则暂存在回旋加速器机房和（或）放化室的废物桶内，定期进行解控处置。

核医学诊疗过程中产生的放射性废液（如放药室内洗手池、拖布池废水，以及给药后患者专用卫生间的冲厕废水）需要通过专用管道（管道外表面采用屏蔽厚度合格的铅皮进行包裹防护）一并进入放射性废水衰变池。当满足相关国家、行业标准所规定的清洁解控要求后即可排入医院污水处理站，之后排入市政污水管网。相关过程（暂存、检测、解控、排放等）应有"放射性废水暂存、处置管理台账"详细记录。放射性废固（如废弃的放射性药物、注射器、包装物、棉棒、一次性用品等）应妥善收集放入铅制废物桶，并转移至科室放射性废物间。放射性废固同样应按照相关要求进行清洁解控处置，并详细记录放射性废固暂存、处置管理台账，清晰记录放射性废固的暂存、检测、解控等信息。在诊疗活动中产生的活化气体则应通过专门设置的通风排气系统收集并过滤后进行检测，达标的气体可直接排放至大气。

（吴　昊　王维虎）

思考题

1. 电离辐射技术在医疗领域的应用主要包括哪些种类？
2. 放射源和射线装置的分类原则是什么？请按照上述分类原则对临床和医学研究中常用的医用放射源和射线装置进行分类。
3. 电离辐射可能对人体造成危害的机制是什么？
4. 如何对医疗照射的正当性进行判断？怎么实现医疗照射的最优化？

参考文献

[1] ICRP. Radiological Protection in Medicine. 2007.
[2] UNSCEAR Global Survey on Medical Exposure. A User Manual. United Nations Scientific Committee on the Effects of Atomic Radiation.（October 2017）.
[3] 中华人民共和国. 放射性同位素与射线装置安全和防护条例 [J]. 中华人民共和国国务院公报，2005，(031)：30-39.
[4] 医学名词审定委员会，医学影像技术学名词审定分委员会. 医学影像技术学名词. 北京：科学出版社，2020.
[5] 中华人民共和国国家卫生健康委员会. 放射治疗放射防护要求（GBZ 121—2020）. 2020.
[6] 中华人民共和国国家卫生健康委员会. 核医学放射防护要求（GBZ 120—2020）. 2020.
[7] 中华人民共和国国家卫生健康委员会. 放射诊断放射防护要求（GBZ 130—2020）. 2020.

第十六章 放射性事故应急及处理办法

根据《中华人民共和国放射性污染防治法》（主席令第 6 号）、《放射性同位素与射线装置安全和防护条例》（国务院令第 449 号）、《放射性同位素与射线装置安全许可管理办法》（国家环境保护总局令第 31 号）、《放射性同位素与射线装置安全和防护管理办法》（环境保护部令第 18 号）、《国家突发环境事件应急处置方案》（国办函〔2014〕119 号）等法律法规，为有效预防、及时控制和消除放射事故的发生及危害，规范有序地组织突发事件的应急处置工作，保障工作人员及患者的身体健康与生命安全，维护正常工作秩序，做到统一指挥、大力协作，将放射事故造成的危害降低到最低限度，辐射工作单位应该结合放射工作实际情况制定应急预案。本章所指辐射事故的辐射源包括 X 射线装置、主要用于医学的密封源（如钴 -60、铯 -137 辐照源），以及核医学和科学研究中使用的非密封源等。

第一节 生物医学实践中的辐射事故

辐射事故（radiological accident）主要由于放射性同位素丢失、被盗或者射线装置、放射性同位素失控而导致工作人员或者公众受到意外的、非自愿的异常照射。生物医学实践中的辐射事故是需要高度关注并控制的问题。在放射源和辐射技术应用中，监管不严或者操作不当都有可能造成辐射事故（表 16-1，表 16-2），可能发生的辐射事故类型主要包括：

1. 放射源、放射性材料、放射性污染严重物件的丢失或被盗、误置、遗弃。
2. 密封源或辐射装置的辐照室的进入失控。
3. 放射源装置和辐射装置故障或误操作引起屏障丧失。
4. 密封放射源或包容放射性物质的设备或容器泄漏。
5. 放射性物质从放射源与辐射技术应用设施异常释放。

表 16-1 生物医学实践中常见的放射源和（或）设施及照射方式

组别	源和（或）设施	外照射	污染	混合照射
I	粒子加速器	有	(a)	(a)
	X 射线发生器	有	无	无
II	密封源（完整）	有	无	无
	密封源（泄露）	有	有	有
III	核医学实验室	有	有	有
	体外测定实验室	有	有	有
IV	源的运输	有	有	有
V	放射性废弃物（管理）	有	有	有

（a）：中子可以在体内诱发放射性。

表 16-2　导致辐射损伤的放射事故和核事故

应用领域	源或放射性核素	身体受照部位	可能损伤的人数
诊断	X 射线机	手、面部（眼晶体）	1-10
治疗	钴 -60、铯 Cs-137 及加速器	全身、手及其他部位	1-10（极少情况下多于 10）
研究	广谱源包括反应堆	手、面部及其他部位	1-3（研究反应堆可能多于 3）
废源	钴 -60、Cs-137 及其他源	手及其他部位	1-20（极少情况下多于 20）
核反应堆	裂变产物	全身、甲状腺	1.500（受到影响的人数可能更多）

若发生以上事故，使工作人员和公众受到照射的可能途径有：

1．直接来自放射源或辐射装置的辐射所产生的外照射。

2．衣服和皮肤上的放射性污染所产生的外照射。

3．事故释放的气载放射性物质的辐射所产生的外照射，或沉降到地面或其他表面上形成的沉积物所产生的外照射。

4．吸入事故释放的气载放射性物质所产生的内照射。

5．食入被放射性物质污染的食物或水所产生的内照射。

6．被误置、丢失、遗弃或被盗放射源或放射性污染严重金属物件进一步通过废金属回收、熔炼和加工成金属制品进入社会生活所产生的照射。

第二节　生物医学实践中的辐射事故报告登记制度

一、辐射事故分级处理和报告制度

国家环保总局、公安部、卫生部于 2006 年 9 月 26 日联合下发了《关于建立放射性同位素与射线装置辐射事故分级处理和报告制度的通知》，是为及时有效处理放射性同位素与射线装置生产、销售、使用过程中发生的辐射事故。

根据《放射性同位素与射线装置安全和防护条例》（国务院令第 449 号）规定的辐射事故分类和分级处理原则，需要明确建立辐射事故分级处理和报告制度流程（图 16-1）。发生辐射事故时，事故单位应当立即启动本单位的辐射事故应急方案，采取必要防范措施，并在 2 h 内填写《辐射事故初始报告表》（图 16-2），向当地环境保护部门和公安部门报告。造成或可能造成人员超剂量照射的，还应同时向当地卫生行政部门报告。首次报告内容：①事故发生地点；②事故发生时间；③事故发生的过程；④发病情况；⑤死亡人数；⑥可能发生原因；⑦已采取措施；⑧发展趋势。

接到辐射事故报告的环境保护部门、公安部门和卫生行政部门，应在 2 h 内将辐射事故信息向上一级环境保护部门、公安部门和卫生行政部门报告，直至省级环境保护部门、公安部门和卫生行政部门；在发生特别重大辐射事故情况下，可以同时向国家环保总局、公安部和卫生部报告。

省、地（市）和县级环境保护部门、公安部门、卫生部门在接到各类辐射事故报告后，

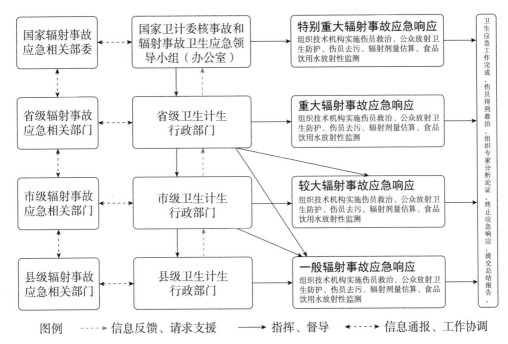

图 16-1　辐射事故分级处理和报告制度流程

应当按照辐射事故应急预案的要求和辐射事故的严重程度，立即派人赶赴现场，进行现场调查，采取有效措施，控制并消除事故影响，同时将辐射事故信息报告同级人民政府。事故处置工作基本完成后，省级环境保护部门应向国家环保总局报送辐射事故后续报告（图 16-3）。事故后续报告内容：①事故发生前的状况简述；②调查的项目；③事故调查中所收集到的信息；④目击者陈述的详细情况；⑤有关伤亡、损失的情况；⑥事故分析及消除和控制事故的整改措施等；⑦结论；⑧建议。

二、医疗机构接诊辐射暴露患者的报告制度

医疗机构或医生发现有患者出现典型急性放射病或放射性皮肤损伤症状时，医疗机构应在 2 h 内向市卫生健康委报告。

接到辐射事故报告后，县卫生健康委应在 2 h 内向市卫生健康委报告，直至省卫生健康委，同时向同级生态环境部门和公安部门通报，并将辐射事故信息报告市人民政府；发生特别重大辐射事故时，应同时向国家卫生健康委报告。

＿＿＿＿＿＿＿＿＿＿＿辐射事故初始报告表

事故单位名称	（公章）				
法定代表人		地　址		邮　编	
电　话		传　真		联系人	
许可证号		许可证审批机关			
事　故发生时间		事故发生地点			
事　故类　型	□人员受照　□人员污染	受照人数		受污染人数	
	□丢失　□被盗　□失控	事故源数量			
	□放射性污染	污染面积（m²）			

序号	事故源核素名称	出厂活度（Bq）	出厂日期	放射源编码	事故时活度（Bq）	非密封放射性物质状态（固/液态）

序号	射线装置名称	型　号	生产厂家	设备编号	所在场所	主要参数

事故经过情况	
报告人签字	报告时间　　　　　年　　月　　日　　时　　分

注：射线装置的"主要参数"是指 X 射线机的电流（mA）和电压（kV）、加速器线束能量等主要性能参数。

图 16-2　辐射事故初始报告表

<u>　　　　　　　　　　</u>辐射事故后续报告表

事故单位	名 称		地 址			
	许可证号		许可证审批机关			
事故发生时间			事故报告时间			
事故发生地点						
事故类型	□人员受照　□人员污染		受照人数　　　　　　受污染人数			
	□丢失　□被盗　□失控		事故源数量			
	□　放射性污染		污染面积（m²）			

序号	事故源核素名称	出厂活度（Bq）	出厂日期	放射源编码	事故时活度（Bq）	非密封放射性物质状态（固/液态）

序号	射线装置名称	型 号	生产厂家	设备编号	所在场所	主要参数

事 故 级 别	□一般辐射事故　□较大辐射事故　□重大辐射事故　□特别重大辐射事故

事故经过和处理情况	

事故发生地省级环保局	联系人	（公章）
	电 话	
	传 真	

注：射线装置的"主要参数"是指 X 射线机的电流（mA）和电压（kV）、加速器线束能量等主要性能参数。

图 16-3　辐射事故后续报告表

第三节　放射实验规章制度和工作人员岗位责任制

一、放射人员管理制度

（一）个人剂量管理制度

根据《放射性同位素与射线装置安全和防护条例》[国务院令（第 449 号）] 制定管理制度。

1．学校为所有从事或涉及放射工作的个人，建立个人剂量档案，各学院负责全院放射工作人员个人剂量监测的管理和监督。其职责为：

（1）负责每季度使用个人剂量计的收发工作。

（2）负责领取个人剂量监测报告，并在个人剂量档案上如实登记。

（3）放射工作人员受照剂量超标时，对其超标原因进行调查。

2．各学院个人剂量计的测读周期为 30 ～ 90 天，委托有个人剂量监测资质的单位进行监测。

3．进入放射工作控制区以及参加应急处理的放射工作人员，除须佩戴个人剂量计外，还须佩戴报警式剂量仪。

4．放射工作人员的受照剂量高于年剂量限值的 3/10 时，各学院应督促放射工作人员所在实验室负责人查明原因，并采取改进措施。

（二）放射工作人员培训

1．培训对象为从事放射工作的管理及操作人员。

2．培训内容为国家辐射安全防护相关法律法规和辐射安全防护知识。

3．从事放射工作的管理及操作人员需取得辐射安全培训合格证后方可使从事放射工作。

4．从事放射工作的管理及操作人员需按规定每 4 年参加复训一次，必须培训合格才能继续从事放射工作。

（三）放射工作人员体检

从事放射工作的管理和操作人员 1 ～ 2 年必须参加市卫生防疫站组织的体检，检查合格才能操作使用相关设备。

二、放射工作人员岗位职责

1．放射工作人员要认真贯彻执行《中华人民共和国污染防治法》《放射性同位素与射线装置安全和防护条例》《放射性同位素与射线装置安全许可管理办法》等有关法律、法规。

2．各使用单位要成立由院领导负责的放射性同位素安全管理小组，明确安全职责，负责本单位放射性同位素安全管理工作的实施，采取有效措施使本单位的放射性工作符合国家有关规定。

3．各使用单位组织好本单位放射工作人员学习相关法律、法规及放射性同位素安全使用和管理的基本知识。

4．认真执行放射性同位素实验室的安全规定等各项规章制度及定期检查工作。坚持预防为主的工作方针，使用放射性同位素做实验的工作人员必须通过所在地、市环境保护部门组织的上岗培训和考核，合格后方可进入实验室工作。培训不合格者不得从事放射性同位素工作。

5．放射工作人员必须熟知放射性同位素安全使用和管理的要求，严格按照使用操作规程进行操作。

6．使用放射性同位素要进行登记，每次取出和放回必须清点，认真仔细核对，确认无误后存入专用保险柜。

7．放射性同位素实验室的管理人员要做好设备检修和维护工作，保证辐射防护监测和报警仪器能正常运转，防止由于设备故障及安全防护疏漏，造成安全隐患引发辐射事故。

8．放射性同位素要单独存放于专用的保险柜中，不得与易燃、易爆、腐蚀性物品混存、混放，配备双把锁并由双人保管。储存场所要采取有效的防火、防盗的安全防护措施，储存、使用放射源的实验室须设置明显的放射性标志及中文警示说明。

9．做到放射性物品在安全方面无丢失、无被盗、无违章、无事故、保安全的管理目标。

10．有义务对学生和相关教师进行辐射防护知识培训，以确保放射性同位素使用安全。

11．协助资产设备处技术安全办公室进行相应的检查工作。

第四节　生物医学实践中辐射事故的应急预案

一、放射事故

放射事故（radiological accident）是指由于放射性同位素丢失、被盗或者射线装置、放射性同位素失控而导致工作人员或者公众受到意外的、非自愿的异常照射（GBZ/T191—2007）。

二、辐射事故的分级

根据辐射事故的性质、严重程度、可控性和影响范围等因素，从重到轻将辐射事故分为特别重大辐射事故、重大辐射事故、较大辐射事故和一般辐射事故4个等级：①特别重大辐射事故，是指Ⅰ类、Ⅱ类放射源丢失、被盗、失控造成大范围严重辐射污染后果，或者放射性同位素和射线装置失控导致3人以上（含3人）急性死亡。②重大辐射事故，是指Ⅰ类、Ⅱ类放射源丢失、被盗、失控，或者放射性同位素和射线装置失控导致2人以下（含2人）急性死亡或者10人以上（含10人）急性重度放射病、局部器官残疾。③较大辐射事故，是指Ⅲ类放射源丢失、被盗、失控，或者放射性同位素和射线装置失控导致9人以下（含9人）急性重度放射病、局部器官残疾。④一般辐射事故，是指Ⅳ类、Ⅴ类放射源丢失、被盗、失控，或者放射性同位素和射线装置失控导致人员受到超过年剂量限值的照射。重大辐射事故、较大辐射事故和一般辐射事故的卫生应急响应由省卫生健康委组织实施。

三、放射事故的分类

根据《放射性同位素与射线装置安全和防护条例》中的辐射事故等级，结合学校和医院辐射安全与防护工作的具体情况，将辐射事故分为以下五类：

1. 放射性同位素丢失或被盗。

2. 辐射设备失控造成人员伤害。主要指因辐射设备失控造成辐射工作人员或公众受到辐射设备的超剂量误照射。

3. 辐射从业者的误操作造成人员伤害。

4. 辐射设备失控造成环境伤害。主要指因辐射设备失控造成周围环境的辐射剂量超标；

5. 辐射工作场所火灾。

四、辐射应急预案的主要内容

针对可能发生的放射事故，为迅速、有效地开展医学应急响应而预先制定的行动方案，即医学应急（响应）预案。应急预案应包括以下四个方面的内容：

1. 应急机构和职责分工。

2. 应急人员的组织、培训以及应急和救助的装备、资金、物资准备。

3. 辐射事故分级与应急响应措施。

4. 辐射事故调查、报告和处理程序。

五、辐射事故应急处理

（一）放射性同位素丢失或被盗

1. 发现放射性同位素丢失或被盗，现场人员应保护、封锁现场，立即报告本单位分管负责人及主要负责人、保卫处和领导小组办公室，事故发生单位的分管负责人及主要负责人须立即赶赴现场并立即启动本单位应急处置方案。

2. 领导小组办公室接到事故报告后立即启动应急处置方案，组织领导小组成员迅速到达事故现场，了解事故情况，勘察事故现场；同时立即报告公安及环境保护主管部门，积极配合相关部门开展调查和侦破工作，尽快追回丢失或被盗的放射源。

3. 保卫处接到事故报告后立即疏散、转移事故现场人员至安全区域，保护事故现场，建立并控制现场警戒区和交通管制区域。

4. 事件处理以后，必须组织有关人员进行讨论，分析事件发生原因，从中吸取经验教训，采取措施防止类似事件重复发生。凡严重或重大的事件，应向上级主管部门报告。

（二）学校的辐射设备失控造成人员伤害

1. 发现人员受到意外辐射后应立即切断辐射源，报告本单位分管负责人及主要负责人、校医院、保卫处和领导小组办公室，事故发生单位的分管负责人及主要负责人须立即赶赴现场并立即启动本单位应急处置方案。

2．领导小组办公室接到事故报告后立即启动应急处置方案，组织领导小组成员迅速到达事故现场，指挥事故应急救援工作；同时立即报告公安、卫生及环境保护主管部门，积极配合相关部门处理现场，并进行事故调查。

3．保卫处接到事故报告后立即疏散、转移事故现场人员至安全区域，保护事故现场，建立并控制现场警戒区和交通管制区域，防止事故扩大、蔓延。

4．校医院接到事故报告后立即采取措施对受伤害人员进行紧急护理，配合卫生部门将其送往专业医院进行检查和救治。

（三）医疗设备的操作开关失灵或者事故性曝光

当松开操作开关后，如果还能听到驱动电机的声音，或者该灭的灯还亮着，应采取如下措施：

1．立即断开主电路器（即关掉整机动力电源）。

2．如果有患者在诊断床上，应将患者迅速从诊断床上移开，并记录下患者已接受的照射剂量。

3．操作人员不得试图再次开机，应联系维修人员进行维修，在确保机器能够正常工作和操作开关电路正常时才能重新开机。

4．工作人员在机房内为患者摆位或做其他准备工作时，控制台处操作人员误开机曝光；在放射诊疗设备维修调试过程中，因检修人员误操作导致曝光。在上述两种情况下，应立即切断电源，迫使设备停止曝光。

5．防护检测人员迅速确定现场的辐射强度及影响范围，划出禁区，防止外照射的危害。

6．根据现场辐射强度，决定工作人员在现场工作的时间。

7．协助和指导在现场执行任务的工作人员佩戴防护用具及个人剂量仪。对严重剂量事故，应尽可能记下现场辐射强度和有关情况。并对现场重复测量，估计当事人所受剂量，根据受照剂量情况决定是否送医院进行医学处理或治疗。

8．各种事故处理以后，必须组织有关人员进行讨论，分析事故发生原因，从中吸取经验教训，采取措施防止类似事故重复发生。凡严重或重大的事故，应向上级主管部门报告。

（四）辐射设备失控造成环境伤害

1．发生辐射污染环境事故时，现场人员应立即切断辐射源、保护现场并示警，立即报告本单位分管负责人及主要负责人、保卫处和领导小组办公室，事故发生单位的分管负责人及主要负责人须立即赶赴现场，并立即启动本单位应急处置方案。

2．领导小组办公室接到事故报告后立即启动应急处置方案，组织领导小组成员迅速到达事故现场，指挥事故应急处理工作；同时立即报告公安及环境保护主管部门，积极配合相关部门确定辐射污染源种类、污染程度和污染范围，对受污染区域采取去污、解控措施，尽快清除污染，并进行事故调查。

3．保卫处接到事故报告后立即疏散、转移事故现场人员至安全区域，隔离事故现场，建立并控制现场警戒区和交通管制区域，防止事故扩大、蔓延。

4．污染被清除后，被污染现场须经检测达到安全水平，并经环境保护主管部门确认后方可解除封锁。

（五）辐射工作场所火灾

1. 现场人员在确保自身能安全撤离的情况下，应迅速切断电源、气源、移走放射源、压力容器等，并通知附近人员撤离。同时立即向公安消防部门报警，并报告本单位分管负责人及主要负责人、保卫处和领导小组办公室，事故发生单位的分管负责人及主要负责人须立即赶赴现场并立即启动本单位应急处置方案。

2. 领导小组办公室接到事故报告后立即启动应急处置方案，组织领导小组成员迅速到达事故现场，配合灭火和救护工作，采取必要措施防止出现辐射泄露。

3. 保卫处接到事故报告后立即疏散、转移事故现场人员至安全区域，隔离事故现场，建立并控制现场警戒区和交通管制区域；指派专人在校门口引导消防车辆，确保消防车辆快速到达火灾现场；配合公安消防机构开展火灾调查工作。

4. 校医院接到事故报告后立即采取措施对受伤害人员进行抢救，配合卫生部门将其送往专业医院进行检查和救治。

5. 若发现已发生辐射泄露，则按辐射设备失控造成环境伤害事故处理。

六、辐射事故响应终止

辐射事故源项已经消除，放射源受到控制，放射性污染得到清除；人员得到有效救治，未出现新的放射损伤人员且原有伤员病情稳定。由负责辐射事故卫生应急响应的卫生行政部门，对辐射事故卫生应急响应进行评估，提出终止卫生应急响应的建议，报同级人民政府批准后执行，并报上一级卫生行政部门备案，同时通报环保部门。辐射事故卫生应急响应终止后，负责卫生应急响应的卫生行政部门在 1 个月内将书面总结报告报送同级人民政府和上级卫生行政部门，抄送同级环境保护部门和公安部门。重大辐射事故和较大辐射事故的卫生应急响应总结报告须报卫生部。

（李小满　王嘉东）

思考题

1. 根据辐射事故的性质、严重程度、可控性和影响范围等因素，放射事故可以分为哪几个级别？
2. 生物医学实验室可能发生的放射性事故有哪些？
3. 放射工作人员的岗位职责有哪些？

参考文献

[1] 徐善东. 医学与医学生物学实验室安全. 3 版. 北京：北京大学医学出版社，2019.
[2] 卫生部. 卫生部关于印发《卫生部核事故和辐射事故卫生应急预案》的通知（卫应急发〔2009〕101 号）. 2009.
[3] 卫生部. 放射工作人员职业健康管理办法（卫生部令第 55 号发布）. 2007.

第十七章 与医学放射安全防护相关的法规

与医学放射安全防护相关的法律法规集中在《放射性同位素与射线装置安全和防护条例》（2019 年修正版）、《放射性同位素与射线装置安全许可管理办法》（2021 年修正版）和《放射诊疗管理规定》（2016 年修正版）。

第一节 放射性同位素与射线装置安全与防护的规定

国家对放射源和射线装置实行分类管理。根据放射源、射线装置对人体健康和环境的潜在危害程度，从高到低将放射源分为Ⅰ类、Ⅱ类、Ⅲ类、Ⅳ类、Ⅴ类。

一、许可和备案

（一）许可

使用放射性同位素和射线装置的单位，应当依照规定取得许可证（许可证有效期为 5 年）。医疗使用Ⅰ类放射源、制备正电子发射计算机断层扫描用放射性药物自用的单位的许可证由省、自治区、直辖市人民政府生态环境主管部门审批颁发；其他使用Ⅰ类放射源和使用Ⅰ类射线装置的单位的许可证，由国务院生态环境主管部门审批颁发。国家对涉及生物安全的重要设备和特殊生物因子实行追溯管理。购买或者引进列入管控清单的重要设备和特殊生物因子，应当进行登记，确保可追溯，并报国务院有关部门备案。个人不得购买或者持有列入管控清单的重要设备和特殊生物因子。

使用放射性同位素和射线装置的单位申请领取许可证，应当具备下列条件：①有与所从事的使用活动规模相适应的、具备相应专业知识和防护知识及健康条件的专业技术人员；②有符合国家环境保护标准、职业卫生标准和安全防护要求的场所、设施和设备；③有专门的安全和防护管理机构或者专职、兼职安全和防护管理人员，并配备必要的防护用品和监测仪器；④有健全的安全和防护管理规章制度、辐射事故应急措施；⑤产生放射性废气、废液、固体废物的，具有确保放射性废气、废液、固体废物达标排放的处理能力或者可行的处理方案。

使用放射性同位素和射线装置的单位，应当事先向有审批权的生态环境主管部门提出许可申请，并提交相关证明材料。改变所从事活动的种类或者范围，或新建或者改建、扩建生产、销售、使用设施或者场所的，应当按照原申请程序，重新申请领取许可证。部分终止或者全部终止使用放射性同位素和射线装置活动的，应当向原发证机关提出部分变更或者注销许可证申请，由原发证机关核查合格后，予以变更或者注销许可证。如使用单位是医疗卫生机构的，还应当获得放射源诊疗技术和医用辐射机构许可。

（二）备案

放射性同位素的转出、转入单位应当在转让活动完成之日起 20 日内，分别向其所在地省、自治区、直辖市人民政府生态环境主管部门备案。转移到外省、自治区、直辖市使用的，应当持许可证复印件向使用地省、自治区、直辖市人民政府生态环境主管部门备案，并接受当地生态环境主管部门的监督管理。

申请转让放射性同位素，应当符合下列要求：①转出、转入单位持有与所从事活动相符的许可证；②转入单位具有放射性同位素使用期满后的处理方案；③转让双方已经签订书面转让协议。转让放射性同位素，由转入单位向其所在地省、自治区、直辖市人民政府生态环境主管部门提出申请，并提交规定要求的证明材料。

使用放射性同位素和射线装置的单位，将废旧放射源交回生产单位、返回原出口方或者送交放射性废物集中贮存单位贮存的，应当在该活动完成之日起 20 日内向其所在地省、自治区、直辖市人民政府环境保护主管部门备案。

二、安全和防护

1. 教育培训　使用放射性同位素和射线装置的单位，应当对本单位的放射性同位素、射线装置的安全和防护工作负责，并依法对其造成的放射性危害承担责任。使用放射性同位素和射线装置的单位，应当对直接从事使用活动的工作人员进行安全和防护知识教育培训，并进行考核；考核不合格的，不得上岗。辐射安全关键岗位应当由注册核安全工程师担任。

2. 处理义务　使用放射性同位素和射线装置的单位需要终止的，应当事先对本单位的放射性同位素和放射性废物进行清理登记，做出妥善处理，不得留有安全隐患。使用放射性同位素和射线装置的单位发生变更的，由变更后的单位承担处理责任。变更前当事人对此另有约定的，遵从其约定；但是，约定中不得免除当事人的处理义务。

3. 返还协议　生产、进口放射源的单位销售Ⅰ类、Ⅱ类、Ⅲ类放射源给其他单位使用的，应当与使用放射源的单位签订废旧放射源返回协议；使用放射源的单位应当按照废旧放射源返回协议规定将废旧放射源交回生产单位或者返回原出口方。确实无法交回生产单位或者返回原出口方的，送交有相应资质的放射性废物集中贮存单位贮存。使用放射源的单位应当按照国务院环境保护主管部门的规定，将Ⅳ类、Ⅴ类废旧放射源进行包装整备后送交有相应资质的放射性废物集中贮存单位贮存。

4. 退役要求　使用Ⅰ类、Ⅱ类、Ⅲ类放射源的场所和生产放射性同位素的场所，以及终结运行后产生放射性污染的射线装置，应当依法实施退役。

5. 个人保护　使用放射性同位素和射线装置的单位，应当严格按照国家关于个人剂量监测和健康管理的规定，对直接从事使用活动的工作人员进行个人剂量监测和职业健康检查，建立个人剂量档案和职业健康监护档案。

劳动者在职业活动中接触放射性同位素和射线装置造成的职业病的防治，依照《中华人民共和国职业病防治法》和国务院有关规定执行。

6. 年度评估　使用放射性同位素和射线装置的单位，应当对本单位的放射性同位素、射线装置的安全和防护状况进行年度评估。发现安全隐患的，应当立即进行整改。

7. 明示义务　使用、贮存放射性同位素和射线装置的场所，应当按照国家有关规定设置明显的放射性标志，其入口处应当按照国家有关安全和防护标准的要求，设置安全和防护设施以及必要的防护安全联锁、报警装置或者工作信号。场所在室外、野外的还应当划出安全防护区域，设置明显的放射性标志，必要时设专人警戒。其中在野外进行放射性同位素示踪试验的，应当经相关部门批准方可进行。射线装置的生产调试和使用场所，应当具有防止误操作、防止工作人员和公众受到意外照射的安全措施。

放射性同位素的包装容器、含放射性同位素的设备和射线装置，运输放射性同位素和含放射源的射线装置的工具，应当设置明显的放射性标识和中文警示说明；放射源上能够设置放射性标识的，应当一并设置。

8．存放要求　放射性同位素应当单独存放，不得与易燃、易爆、腐蚀性物品等一起存放，并指定专人负责保管。贮存、领取、使用、归还放射性同位素时，应当进行登记、检查，做到账物相符。对放射性同位素贮存场所应当采取防火、防水、防盗、防丢失、防破坏、防射线泄漏的安全措施。对放射源还应当根据其潜在危害的大小，建立相应的多层防护和安全措施，并对可移动的放射源定期进行盘存，确保其处于指定位置，具有可靠的安全保障。

三、辐射事故应急处理

1．辐射事故的分级　辐射事故，是指放射源丢失、被盗、失控，或者放射性同位素和射线装置失控导致人员受到意外的异常照射。

根据性质、严重程度、可控性和影响范围等因素，将辐射事故分为以下 4 个等级：特别重大辐射事故指Ⅰ类、Ⅱ类放射源丢失、被盗、失控造成大范围严重辐射污染后果，或者放射性同位素和射线装置失控导致 3 人以上（含 3 人）急性死亡；重大辐射事故指Ⅰ类、Ⅱ类放射源丢失、被盗、失控，或者放射性同位素和射线装置失控导致 2 人以下（含 2 人）急性死亡或者 10 人以上（含 10 人）急性重度放射病、局部器官残疾；较大辐射事故指Ⅲ类放射源丢失、被盗、失控，或者放射性同位素和射线装置失控导致 9 人以下（含 9 人）急性重度放射病、局部器官残疾；一般辐射事故指Ⅳ类、Ⅴ类放射源丢失、被盗、失控，或者放射性同位素和射线装置失控导致人员受到超过年剂量限值的照射。

2．辐射事故应急预案　县级以上人民政府生态环境主管部门应当会同同级公安、卫生、财政等部门编制辐射事故应急预案，报本级人民政府批准。使用放射性同位素和射线装置的单位，应当根据可能发生的辐射事故的风险，制定本单位的应急方案，做好应急准备。

3．辐射事故的报告　发生辐射事故时，使用放射性同位素和射线装置的单位应当立即启动本单位的应急方案，采取应急措施，并立即向当地生态环境主管部门、公安部门、卫生主管部门报告。禁止缓报、瞒报、谎报或者漏报辐射事故。

4．辐射事故的临时控制措施　在发生辐射事故或者有证据证明辐射事故可能发生时，县级以上人民政府生态环境主管部门有权责令停止导致或者可能导致辐射事故的作业，或组织控制事故现场。使用放射性同位素和射线装置的单位，应当立即将可能受到辐射伤害的人员送至当地卫生主管部门指定的医院或者有条件救治辐射损伤患者的医院，进行检查和治疗，或者请求医院立即派人赶赴事故现场，采取救治措施。

四、法律责任

使用放射性同位素和射线装置的单位,未依法办理许可证变更手续直接变更单位名称、地址、法定代表人,未按照规定办理许可证变更或者注销手续径直终止部分或者全部生产、销售、使用活动,未按照规定备案转入、转出放射性同位素,未按照规定备案将放射性同位素转移到外省、自治区、直辖市使用,未按照规定备案将废旧放射源交回生产单位、返回原出口方或者送交放射性废物集中贮存单位贮存,无许可证从事放射性同位素和射线装置使用活动,未按照许可证的规定从事放射性同位素和射线装置使用活动,改变所从事活动的种类或者范围以及新建、改建或者扩建使用设施或者场所,未按照规定重新申请领取许可证,许可证有效期届满,需要延续而未按照规定办理延续手续,未经批准,擅自进口或者转让放射性同位素的,由相关部门责令限期改正,给予警告;逾期不改正的,由原发证机关暂扣或者吊销许可证。被依法吊销许可证的单位或者伪造、变造许可证的单位,5年内不得申请领取许可证。有违法所得的,没收违法所得,并处以罚款。构成犯罪的,依法追究刑事责任。

使用放射性同位素和射线装置的单位,未按照国家有关安全和防护标准的要求在室外、野外使用放射性同位素和射线装置时划出安全防护区域和设置明显的放射性标志,未经批准擅自在野外进行放射性同位素示踪试验的,由相关部门责令停止违法行为,限期改正;逾期不改正的,处以罚款。

使用放射性同位素和射线装置的单位,未按照规定对本单位的放射性同位素、射线装置安全和防护状况进行评估或者发现安全隐患不及时整改,使用、贮存放射性同位素和射线装置的场所未按照规定设置安全和防护设施以及放射性标志的,由相关部门责令停止违法行为,限期改正;逾期不改正的,责令停产停业,并处以罚款;构成犯罪的,依法追究刑事责任。

未按照规定对废旧放射源进行处理,对使用Ⅰ类、Ⅱ类、Ⅲ类放射源的场所以及终结运行后产生放射性污染的射线装置实施退役的,由相关部门责令停止违法行为,限期改正;逾期不改正的,由原发证机关指定有处理能力的单位代为处理或者实施退役,费用由生产、销售、使用放射性同位素和射线装置的单位承担,并处以罚款。

第二节   放射诊疗的安全与防护

为加强放射诊疗工作的管理,保证医疗质量和医疗安全,保障放射诊疗工作人员、患者和公众的健康权益,依据《中华人民共和国职业病防治法》《放射性同位素与射线装置安全和防护条例》和《医疗机构管理条例》等法律、行政法规的规定,制定了《放射诊疗管理规定》。

放射诊疗工作,是指使用放射性同位素、射线装置进行临床医学诊断、治疗和健康检查的活动。放射诊疗工作按照诊疗风险和技术难易程度分为4类管理:①放射治疗;②核医学;③介入放射学;④X射线影像诊断。

一、执业条件

医疗机构开展放射诊疗工作，应当具备与其开展的放射诊疗工作相适应的条件，经所在地县级以上地方卫生行政部门的放射诊疗技术和医用辐射机构许可（以下简称放射诊疗许可）。

具有经核准登记的医学影像科诊疗科目，符合国家相关标准和规定的放射诊疗场所和配套设施，质量控制与安全防护专（兼）职管理人员和管理制度，并配备必要的防护用品和监测仪器，放射事件应急处理预案，产生放射性废气、废液、固体废物的，具有确保放射性废气、废物、固体废弃物达标排放的处理能力或者可行的处理方案的医疗机构可以开展放射诊疗工作。

开展不同类型放射诊疗工作的人员应具备相应资质。中级以上专业技术职务任职资格的放射肿瘤医师，病理学、医学影像学专业技术人员，大学本科以上学历，或者中级以上专业技术职务任职资格的医学物理人员或放射治疗技师和维修人员可以开展放射治疗工作。中级以上专业技术职务任职资格的核医学医师，病理学、医学影像学专业技术人员，或者大学本科以上学历或中级以上专业技术职务任职资格的技术人员或核医学技师可以开展核医学工作。大学本科以上学历或中级以上专业技术职务任职资格的放射影像医师，放射影像技师，或者相关内、外科的专业技术人员可以开展介入放射学工作。专业的放射影像医师可以开展X射线影像诊断工作。

医疗机构开展放射治疗工作的，至少有一台远距离放射治疗装置、并具有模拟定位设备和相应的治疗计划系统等设备；开展核医学工作的，具有核医学设备及其他相关设备；开展介入放射学工作的，具有带影像增强器的医用诊断X射线机、数字减影装置等设备；开展X射线影像诊断工作的，有医用诊断X射线机或CT机等设备。

为保证人员安全，放射治疗场所应当按照相应标准设置多重安全联锁系统、剂量监测系统、影像监控、对讲装置和固定式剂量监测报警装置；配备放疗剂量仪、剂量扫描装置和个人剂量报警仪。开展核医学工作的，设有专门的放射性同位素分装、注射、贮存场所，放射性废物屏蔽设备和存放场所；配备活度计、放射性表面污染监测仪。介入放射学与其他X射线影像诊断工作场所应当配备工作人员防护用品和受检者个人防护用品。

二、明示义务

医疗机构内装有放射性同位素和放射性废物的设备、容器，应当设有电离辐射标志；放射性同位素和放射性废物贮存场所，应当设有电离辐射警告标志及必要的文字说明；放射诊疗工作场所的入口处，应当设有电离辐射警告标志；放射诊疗工作场所应当按照有关标准的要求分为控制区、监督区，在控制区进出口及其他适当位置，应当设有电离辐射警告标志和工作指示灯。

三、安全防护与质量保证

1. 安全管理　　为保证放射诊疗工作的质量和安全防护，医疗机构应当配备专（兼）职的管理人员，负责组织制定并落实放射诊疗和放射防护管理制度，定期组织对放射诊疗工作场所、设备和人员进行放射防护检测、监测和检查，组织本机构放射诊疗工作人员接受专业技术、放射防护知识及有关规定的培训和健康检查，制定放射事件应急预案并组织演练，记录本机构发生的放射事件并及时报告卫生行政部门。

为保证医疗机构放射诊疗设备的安全运行，新安装、维修或更换重要部件后的放射诊疗设备，应当经相关部门资质认证的检测机构对其进行检测合格后方可启用；定期对放射诊疗设备进行稳定性检测、校正和维护保养，由相关部门资质认证的检测机构每年至少进行一次状态检测；用于放射防护和质量控制的检测仪表应按照国家有关规定检验或者校准；放射诊疗设备及其相关设备的技术指标和安全、防护性能，应当符合有关标准与要求。不合格或国家有关部门规定淘汰的放射诊疗设备不得购置、使用、转让和出租。

为保证放射性同位素的储存安全，放射性同位素不得与易燃、易爆、腐蚀性物品同库储存；储存场所应当采取有效的防泄漏等措施，并安装必要的报警装置。放射性同位素储存场所应当有专人负责，有完善的存入、领取、归还登记和检查的制度，做到交接严格，检查及时，账目清楚，账物相符，记录资料完整。医疗机构应当定期对放射诊疗工作场所、放射性同位素贮存场所和防护设施进行放射防护检测，保证辐射水平符合有关规定或者标准。

2．个人保护　放射诊疗工作人员应当按照有关规定佩戴个人剂量计和穿戴必要的防护用品。医疗机构应当按照有关规定和标准，对放射诊疗工作人员进行上岗前、在岗期间和离岗时的健康检查，定期进行专业及防护知识培训，并分别建立个人剂量、职业健康管理和教育培训档案。

3．质量保证　医疗机构应当制定与本单位从事的放射诊疗项目相适应的质量保证方案，遵守质量保证监测规范。

4．受检者利益最优化　放射诊疗工作人员对患者和受检者进行医疗照射时，应当遵守医疗照射正当化和放射防护最优化的原则，有明确的医疗目的，严格控制受照剂量；对邻近照射野的敏感器官和组织进行屏蔽防护，并事先告知患者和受检者辐射对健康的影响。医疗机构在实施放射诊断检查前应当对不同检查方法进行利弊分析；在保证诊断效果的前提下，优先采用对人体健康影响较小的诊断技术。

5．放射事件　医疗机构发生下列放射事件情形之一的，应当及时进行调查处理，如实记录，并按照有关规定及时报告卫生行政部门和有关部门：①诊断放射性药物实际用量偏离处方剂量50%以上的；②放射治疗实际照射剂量偏离处方剂量25%以上的；③人员误照或误用放射性药物的；④放射性同位素丢失、被盗和污染的；⑤设备故障或人为失误引起的其他放射事件。

四、法律责任

医疗机构未取得放射诊疗许可从事放射诊疗工作，未办理诊疗科目登记或者未按照规定进行校验，未经批准擅自变更放射诊疗项目或者超出批准范围从事放射诊疗工作，使用不具备相应资质的人员从事放射诊疗工作的，由县级以上卫生行政部门给予警告、责令限期改正，并可以处以罚款；情节严重的，吊销其"医疗机构执业许可证"。

医疗机构购置、使用不合格或国家有关部门规定淘汰的放射诊疗设备，未按照规定使用安全防护装置和个人防护用品，未按照规定对放射诊疗设备、工作场所及防护设施进行检测和检查，未按照规定对放射诊疗工作人员进行个人剂量监测、健康检查、建立个人剂量和健康档案，发生放射事件并造成人员健康严重损害，发生放射事件未立即采取应急救援和控制措施或者未按照规定及时报告的，由县级以上卫生行政部门给予警告，责令限期改正；并可处 1 万元以下的罚款。

第三节　相关警示案例的反思与探讨

一、中国近年来的医学放射事故

1990 年 6 月 25 日，上海第二军医大学放射医学研究室钴 –60 源室工作人员违章操作，2 人不幸死亡，另有 5 人患上放射病。

2004 年 10 月 21 日，山东济宁一家私营辐照厂自行建造的钴 –60 辐照装置出现故障，2 名工作人员未经监测即进入辐照室工作，后分别于 33 天和 75 天后因多脏器衰竭身亡。

2008 年 4 月 11 日，山西省亨泽辐照科技有限公司 5 名工作人员未将放射源降至安全位置的情况下，携带不能正常使用的剂量仪进入辐照室，其中 1 人死亡，另外 4 人患上放射病。

二、案例分析

1. 使用放射性同位素装置，应严守许可使用制度和人员监测制度。在山东济宁私营辐照厂案例中，由于私营辐照厂自行建造的钴 –60 辐照装置出现故障，外加工作人员未经监测即进入辐照室工作，从而导致死亡事件。依据我国《放射性同位素与射线装置安全和防护条例》第 5 和第 7 条的规定，使用放射性同位素和射线装置的单位，应当依照规定取得许可证，并满足法定申请领取许可证的条件。使用许可制度的意义在于保障使用放射性同位素装置的单位符合安全性要求，避免将工作人员置于危险的工作场所。另外，依据我国《放射性同位素与射线装置安全和防护条例》第 5 和第 7 条的规定，使用放射性同位素和射线装置的单位，应当严格按照国家关于个人剂量监测和健康管理的规定，对直接从事使用活动的工作人员进行个人剂量监测和职业健康检查。人员监测制度的意义在于及时发现危险工作场所给工作人员带来身体上的危害，从而尽快切断危害因素。

2. 放射性同位素装置存放的规范与否影响生命安全。在山西省亨泽辐照科技有限公司案例中，由于工作人员未将放射源降至安全位置，从而导致人员伤亡。依据我国《放射性同位素与射线装置安全和防护条例》第 35 条的规定："放射性同位素应当单独存放，不得与易燃、易爆、腐蚀性物品等一起存放，并指定专人负责保管。贮存、领取、使用、归还放射性同位素时，应当进行登记、检查，做到账物相符。对放射源还应当根据其潜在危害的大小，建立相应的多层防护和安全措施，并对可移动的放射源定期进行盘存，确保其处于指定位置，具有可靠的安全保障。"使用放射性同位素和射线装置的单位应当严格遵守该条例，规范放射性同位素装置的存放并采取相应安全保障措施。

（王　岳　王　雨）

思考题

1. 列举出使用放射性同位素和射线装置的单位在申请领取许可证时，应当具备的具体条件。
2. 根据《放射性同位素与射线装置安全和防护条例》等法律、法规，国家在放射性同位素与射线装置的安全和防护方面有哪些具体规定？
3. 说明辐射事故的概念，并列举分类标准。
4. 说明放射诊疗工作的概念，并列举放射诊疗工作的分类。
5. 根据《放射诊疗管理规定》，医疗机构应当配备并使用哪些安全防护装置、辐射检测仪器和个人防护用品？对放射诊疗工作人员个人保护有哪些基本要求？
6. 医疗机构的哪些放射事件，应当及时进行调查处理，如实记录，并按照有关规定及时报告卫生行政部门和有关部门？

参考文献

[1] 赵兰才.《放射诊疗管理规定》概述 [J]. 中华放射医学与防护杂志，2006，（02）：101-105.
[2] 赵锡鹏，刘晓惠，刘建香，等. 全国放射工作人员 2015 年职业健康监测结果分析 [J]. 中国职业医学，2017，44（04）：473-477.
[3] 周平坤. 核辐射对人体的生物学危害及医学防护基本原则. 首都医科大学学报，2011，32（02）：171-176.

第三篇

医用化学实验室安全与防护

　　医用化学实验室安全与防护主要涉及实验室化学物质、实验设备及实验环境的安全管理，化学事故的预防及处理，以及相关法规制度、人员的安全培训等内容。

第十八章 危险化学品的种类与危险性

危险化学品 (hazardous chemicals) 是指具有毒害、腐蚀、爆炸、燃烧、助燃等性质，对人体、设施、环境具有危害的剧毒化学品和其他化学品的统称。危险化学品具有有毒、有害、易燃、易爆等危险特性，在生产、运输、储存、销售和使用等过程中容易引发安全事故。了解危险化学品的分类、特性、储存、使用等知识，可以有效地减少各类事故的发生，保障使用人员的生命安全。不同的危险化学品具有不同的危险性质，应根据危险化学品的特性对其进行分类，以便于管理和采取相应的安全措施。我国根据危险化学品特性中的主要危险，和生产、运输、使用时便于管理的原则，对危险化学品进行分类。

根据国家标准《危险货物分类和品名编号》(GB 6944—2012)，具有爆炸、易燃、毒害、感染、腐蚀、放射性等危险特性，在运输、储存、生产、经营、使用和处置过程中，容易造成人身伤亡、财产损毁或环境污染而需要特别防护的物品，称为危险品。该标准将危险化学品分为9类（如图18-1所示）：①爆炸品；②气体；③易燃液体；④易燃固体、易于自燃物质、遇水放出易燃气体的物质；⑤氧化性物质和有机过氧化物；⑥毒性物质和感染性物质；⑦放射性物质；⑧腐蚀性物质；⑨杂项危险物质和物品。下面分别介绍这些类型的危险化学品。

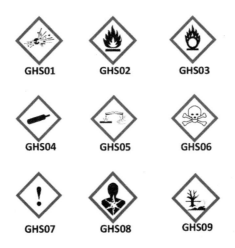

图18-1 9类危险化学品

注：依据国家危险货物分类标准，GHS 全称为 Globally Harmonized System of Classification and Labelling of Chemicals，全球化学品统一分类和标签制度。

第一节 爆 炸 品

爆炸品 (explosives) 是指受到撞击、摩擦、震动、高热或其他因素的激发，能产生激烈的变化并在极短的时间内放出大量的热和气体，同时伴有声、光等效应的物质。实验室使用的爆炸品可能引发火灾和人员伤亡。应妥善存储、谨慎使用，发生事故后应立即报警并撤离。

一、常见爆炸品

爆炸性化合物通常含有化学性质不稳定的基团，这种基团活化能低，在外界能量的作用下容易发生化学键的断裂，从而引发爆炸。常见的爆炸性化合物包括：

1. 乙炔类化合物　如乙炔银、乙炔汞等。

2. 叠氮化合物　如叠氮铅、叠氮镁等。

3. 雷酸盐类化合物　如雷汞、雷酸银等。

4. 亚硝基化合物　如亚硝基乙醚等。

5. 过氧化物　如臭氧、过氧化氢等。

6. 氯酸或过氯酸化合物　如氯酸钾、高氯酸钾等。

7. 氮的卤化物　如氯化氮、溴化氮等。

8. 硝基化合物　如三硝基甲苯、三硝基苯酚等。

9. 硝酸酯类化合物　如硝酸甘油、硝化棉等。

爆炸性混合物通常由两种或两种以上爆炸性组分和非爆炸性组分经过机械混合而产生，如硝铵炸药、黑色火药等。

二、爆炸品危险特性

1. 爆炸时反应速度快，反应通常在 0.0001 s 内完成，爆炸传播速度一般在 2000 ～ 9000 m/s。由于反应速率快，释放出的能量来不及扩散，所以具有极大的爆炸做功能力。

2. 释放出大量热量，爆炸时气体产物依靠反应热能被加热到数千度，压力可达数十万个大气压。高温高压气体产物的能量最后转化为机械能，使周围的介质受到压缩或破坏。例如，1 kg 的硝铵炸药爆炸后，能释放出 44355.36 ～ 45828.8 kJ 的热量，可产生 2400 ～ 3400℃ 的高温。

3. 敏感度高，遇热、火花、撞击、摩擦等作用极易爆炸。爆炸品的敏感度主要分为热感度（如加热、火花、火焰等）、机械敏感度（如冲击、摩擦、撞击等）、静电敏感度（如静电、电火花等）、起爆敏感度（如雷管、炸药等）等，不同爆炸品的各种敏感度不同。决定爆炸品敏感度的内在因素是它的化学组成、结构、结晶情况、密度，影响敏感度的外来因素有温度、杂质等。

4. 生成大量的气体，压力可达数十万大气压。由于反应热的作用，气体急剧膨胀，但又处于定容压缩状态，压力往往可达数十万个大气压。例如，1 kg 的硝铵炸药爆炸时能产生 869 ～ 963 L 气体，且在 0.000003 s 内放出，使压力猛升到 10 万个大气压，所以破坏力极大。

5. 具有毒害性，有些爆炸品在发生爆炸时产生 CO、HCN、CO_2、NO_2 等有毒或窒息性气体，可从呼吸道、食管，甚至皮肤等进入体内，引起中毒。

三、爆炸品储存和使用

爆炸品在爆炸瞬间能释放出巨大的能量，使周围的人和建筑物受到极大的伤害和破坏。

如图 18-2 所示某地氢气爆炸现场状况。因此在使用和储存爆炸品时必须高度重视，严格管理。

1．储存爆炸品应有专门的仓库，分类存放。仓库应保持通风，远离火源、热源，避免阳光直射，与周围的建筑物有一定的安全距离。

2．储存爆炸品的库房管理应严格贯彻执行"五双"制度，即做到双人保管、双人发货、双人领用、双账本、双锁。

3．使用爆炸品时应格外小心，轻拿轻放，避免摩擦、撞击和震动。

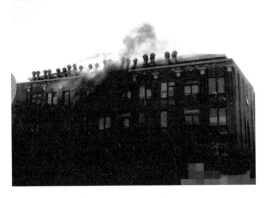

图 18-2　某高校氢气爆炸事故现场（2015 年）

四、爆炸品火灾的扑救

爆炸品着火可用大量的水进行扑救，水不但可以灭火，还可以使爆炸品吸收大量的水分，降低敏感度，使其逐步失去爆炸能力；但要防止高压水流直接射向爆炸品，以防冲击引起爆炸品爆炸。

爆炸品着火不能用沙土压盖，因为如用沙土压盖，着火产生的烟气无法散去，使内部产生一定压力，从而更易引起爆炸。

第二节　气　体

气体主要包括压缩气体、液化气体和溶解气体等。实验室使用的气体可能引发火灾及爆炸、吸入中毒，以及冷冻伤等危险，操作时应充分了解气体特性，严格遵守安全规程，以确保人员和设备的安全。

一、气体的分类

气体按其危险性的不同可分为 3 类：

（一）易燃气体

易燃气体（flammable gases）是指温度在 20 ℃、压力在 1 标准大气压（101.3 kPa）时，气体爆炸极限≤13%（体积分数）；或不论易燃下限如何，与空气混合，燃烧范围的体积分数至少为 12% 的气体，如压缩或液化的氢气、甲烷等。

（二）非易燃无毒气体

非易燃无毒气体是指在 20℃时，蒸气压力不低于 280 kPa 或作为冷冻液体运输的不燃、无毒气体，如氮气、稀有气体、二氧化碳、氧气、空气等。此类气体虽然不燃、无毒，但处于压力状态下，仍具有潜在的爆裂危险。具体可分为：

1. 窒息性气体　会稀释或取代通常在空气中的氧气的气体。

2. 氧化性气体　通过提供氧气比空气更能引起或促进其他材料燃烧的气体，如氧气、压缩空气等。

3. 其他项别的气体。

（三）毒性气体

毒性气体（toxic gases）是指吸入半数致死浓度（median lethal concentration，LC_{50}）< 5 ml/L^3 的气体。此类气体对人畜有强烈的毒害、窒息、灼伤、刺激作用，如氯气、一氧化碳、氨气、二氧化硫、溴化氢等。

二、气体的危险特性

（一）物理性爆炸

储存于钢瓶内压力较高的压缩气体或液化气体，受热膨胀压力升高，当超过钢瓶的耐压强度时，即会发生钢瓶爆炸，即物理性爆炸。特别是液化气体，这种气体在钢瓶内处于液态和气态共存的状态，一旦受热或受到撞击等外力作用，瓶内的液体可能会迅速气化，导致钢瓶内气体压力急剧增高，进而引起物理性爆炸。钢瓶爆炸时，易燃气体及爆炸碎片的冲击能间接引起火灾。

（二）化学活泼性

易燃和氧化性气体的化学性质很活泼，在常温常压下可与很多物质发生反应或爆炸、燃烧。例如，乙炔、乙烯与氯气混合遇日光会发生爆炸，液态氧与有机物接触能发生爆炸，压缩氧与油脂接触能发生自燃等。

（三）可燃性

易燃气体遇火源能燃烧，与空气混合到一定浓度会发生爆炸。爆炸极限宽的气体遇到火灾，爆炸危险性更大。

（四）扩散性

比空气轻的易燃气体逸散在空气中可以很快地扩散，一旦发生火灾会造成火焰迅速蔓延。比空气重的易燃气体泄漏出来，往往漂浮于地面或房间死角中，长时间积聚不散，一旦遇到明火，易导致燃烧爆炸。

（五）腐蚀性、致敏性、毒害性及窒息性

大多数气体都有毒性，如硫化氢、氯乙烯、液化石油气、一氧化碳等。有些气体还具有腐蚀性，这主要是一些含硫、氮、氟元素的气体，如硫化氢、氨、三氟化氮等。这些气体不仅可引起人畜中毒，还会使生物体的皮肤、呼吸道黏膜等位置受到严重刺激和灼伤而危及生命。当大量压缩或液化气体及其燃烧后的直接生成物扩散到空气中时，空气中氧的含量发生降低，人会因缺氧而窒息死亡。因此，在处理或扑救具有毒性、腐蚀性、窒息性的气体火灾时，应特别注意自身的防护。

三、气瓶储存和使用

1. 应远离火源和热源，避免受热膨胀而引起爆炸。
2. 性质相互抵触的应分开存放。如氢气与氧气钢瓶等不得混放。
3. 有毒和易燃易爆气体钢瓶应放在室外阴凉通风处。
4. 钢瓶不得撞击或横卧滚动。
5. 在搬运钢瓶过程中，必须给钢瓶配上安全帽，钢瓶阀门必须旋紧。
6. 压缩气体和液化气体严禁超量灌装。
7. 使用前要检查钢瓶附件是否完好、封闭是否紧密、有无漏气现象。如发现钢瓶有严重腐蚀或其他严重损伤，应将钢瓶送有关单位进行检验。若超过使用期限，不准延期使用。一般常见的气体钢瓶如图18-3所示。

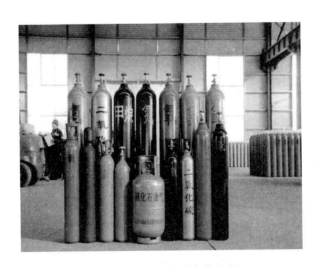

图18-3 不同颜色的气体钢瓶

四、气体火灾的扑救

1. 首先应扑灭外围被火源引燃的可燃物，切断火势蔓延途径，控制燃烧范围。
2. 扑救压缩气体和液化气体火灾时切忌盲目灭火。即使在扑救周围火势过程中不小心把泄漏处的火焰扑灭了，在没有采取堵漏措施的情况下，也必须立即用长的点火棒将火点

燃，使其稳定燃烧。否则大量易燃气体泄漏出来与空气混合，遇火源就会发生爆炸，后果不堪设想。

3．如果火场中有压力容器或有受到火焰辐射热威胁的压力容器，应尽可能将压力容器转移到安全地带，不能及时转移时应用水枪进行冷却保护，防止压力容器受热爆炸。

4．如果是输气管道泄漏着火，应设法找到气源阀门并将阀门关闭。

5．堵漏工作做好后，即可用水、干粉、二氧化碳等灭火剂进行灭火。

第三节　易燃液体

易燃液体（flammable liquids）指在其闪点温度时放出易燃蒸气的液体或液体混合物。易燃液体可能引发火灾和爆炸，还可能对人体皮肤和呼吸道造成伤害。应在通风良好处使用，远离火源，操作时要穿着防护装备，储存时遵守安全规程。

一、易燃液体的分类

易燃液体按其闭杯试验闪点温度分为以下 3 类：

1．低闪点液体（闪点 < –18℃）　如汽油、乙醚、丙酮、乙醛、二硫化碳等。

2．中闪点液体（–18℃ ≤ 闪点 < 23℃）　如甲醇、乙醇、苯、甲苯、石油醚等。

3．高闪点液体（23℃ ≤ 闪点 < 61℃）　如煤油、医用碘酒、苯甲醚、氯苯等。

二、易燃液体的危险特性

1．高度易燃易爆性　易燃液体通常容易挥发，闪点和燃点较低，接触火源时着火面容易持续燃烧。易燃液体蒸气与空气可形成爆炸性混合气体，当蒸气与空气混合达到一定比例时，遇火源往往发生爆炸。

2．高度流动扩散性　液体流动性的大小取决于液体本身的黏度。黏度越小，流动性越强。易燃液体的黏度通常很小，容易流淌，还因渗透、浸润及毛细现象等物理效应，扩大其表面积，加快挥发速度，使空气中的蒸气密度增大，增加了燃烧爆炸的危险。

3．受热膨胀性　一些易燃液体的热膨胀系数较大，容易膨胀，同时受热后蒸气压也较高，从而使密闭容器内的压力升高，当容器承受不了这种压力时，容器就会发生爆裂甚至爆炸。因此，易燃液体在灌装时，容器内应留有 5% 以上空间。

4．强还原性　有些易燃液体具有强还原性，当其与氧化剂接触时容易发生反应，且放出大量的热而引起燃烧爆炸。因此，储存时易燃液体不能和氧化剂或有氧化性的酸一起存放。

5．静电性　易燃液体电阻率大，在受到摩擦、震荡后极易产生静电，聚集到一定程度，就会放电产生电火花而引起燃烧爆炸事故。

6．毒害性和麻醉性　大多数易燃液体及其蒸气都具有一定的毒性，会通过皮肤接触或呼吸道进入体内，致使人昏迷或窒息死亡。有些还具有麻醉性，长时间吸入会使人失去知觉，深度或长时间麻醉可导致死亡。因此，在使用有毒易燃液体时，室内应保持良好的通风。当出现头晕、恶心等症状时应立即离开现场，必要时到医院就医。

三、易燃液体储存和使用

1．最好设置易燃液体专柜存放，存放于阴凉通风处，不得敞口存放。

2．使用时轻拿轻放，防止摩擦撞击及容器损坏。操作过程中室内应保持良好的通风，必要时带防护器具。如有头晕、恶心等症状应立即离开现场。

四、易燃液体火灾的扑救

1．扑救易燃液体火灾应及时掌握着火液体的危险特性（如着火液体的品名、比重、水溶性以及毒性、腐蚀性），以便采取相应的灭火和防护措施。

2．小面积液体火灾可用干粉灭火器或沙土等覆盖灭火。发生在容器内的小火情可用湿抹布等覆盖灭火。

3．扑救毒害性、腐蚀性或燃烧产物毒性较强的易燃液体火灾时必须佩戴防毒面具，采取严密的防护措施。如有头晕、恶心等症状应立即离开现场。

第四节　易燃固体、易于自燃物质、遇水放出易燃气体的物质

易燃固体（flammable solids）是指燃点较低，在遇湿、受热、撞击、摩擦或与某些物品（如氧化剂）接触后，会引起强烈燃烧并能散发出有毒烟雾或有毒气体的固体物质，但不包括已经列入爆炸品的物质，如红磷、硫磺、三硝基甲苯、金属铝粉等。许多固体材料在研磨成细粉或粉末时变得高度易燃，甚至容易爆炸，如面粉、锯末、谷物、粉尘等。

易于自燃物质是指自燃点低，在空气中易于发生氧化反应，放出热量而自行燃烧的物品，如黄磷、三乙基铝等。

遇湿易燃物品是指遇水或潮湿空气能分解产生可燃气体，并放出热量而引起燃烧或爆炸的物质，即遇水放出易燃气体的物质，如金属锂、钠、钾及其氢化物、碳化物等。

一、危险特性

（一）易燃固体具有的危险特性

1．易燃性　易燃固体的熔点、燃点，自燃点以及热分解温度较低，受热容易熔融，分解或气化。在能量较小的热源和撞击下，很快达到燃点，着火、燃烧速度也较快。

2．爆炸性　多数易燃固体具有较强的还原性，易与氧化剂发生反应。易燃固体与空气接触面积越大，越容易燃烧，燃烧速率也越快，发生火灾、爆炸的危险性也就越大。

3．毒害性　许多易燃固体不但本身具有毒性，而且燃烧后还可生成有毒物质。

4．敏感性　易燃固体对明火、热源、撞击比较敏感。

5．自燃性　易燃固体中的赛璐珞、硝化棉及其制品在积热不散时容易自燃起火。

6．易分解或升华　易燃固体容易被氧化，受热易分解或升华，遇火源、热源引起剧烈燃烧。

（二）易于自燃物质具有的危险特性

1. 氧化自燃性　有些易于自燃物质化学性质非常活泼，自燃点低，具有极强的还原性，一旦接触氧或氧化剂，立即发生氧化反应，并放出大量的热，达到其自燃点而自燃甚至爆炸。

2. 积热自燃　有些易于自燃物质含有较多的不饱和双键，遇氧或氧化剂容易发生氧化反应，并放出热量。如果通风不良，热量聚积不散，致使温度升高，又会加快氧化速率，产生更多的热，促使温度升高，最终会积热达到自燃点而引起自燃。

3. 遇湿易燃性　有些易于自燃物质，在空气中能氧化自燃，遇水或受潮后可发生分解而自燃爆炸。

（三）遇湿易燃物品具有的危险特性

1. 遇水易燃易爆性　遇湿易燃物品遇水后发生剧烈反应，产生的可燃气体多，放出的热量大。当可燃气体遇明火或由于反应放出的热量达到引燃温度时，就会发生着火爆炸。

2. 与酸或氧化剂反应更加强烈　遇水放出易燃气体的物质大都有很强的还原性，当遇到氧化剂或酸时反应会更加剧烈。

3. 自燃危险性　有些遇水放出易燃气体的物质不仅遇水易燃，放出易燃气体，而且在潮湿空气中能自燃，特别是在高温下反应比较强烈，放出易燃气体和热量。

4. 毒害性和腐蚀性　很多遇水放出易燃气体的物质（如钠汞齐、钾汞齐等）本身具有毒性，有些遇湿后还可放出有毒的气体。

二、储存与使用

1. 易燃固体、易于自燃物质和遇水放出易燃气体的物质均宜单独存放于阴凉、通风处，远离火源，尤其不得与酸、氧化剂等危险化学品同库储存。如黄磷存于水中，金属钠钾浸没在煤油中，回收处理时先切小块再放到乙醇中分解完全。

2. 易燃固体、易于自燃物质和遇水放出易燃气体的物质使用时均轻拿轻放，避免摩擦撞击，以免引发火灾。

3. 遇水放出易燃气体的物质必须包装严密、防止吸潮。发生火灾时不得用水、泡沫等湿性灭火器灭火，可选用干沙、水泥粉扑救。干燥氯化钠（锂除外）、石墨等灭火效果也不错。

三、火灾的扑救

多数易燃固体着火可以用水扑救，但对于镁粉、铝粉等金属粉末着火，不可用水、二氧化碳和泡沫灭火剂进行扑救。对于遇水产生易燃或有毒气体的物质（如五硫化二磷、三硫化四磷等），也不可以用水扑救。对于脂肪族偶氮化合物，亚硝基化合物等自反应物质，着火时不可采用窒息法灭火，因为此类物质燃烧时不需外部空气中的氧参与。

由黄磷引发的火灾应用低压水或雾状水扑救，不可用高压水扑救，因高压水冲击能导致黄磷飞溅，使灾害扩大。黄磷熔融液体流淌时应用泥土、沙袋拦截并用雾状水冷却，对磷块和冷却后已固化的黄磷，应用钳子钳入储水容器中，来不及钳出时可先用沙土掩盖，但应做好标记，等火势扑救后，再逐步集中到储水容器中。

遇水放出易燃气体的物质着火绝不可以用水或含水的灭火剂扑救，也不可以使用二氧化碳灭火剂等不含水的灭火剂灭火，因为此类物质一般都是碱金属、碱土金属以及这些金属的化合物，在高温时这些物质可与二氧化碳发生反应。此类物质的火灾可使用偏硼酸三甲酯（7150）灭火剂进行扑救，也可使用干砂、石粉进行扑救。对金属钾、钠火灾，用干燥的氯化钠，石墨等扑救效果也很好。

金属锂着火时不可用干砂进行扑救，因干砂中的二氧化硅可以和金属锂的燃烧产物氧化锂发生反应。金属锂的火灾也不可用碳酸钠或氯化钠进行扑救，因为在高温条件下会产生比锂更危险的钠。

第五节　氧化剂和有机过氧化物

氧化性物质（oxidizing substances）是指处于高氧化态，具有强氧化能力，遇酸、碱、潮湿、高热、还原剂、易燃物品、摩擦、撞击等，能迅速发生反应并放出大量热的物质。这类物质本身不一定可燃，但能导致可燃物燃烧，有些氧化剂与可燃物能组成爆炸性混合物。**有机过氧化物**（organic peroxides）是指分子组成中含有过氧基的有机物，其本身易燃易爆，极易分解，对热、震动或摩擦极为敏感。

一、氧化物分类

1. 无机氧化物（inorganic oxides）　有些无机氧化物分子含有过氧基，如过氧化钠；有些无机氧化物为某些含氧酸及其盐类，分子中含有高价态元素，如硝酸盐、高锰酸盐、亚硝酸盐等。

2. 有机氧化物（organic oxides）　有机氧化物分子中含有过氧基，如过甲酸、过氧化二苯甲酰、过氧乙酸等。

二、氧化物的危险特性

1. 受热分解性　有些氧化剂受热、震动、摩擦、撞击时极易发生反应，放出大量的热，此时遇可燃物容易发生燃烧及爆炸。有机过氧化物对热、震动、冲击或摩擦极为敏感，受到外力作用时容易导致分解、爆炸。

2. 强氧化性　有些氧化剂与易燃物质接触后可发生不同程度的化学反应，引起燃烧和爆炸。多数氧化剂，尤其是碱性氧化剂，遇酸反应剧烈甚至引起爆炸。例如，过氧化物与硫酸、氯酸钠与硝酸相遇则立即发生爆炸。

3. 遇湿分解性　有些氧化剂遇水或吸收空气中的水蒸气能分解放出氧化性气体，遇火源易使可燃物燃烧。

4. 燃烧性　少数无机氧化剂具有可燃性，如硝酸胍、硝酸脲、高氯酸醋酐溶液、四硝基甲烷等，这些氧化剂不仅具有很强的氧化性，与可燃物质相结合可引起着火爆炸，而且本身也具有可燃性，不需要外界的可燃物参与即可燃烧。

许多有机过氧化物易燃，且燃烧迅速而猛烈。有机过氧化物因受热或摩擦、碰撞时可导致化合物分解，并产生大量易燃或有毒气体和热量，当体系密闭时极易发生爆燃。

5．毒性及腐蚀性   有些氧化剂具有一定的毒性和腐蚀性，能毒害人体，腐蚀烧伤皮肤。

6．伤害性   有机过氧化物的伤害性主要表现在容易对眼睛造成伤害，如过氧化环己酮、叔丁基过氧化氢、过氧化二乙酰等化合物即使和眼睛只有短暂接触，也会对角膜造成严重损伤。

三、氧化性物质与有机过氧化物的储存和使用

1．使用过程中应严格控制温度，避免摩擦或撞击。

2．保存时不能与有机物、可燃物、酸、还原剂、易于自燃物质、遇湿易燃物品混存同柜储存，远离火源。

3．碱金属过氧化物易与水起反应，应注意防潮。

4．有些氧化剂具有毒性和腐蚀性，能毒害人体，烧伤皮肤，使用过程中应注意防毒。

四、氧化性物质和有机过氧化物火灾的扑救

氧化性物质着火或被卷入火中，会放出氧，加剧火势，即使在惰性气体中，火仍然会自行蔓延。因此，此类物质着火使用二氧化碳及其他气体灭火剂是无效的，**应使用大量的水或用水淹浸的方法灭火**，这是控制氧化性物质火灾最为有效的方法。若使用少量的水灭火，水会与过氧化物发生剧烈反应。

有机过氧化物着火或被卷入火中，可能导致爆炸。如有可能，应迅速将此类物质从火场移开并转移到安全区域，人尽可能远离火场，在有防护的地方用大量水灭火。有机过氧化物火灾被扑灭后，在火场完全冷却之前不要接近火场，因火场中暴露于高温下的有机过氧化物会发生剧烈分解、爆炸。

第六节   毒性物质

毒性物质（toxic substances）是指经吞食、吸入或皮肤接触后可能造成死亡或严重受伤或健康损害的物质，其毒性用半数致死量（LD_{50}）和 半数致死浓度（LC_{50}）衡量。有毒或无毒物质不是绝对的，一定条件下可以相互转化：一般认为无毒的物质，如食盐、白酒、维生素甚至水，若进入机体的方式不当，摄取量过多或摄取速度过快都会发生致死性毒害作用。一些毒性物质（如砒霜、氰化物等）痕量时却有益于人体。

毒性物质根据其毒性强弱，可以分为剧毒品、有毒品和有害品。

一、剧毒品的定义及分类

剧毒品（extremely hazardous substances）为具有剧烈急性毒性危害的化学品，包括人工合成的化学品及其混合物和天然毒素（如肉毒毒素），还包括具有急性毒性易造成公共安全危害的化学品。满足下列条件之一：大鼠实验，经口 $LD_{50} \leqslant 5$ mg/kg，经皮 $LD_{50} \leqslant 50$ mg/kg，吸入（4 h）$LC_{50} \leqslant 100$ ml/m^3（气体）或 0.5 mg/L（气）或 0.05 mg/L（尘、雾），即为剧毒品。

（一）常见剧毒品

1．无机剧毒物质　常见的有某些含氰基、磷、砷、硒、二价汞、铅和铊的化合物等，如氰化钠、氢氰酸、磷化氢、三氧化二砷、砷化氢、硒酸钠、氯化汞、氧化汞、四乙基铅、硫酸铊或硝酸铊，叠氮化钠等。

2．有机剧毒物质　常见的有某些含磷、氰基、卤素、硫的有机物，如有机磷农药（敌敌畏、甲硫磷、毒鼠磷）、丙腈、2-氯乙醇、氟乙酸和乙硼烷等。

3．含有氮、硫、氧的一些生物碱　如烟碱（尼古丁）和士的宁、乌头碱等。

（二）剧毒品主要特性

1．剧烈的毒害性，少量进入机体即可造成中毒或死亡。

2．相当多的剧毒化学品具有隐蔽性，即多为白色粉状、块状固体或无色液体，易与食盐、糖、面粉等混淆，不易识别。

3．许多剧毒化学品还具有易燃、爆炸、腐蚀等特性，如液氯、四氧化锇、三氟化硼等。

4．一些剧毒化学品与其他物质混合时反应剧烈，甚至可产生爆炸。如氰化物与硝酸盐、亚硝酸盐等混合时反应就相当剧烈，可以引起爆炸。

5．一些剧毒化学品能与其他物质作用产生剧毒气体。如氰化物与酸接触生成剧毒氰化氢气体，磷化铝与水或水蒸气作用生成易燃、剧毒的磷化氢气体。

二、毒性物质对人体的危害

毒性物质只有进入机体才会产生危害，通常进入人体的途径有3种：

1．通过呼吸道进入　呼吸道是毒性物质侵入人体最常见、最危险的途径。进入体内的毒性物质主要被支气管和肺泡吸收。毒性物质的粒度越小，水溶性越好，越易被肺泡吸收。例如，氰化钠、氢氰酸、磷化氢、三氧化二砷（砒霜）、砷化氢、亚砷酸钙、硒酸钠、亚硒酸氢钠、氯化汞、氧化汞、二乙基汞、四乙基铅、叠氮化钠等。

2．通过皮肤进入　毒性物质经皮肤被吸收，主要是通过表皮屏障和毛囊，少数情况经汗腺导管进入人体。例如敌敌畏、甲胺磷、苯、甲苯、二甲苯、铅、汞、镉等。

毒性物质经皮肤被吸收的数量和速度主要与其水溶性、脂溶性和浓度及与皮肤接触面积等因素有关。此外，皮肤损伤及高温、高湿等环境可促进毒性物质侵入皮肤。

3．通过消化道进入　毒性物质经消化道进入人体比较少见，可通过食入或饮水等方式，一般是由于不遵守公共卫生以及实验室化学安全制度，以及人为或意外事故造成。进入消化道的毒性物质主要由胃和小肠吸收，口腔也可吸收少部分。毒性物质被吸收程度取决于水溶性和胃内食物多少。

除此之外，还有一些毒性物质可通过人工途径（如注射）进入人体。毒性物质对人体的伤害主要是指致突变、致癌和致畸作用，即"三致"作用。

致突变作用指机体的遗传性物质（DNA）在一定条件下发生根本性、突然性变异。突变可由化学因素（毒性物质）、物理因素（辐射、紫外线等）、生物因素（病毒感染等）引起，其中以化学因素为主。突变结果可导致不育不孕、早产、畸胎等情况。常见致突的毒性物质有苯、氯乙烯、甲醛、亚硝胺、苯并芘类多环芳烃、氯丁二烯等。

致癌作用指某些致癌毒性物质导致体细胞突变，产生肿瘤的作用。基本被确认的致癌源包括亚硝酸盐、苯并芘类多环芳烃、亚硝胺、氯仿、砷、铬、镍及其部分化合物、石棉、砒霜、二恶烷、甲醛、氯乙烯、烟碱等。

致畸作用指毒性物质作用于妊娠母体，干扰胚胎正常生长，导致畸形的作用。常见的有致畸作用的毒性物质包括甲醛、苯、甲苯、甲基汞、邻苯二甲酸二丁酯等。

三、实验室防止中毒的技术措施

1．最根本的方法是以无毒、低毒的物质或工艺代替剧毒或高毒的物质或工艺。例如，在进行琼脂糖凝胶电泳时，使用低毒性的核酸染料替代传统的具有致癌、致畸性的溴化乙锭。

2．设备密闭化、管道化、机械化，防止实验中冲、溢、跑、冒事故。

3．隔离操作，如使用手套箱、防毒面具等防护设备和器具，以及仪表自动控制技术可以起到隔离作用，防止人和有毒物质直接接触。

4．要通风排毒和净化回收。实验过程中需要保持通风良好，如使用通风橱（图18-4所示）、顶排风换气等，将操作现场的毒气及时排走或稀释。有毒废液要回收并进行无害化处理，使其达到排放标准。

5．注意消除二次染毒源，例如汞洒落后使用碘熏蒸法等进行处理。

6．加强个人防护。实验人员需遵守实验室规章制度，如实验时必须戴防护眼镜，穿长袖实验服，穿不漏脚面的鞋，扎起长发，必要时戴防护手套，口罩，防护面具等。

7．定期检查毒物在空气中浓度，例如在实验室安装有毒气体传感器及监测设备。

8．建立卫生保健和卫生监督制度。

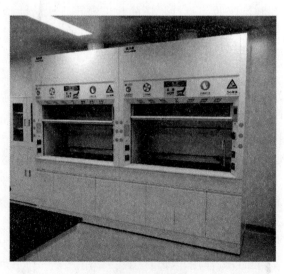

图 18-4　通风橱

第七节　腐　蚀　品

腐蚀品（corrosive substances）主要是指能灼伤人体组织并对金属、纤维制品等物质造成腐蚀的固体或液体，所谓腐蚀指物质与腐蚀品接触后发生化学反应，表面受到破坏的现象。

一、腐蚀品分类

腐蚀品按其化学性质可分为酸性腐蚀品、碱性腐蚀品和其他腐蚀品 3 类。

（一）酸性腐蚀品

酸性腐蚀品按照其化学组成和腐蚀性强弱，可分为以下几类：

1．一级无机酸性腐蚀品　这类物品包括具有氧化性的强酸和遇湿能生成强酸的物质，均有强烈的腐蚀性，如硝酸、浓硫酸、浓盐酸、氢氟酸（其腐蚀性如图 18-5 所示）等。

2．一级有机酸性腐蚀品　这类物品具有强腐蚀性并有酸性，如苯甲酰氯、苯磺酰氯等。

3．二级无机酸性腐蚀品　如磷酸、三氯化锑、四碘化锡等。

4．二级有机酸性腐蚀品　如冰醋酸、苯酐等。

（二）碱性腐蚀品

碱性腐蚀品包括无机碱性腐蚀品，如氢氧化钠、氢氧化钾、硫化钾、氨水等；及有机碱性腐蚀品，如烷基醇钠、二乙醇胺等。

（三）其他腐蚀品

如次氯酸钠溶液、氯化铜溶液、氯化锌溶液、苯酚钠、甲醛溶液等。

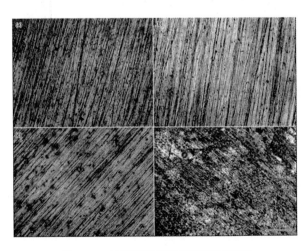

图 18-5　被氢氟酸腐蚀的不锈钢表面

二、腐蚀品的危险特性

（一）腐蚀性

这是腐蚀品的主要特性，其腐蚀作用主要包括 3 个方面：

1. 对人体的伤害 人们直接接触这些物品后，会引起表面灼伤或发生破坏性创伤，特别是接触氢氟酸时，能发生剧痛，使组织坏死，若不及时治疗，会导致严重的后果。当人们吸入腐蚀品挥发出的蒸气或飞扬到空气中的粉尘时，会造成呼吸道黏膜被损伤，引起咳嗽、呕吐、头痛等症状。因此在使用和储运中，操作人员必须严格执行操作规程，做好防护。

2. 对有机物的腐蚀 腐蚀品能夺取有机物中的水分，破坏其组织成分并使之碳化。

3. 对金属和非有机物的腐蚀 在腐蚀性物质中，无论是酸还是碱，对所有金属和部分非金属有机物均能产生不同程度的腐蚀作用。

（二）毒害性

多数腐蚀品具有不同程度的毒性，比如人短时间接触空气中发烟氢氟酸的蒸气即可造成有害后果，又如发烟硫酸挥发的三氧化硫对人体也具有相当大的毒害性。

（三）氧化性

有些无机腐蚀品虽然其本身并不燃烧，但都具有氧化性，有的是很强的氧化剂，与可燃物接触或遇高温时，可引起可燃物质燃烧，甚至爆炸。这类腐蚀品主要以无机腐蚀品为主，如浓硫酸、硝酸、过氯酸等。

（四）燃烧性

有机腐蚀品大都可燃或易燃，如苯酚、甲酚、甲醛等不仅本身可燃，且都能挥发出有刺激性或毒性的气体。

（五）遇水反应性

有些腐蚀品具有遇湿或遇水反应性，如氯磺酸、氧化钙等，反应过程中可放出大量的热或有毒、腐蚀性的气体。

三、腐蚀品的储存和使用

1. 应储存于阴凉、通风、干燥的场所，远离火源。
2. 酸类腐蚀品应远离氰化物、氧化剂、遇湿易燃物质存放。
3. 具有氧化性的腐蚀品不得与可燃物和还原剂同柜储存。
4. 有机腐蚀品严禁接触明火或氧化剂。
5. 使用过程中应有良好的通风条件，受到腐蚀后应用大量的水冲洗。漂白粉、次氯酸钠溶液等应避免阳光直射。
6. 因有些腐蚀品同时具有毒性，使用过程中应注意防护。

7．受冻易结冰的冰醋酸、低温易聚合变质的甲醛等应储存于冬暖夏凉的库房。

四、腐蚀品火灾的扑救

1．腐蚀品可造成人体化学灼伤，因此，扑救火灾时灭火人员必须穿防护服，佩戴防护面具。

2．腐蚀品着火一般可用水、干砂、泡沫进行扑救。使用水扑救腐蚀品火灾时。应尽量使用低压水流或雾状水，不宜用高压水扑救，避免腐蚀品溅出。

3．有些强酸、强碱，遇水能产生大量的热，不可用水扑救。对于遇水产生酸性烟雾的腐蚀品，也不能用水扑救，可用干粉、干砂扑救。

4．遇腐蚀品容器泄漏，在火灾被扑灭后应将泄漏的腐蚀品收集到专用容器，并采取堵漏措施。

第八节　杂项危险物质和物品

杂项危险物质和物品是指存在危险但不能满足其他类别定义的物质和物品，包括：

1．以微细粉尘吸入可危害健康的物质，例如石棉、角闪石。

2．会放出易燃气体的物质，如聚苯乙烯珠粒。

3．锂电池组。

4．一旦发生火灾可形成二噁英的物质和物品，例如多氯联苯。

5．在液态温度达到或超过 100 ℃，或固态温度达到或超过 240 ℃ 条件下运输的物质。

6．危害环境物质，包括污染水生环境的液体或固体物质，以及这类物质的混合物，如制剂和废物。

7．经基因改造的微生物或生物体（如基因突变导致感染性或毒力增强的病原体）。

（刘小云）

思考题

1．请举出两例实验室常见的易燃危险化学品，并简述由这些化学品引起的火灾应该如何扑灭。

2．请举出两例应保存于专门的仓库或专柜的危险化学品。

3．氢气气瓶是实验室常见的气瓶，请简述其可能带来的危险以及如何存放和正确使用。

4．请举出两个实验室中以无毒、低毒的物质或工艺代替剧毒或高毒的物质或工艺来防止中毒的实例。

5．聚丙烯酰胺凝胶电泳是常见的生物学实验技术，请查阅相关资料并举出两个在该实验中可能接触到的危险化学品。

参考文献

[1] 中华人民共和国质量监督检验检疫总局．中国国家标准化管理委员会．化学品分类和危险性公示通则（GB13690—2009）．2009.

[2] 蒋成军．危险化学品安全技术与管理．2 版．北京：化学工业出版社，2009.

[3] 蔡凤英、王志荣．危险化学品安全（普通高等教育十三五规划教材）．北京：中国石化出版社，2017.

第十九章　易制毒化学品与精神药品、麻醉药品

实验室工作中，易制毒化学物质和精神麻醉药品具有合法用途，但如果监管不规范，其滥用可能带来严重危害及后果。

第一节　易制毒化学品

1988 年联合国颁布的《联合国禁止非法贩运麻醉药品和精神药物公约》(*United Nations Convention against Illicit traffic in Narcotic Drugs and Psychotropic Substances*)，将易制毒化学品定义为"常用于非法制造麻醉药品或精神药物的物质"。《2018 年中国毒品形势报告》报道，至 2018 年底，全国有 240.4 万吸毒人员，其中不满 18 岁的有 1 万人，18 ～ 35 岁的有 125 万人，占吸毒总人数的一半以上。易制毒化学品是国家管制的可用于制造麻醉或精神药品的原料和配剂，通常看成不是毒品，它既是一般工业原料，可用于合法生产制造，但又是合成毒品必不可少的化学品。由于医药专业的特殊性，易制毒化学品在临床和科研经常使用，但对其看待常停留在普通化学品上，对其危险性缺乏认识。

易制毒化学品分 3 类（表 19-1），第一类是可用于制造毒品的原料及其单方制剂，第二、三类是可用于制毒的化学配剂。

表 19-1　易制毒化学品

分　类	化学品举例	部分用途举例
第一类	1- 苯基 -2- 丙酮、3,4- 亚甲基二氧苯基 -2- 丙酮、胡椒醛、黄樟素、黄樟油、异黄樟素、N- 乙酰邻氨基苯酸、邻氨基苯甲酸、麦角酸、麦角胺、麦角新碱、麻黄碱类物质、羟亚胺、1- 苯基 -2- 溴 -1- 丙酮、3- 氧 -2- 苯基丁腈、邻氯苯基环戊酮、N- 苯乙基 -4- 哌啶酮、4- 苯胺基 -N- 苯乙基哌啶、N- 甲基 -1- 苯基 -1- 氯 -2- 丙胺	麻黄碱及麻黄碱类物质可用于制造苯丙胺、甲基苯丙胺等毒品，1- 苯基 -2- 丙酮可用于合成灭鼠药、抗心绞痛药、抗肾上腺药等，胡椒醛可用于配制芳香型制剂香精，麦角胺用于神经性头痛、能使脑动脉血管的过度扩张与搏动恢复正常
第二类	苯乙酸、醋酸酐、三氯甲烷、乙醚、哌啶、溴素、1- 苯基 -1- 丙酮	三氯甲烷用于有机合成可制成麻醉剂；苯乙酸是制造甲基苯丙胺的原料
第三类	甲苯、丙酮、甲基乙基酮、高锰酸钾、硫酸、盐酸	高锰酸钾是常用的强氧化剂

三类易制毒化学品通常用于有机合成、药物化学等工业。如第一类易制毒化学品——麻黄碱及麻黄碱类物质（伪麻黄碱、消旋麻黄碱、基丙醇胺、甲基麻黄碱、麻黄浸膏、麻黄浸膏粉等）还可药用。1- 苯基 -2- 丙酮是常用有机中间体。3,4- 亚甲基二氧苯基 -2- 丙酮是合成小檗碱、左旋甲基多巴、抗高血压、抗肿瘤药的中间体。黄樟素是药物、保健食品、日化、

香料等的原料。黄樟油是黄色液体，主要用于提取黄樟素以制造合成香料和药物，按化学成分可分为：①樟脑型，含 38.72% ~ 43.8% 樟脑。②桉油素樟脑型，含大量桉油素，樟脑含量仅为 0.75%。③黄樟油素型，主要含黄樟油素，樟脑含量极微或无。樟脑、黄樟油素及桉油素是很重要的芳香油，广泛用于香料、医药和其他工业。异黄樟素用作制胡椒醛等香料的原料，是生产香水与香精、调味品、啤酒的原料，可用于普通有机合成。N- 乙酰邻氨基苯酸是医药、塑料及精细化学品的中间体。邻氨基苯甲酸用于制造偶氮染料、蒽醌染料、靛蓝染料、药物和香料等。麦角酸主要用于治疗与精神有关的疾病，如偏头痛等，同时也是一种医药前体。麦角新碱为子宫兴奋药，一般制成马来酸麦角新碱，主要用于预防和治疗产后子宫出血。如第二类易制毒化学品——三氯甲烷也是脂肪、橡胶、树脂、油类、蜡、磷、碘的良溶剂，是青霉素、精油、生物碱等的萃取剂。

对实验室易制毒化学品的管理必须从申请、购买、运输、进库、出库、使用、回收都要有完整的记录。第一类、第二类所列物质可能存在的盐类，也纳入管制。易制毒化学品分类管理的办法是：第一类实行购买、运输许可，第二类为购买备案、运输许可，第三类是购买、运输备案。高校实验室主要涉及的是第二类和第三类，如在化学和生物学实验室中常用到硫酸、盐酸、丙酮、高锰酸钾、乙醚、三氯甲烷、甲苯等，使用这些物质时往往掉以轻心，如将乙醚、浓盐酸、丙酮等当作普通化学试剂，常常随意拿取，任意放置，使用后的废弃物随意排放。

具体的管理要求见本篇第三章第三节。

[事故举例] 某药学院课题组研究生因科研急需，从互联网上下单直接购买易制毒化学品。该事件被当地公安局的网警发现，通过网址锁定当事人后公安局派人来校侦办，经学院、课题组导师和本人申辩，诚恳认识错误后事态得到平息。

解答：高校师生申请购买第二类、第三类易制毒化学品，需先向学校学院提出购买计划，由专人填写《易制毒化学品购买申请表》，并附上购买后的合法使用、管理承诺书。《易制毒化学品购买申请表》经分管领导核查后，签字盖章，向公安机关申报获得购买许可。第一类易制毒化学品购买后要统一存放在规定区域，单位需要建立使用台账，并保存 2 年备查。第二、三类易制毒品实行上锁管理，并记录台账，直接使用这类物质的实验室要详细登记易制毒化学品名称、数量、用途、领取者、使用者、废弃物处置信息，整个过程中严格遵守"五双"（双人保管、双人领料、双人收发、双人锁门、双账目登记）。

第二节 麻醉药品和精神药品

毒品是指鸦片、海洛因、甲基苯丙胺（冰毒）、吗啡、大麻、可卡因以及国家规定管制的其他能够使人形成瘾癖的麻醉药品和精神药品，包括麻醉药品和精神药品两类概念，它们是构成毒品的两大来源，具有一定的成瘾性和副作用，但是这些药物在临床上的应用广泛，同时在一些药学领域，如药物成瘾性的药理实验中也经常使用。

麻醉药品（narcotic drugs）是指对中枢神经有麻醉作用，连续使用后易产生身体依赖性、能形成瘾癖的药品，主要包括：阿片类、可卡因类、大麻类、合成麻醉药类和其他易成瘾癖的药品、药用原植物及其制剂。

精神药品（psychotropic drugs）是指直接作用于中枢神经系统，使之兴奋或抑制，连续使用可产生依赖性的药品，根据对身体产生依赖性或者伤害的程度被分为第一类和第二类药品。

麻醉剂（anesthetic）是具有麻醉作用的药品，与麻醉药品相比，其主要不同点是不会产生生理依赖，也不会成瘾。可分为全身麻醉剂和局部麻醉剂。

麻醉药品和第一类精神药品实行严格的管制措施，第二类精神药品管制相对较弱。为了保证麻醉药品和精神药品的合法、安全、合理使用，我国制定了《麻醉药品和精神药品管理条例》（表19-2），对两类药品的种植、生产、经营和使用实施严格的管理制度。国家管制的麻醉药品共有121种，其中生产和使用的有21种，每一种又有不同的剂量剂型和商品名。

表 19-2　麻醉药品和精神药品分类和部分品种

分类		举例
麻醉药品		罂粟壳、布桂嗪、福尔可定、去甲可待因、乙基吗啡、尼可吗啡、双氢吗啡、可待因、硫代芬太尼、舒芬太尼、瑞芬太尼、阿芬太尼、非那佐辛、阿片类药物、去甲美沙酮、海洛因、可卡因、贝齐米特
精神药品	第一类	三唑仑、他喷他多、莫达非尼、马吲哚、氯胺酮、恰特草、苄基哌嗪、安非拉酮、司可巴比妥、哌甲酯、去氧麻黄碱、左苯丙胺、左甲苯丙胺、右苯丙胺、替苯丙胺、替诺环定、乙芬胺、羟芬胺、卡西酮
	第二类	佐匹克隆、咖啡因、曲马多、扎来普隆、布托啡诺及其注射液、替马西泮、普拉西泮、匹那西泮、奥沙西泮、去甲西泮、尼美西泮、美达西泮、氟西泮、地西泮、苯巴比妥、戊巴比妥、环己巴比妥、匹莫林、奥沙唑仑、咪达唑仑、艾司唑仑、美索卡、阿米雷司、去甲伪麻黄碱、喷他佐辛、芬特明

麻醉药品和精神药品均为特殊类药品，是医院、特定科研院所和学科专业必须类药品，如果管理不善，将会带来极大的社会隐患。

麻醉精神品的主要管理措施是：

1．设立专库或者专柜储存，专库应当设有防盗设施并安装报警装置，专柜应当使用保险柜，专库和专柜应当实行双人双锁管理。

2．专人采购，建立专用账册，对品种数量严格核对，专门存放，使用时要逐项登记消耗量，定期检查。

3．调配制剂要双人投料、双人签字。

4．废弃液要专门清理。

5．专用账册的保存期限应当自药品有效期期满之日起不少于5年。

（胡　新）

思考题

1．什么是毒品？什么是易制毒品？

2．在医药学院如何正确使用易制毒化学品和麻醉精神药品？

3．试举一个化学实验室常见的易制毒试剂，并简述如何管理它。

第二十章 化学事故的预防与处理

化学事故是指化学物在生产、储存、经营、运输和使用过程中，由于各种原因造成的生命财产损失事件。预防和处理化学事故的意义在于避免或减少生命财产损失、稳定社会秩序、保护生态环境。医药化学实验化学物质种类多，化学反应无论是简单还是复杂都存在安全问题，都不能掉以轻心。

第一节 医用化学实验室的安全要求

为了顺利进行化学实验，防止化学事故的发生，在化学实验室必须做到：

1. 实验前做好认真的预习和准备，应对实验所涉及的药品和装置认真检查，了解仪器的性能和操作规范、药品的基本性质、反应的机制和副反应，预测实验可能出现的各种危险因素，防患于未然。要穿上符合要求的实验服，必要时应准备好个人防护设备（如护目镜、防护手套等）。

2. 进入实验室后要观察水、电、气的总闸位置，了解灭火器、急救箱、洗眼器的地点和使用方法，熟悉紧急出口的方向和位置。

3. 实验开始前检查仪器的状态是否正常，实验方案和步骤是否完备，药品标签是否齐全、正确；实验过程中应严格按照规程或拟订的操作步骤进行，禁止临时变动、走捷径，不得随意离开正在运行的装置和正在操作的化学物质反应；对于不熟悉的反应、涉及危险化学品的实验、需要在比较严酷条件下进行的操作，必须有有经验的人现场指导，不得单人操作；实验结束后要重视仪器药品的整理，废弃物需分类处理，禁止随意倒入垃圾桶或下水道中。

4. 离开实验室前要洗手并关好门、窗、水、电、气，危险品应放回专门地点，仪器设备等应调回初始状态并做好登记。

5. 平时应保持良好的卫生习惯，经常清扫实验室、过道、走廊，保持安全出口畅通，不要在附近堆杂物；保持洗眼设备和淋浴器的清洁卫生；维护灭火器和电器仪表。

6. 做好个人防护，实验室人员须穿着质地合适的实验服或防护服，必要时佩戴防护眼镜、防护手套、安全帽、防护帽、呼吸器或面罩等。

第二节 化学实验常见事故的预防

预防化学事故的总原则是时刻树立安全第一的观念，从源头抓起，从管理着手，不放过与实验相关的每一个细节。比如严格按实验的用量来订购、操作和储存化学物质；可能的话用危险性小的化学物质来代替危险化学品；不单独一人操作危险性物质；实验室所有盛放药品的容器都贴上标签，标注化学物质的名称、危险警告、日期和配制人的姓名；离开实验室前脱下实验服装等。做好这些工作能大大降低化学事故的发生率。

一、化学事故的预防

通常化学实验室里为防止意外事故应该配备的安全品包括急救箱（内有紫药水、酒精、1% 硼酸、2% 醋酸、碳酸氢钠溶液、凡士林、甘油、烫伤油膏、消毒剂、绷带、棉花、橡皮膏、创可贴、纱布、医用镊子、医用剪刀、医用止血钳等），急救箱的目的主要是防止中毒和创伤（如割伤、烫伤、冻伤、炸伤、腐蚀伤等），另外还有灭火器、通风柜、耐酸 / 耐碱手套、洗眼杯、防护眼镜、回收容器等。在个人防护用品中手套是最常用的，表 20-1 为不同类型手套耐化学物质的情况，正确选择和佩戴可有效预防化学事故的发生。

表 20-1　耐化学物质的防护手套材料性能参照表

化学物质名称	浓度（%）	氯丁橡胶	丁腈橡胶	聚氯乙烯	天然橡胶	丁基橡胶	氟橡胶
1. 酸类 / 矿物质							
铬		F	F	F	NR	P	E
氯化氢（HCl）	10	G	G	G			
氯化氢（HCl）	36	F	F	P	F	E	E
氟化氢	10	G	G	G	P	G	G
盐酸		G	G	G	G	E	
硝石	10	G	F	G	F	F	G
硝石	20	F	F	F	P	F	G
硫磺	10	E	E	E	G	G	E
硫磺	20	E	E	E	F	G	E
2. 酸类 / 有机酸							
乙酸	84	F	F	E	G	G	P
柠檬酸		G	G	G	G	E	E
甲酸		G	F	G	G	E	F
乳酸	88	G	E	E	E	E	E
酢浆草酸		G	G	G	G	E	E
3. 乙醇类							
苯甲基		G	G	G	F	G	E
乙烷基		E	E	E	G	E	G
甲基		G	F	G	F	G	P
4. 醛类							
乙醛		G	F	G	F	E	P
苯甲醛		P	G	F	P	E	P
甲醛		G	G	G	G	E	P
5. 脂肪溶剂							
矿物精油		E	E	E	P		

续表

化学物质名称	浓度（%）	氯丁橡胶	丁腈橡胶	聚氯乙烯	天然橡胶	丁基橡胶	氟橡胶
6．碱金属							
氢氧化铵	26	G	E	E	G	E	G
氢氧化钾	45	G	E	E	G	E	F
氢氧化钠	50	G	E	G	G	E	G
7．芳烃溶剂							
苯		P	F	P	NR	P	G
甲苯		P	F	P	NR	P	E
二甲苯		P	E	F	NR	P	E
8．含氯溶剂							
四氯化碳		F	F	P	NR	P	E
氯苯		P	F	P	NR	P	E
全氯乙烯		P	P	P	NR	P	E
三氯乙烯		P	P	F	NR	P	E
9．酯类							
乙酰丁基乙酸酯		F	F	P	P	G	P
乙酸乙酯		F	F	P	P	G	P
10．胺类							
二乙胺		G	G	G	F	G	P
甲胺		F	F	P	F	G	
11．乙醚类							
乙基醚		G	G	P	F	G	P
12．油类和脂肪							
飞机液压油		F	F	P	P	P	E
动物脂		G	G	G	P	G	E
切削油	10	F	G	E	F	F	E
亚麻籽油		F	G	F	P	G	E
矿物油		G	G	F	P	P	E
植物油		F	G	F	F	E	E
13．氧化物							
二氧化碳		G	G	G	G		
一氧化二氮		F	F	G	F		
14．酮类							
丙酮		F	P	P	G	E	P

续表

化学物质名称	浓度（%）	氯丁橡胶	丁腈橡胶	聚氯乙烯	天然橡胶	丁基橡胶	氟橡胶
甲基乙烷基	P	NR	NR	G	E	P	
甲基异丁基	F	P	NR	G	G	P	
15. 无机盐							
硫酸铜	G	G	G	G			

说明：E，耐化学物质性能强；F，耐化学物质性能一般；G，耐化学物质性能较强；P，耐化学物质性能弱；NR，不推荐此材料。

资料来源于戴维斯《化学物质及实验室安全手册》。

二、主要预防内容

化学事故的预防根据危险化学品的种类主要分为防火、防爆、防毒和防各种创伤。

（一）防火

火灾应以预防为主。要做到：

1．实验室内严禁吸烟。

2．易燃药品用后应立即盖严，放回原处。

3．易燃有机液体禁止在敞口容器中明火或电炉加热，可采用水浴、加热板或油浴的方式加热。

[事故举例] 2006 年北京某校一喷气燃料精制实验室内工作人员在给化学试剂加热时，一种易燃、易爆化学品最先起火，实验仪器和办公用品被全部烧毁，所幸没有造成人员伤亡。

参考处理方法：应根据化学试剂的理化性质选择合适的加热设备，如水浴、油浴，尽量避免明火直接加热。加热过程中注意温度变化，始终有人看守，附近无其他易燃、易爆品。

4．切不可在热的回流或蒸馏液中加入沸石；向蒸馏器中补充待蒸馏液需停止加热，降温到室温再添加。

5．冰箱中不可存放低沸点易燃溶剂，冰箱不可超期使用（一般使用期限控制为 10 年）。

6．加热设备应放置在通风干燥处，不可直接放置在木桌、木板等易燃物品上，周边醒目位置张贴有高温警示标识，并有必要的防护措施。

[事故举例] 2006 年 3 月 15 日凌晨上海某大学化学实验室发生爆炸，原因是一台冰箱启动时点燃了弥散在冰箱内的乙醚和乙醇蒸气，爆炸后相继引发试管等其他容器的燃烧和爆炸，实验室窗户被炸碎、天花板被熏黑。

参考处理方法：乙醇、乙醚等挥发性有机溶剂必须放置在防爆冰箱或防爆柜中，不得放入普通冰箱中。

7．有破损的烧杯、烧瓶不能用来加热。

8．酒精灯内的酒精容量不可超过 2/3 体积（图 20-1）。添加酒精时应灭火，熄灭酒精灯不得用嘴吹，而应用灯帽盖灭。现在实验室更多采用不锈钢型的安全酒精灯。

9．使用大功率仪器要注意其功率是否与实验室的线路、电闸相匹配，不要将它们安放在同一线路上。

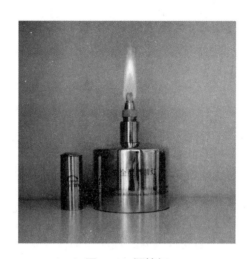

图 20-1　酒精灯

（二）防爆

1．点燃可燃性气体前一定要检验其纯度。

2．使用可燃性气体时，保持室内通风良好，严禁使用明火和可能产生电火花的电器。

3．强氧化剂及其混合物不能研磨。

4．严禁用火来检查气体管道、阀门是否有泄漏，可用肥皂水检验。

5．放热反应或需加热进行的反应装置都不能完全密闭。

6．减压蒸馏的接收瓶和蒸馏瓶必须是圆底或梨形的。

7．蒸馏久置的乙醚、四氢呋喃前必须先检测其中的过氧化物，绝对不能蒸干。

[**事故举例**]　某副教授加压蒸馏一过氧化合物，由于加热没有控制好，发生爆炸，他胸口缝了 50 多针。某研究生在做关于过氧化合物的实验时，用旋转蒸发仪减压浓缩含有过氧化合物的溶液，实验结束后通大气，由于空气的撞击引发爆炸，造成他甲级甲等残废。
参考处理方法：加热过氧化合物需要逐渐升温，密切关注温度变化，浓缩结束后小心地通大气，慢慢将空气放入。

8．多硝基化合物、重氮化合物、叠氮化合物不得在实验室中大量保存；银氨溶液不能久存，用完后要立即处理。

[事故举例] 某工作人员在做叠氮化合物的实验，反应完成后，在处理反应容器时，打开瓶塞的时候发生爆炸。

参考处理方法：叠氮化合物具有爆炸性，避免高温、撞击和压力的突然改变，实验过程中要做好个人防护，如手套、护目镜和口罩等。

9. 爆炸危险性大的实验需在防爆设施中进行，操作人员要准备好防护用品和助手。

10. 贮存危险化学品的冰箱应为防爆冰箱或经过防爆改造的冰箱，并在冰箱门上注明是否防爆。

11. 建立压力容器自行检查制度，经常性维护保养，每月至少进行 1 次月度检查，每年至少进行 1 次年度检查，并做记录。

（三）防毒

1. 在实验室内严禁喝水、吃食物，移液管不可用口吸取液体。

2. 不得用手拿取任何化学试剂，取用毒物时必须戴防护手套，每次实验结束都应细心洗手。

3. 取用有毒试剂后应立即盖上瓶盖，不得敞口。

4. 产生有毒或有刺激性气体的实验必须在通风橱内进行。

5. 实验室制备少量有害气体时应有尾气吸收装置，防止泄漏。

6. 不能将鼻孔凑在容器口上直接闻气味，而应用手在容器口上轻轻扇动。

7. 苯、四氯化碳、乙醚、硝基苯等蒸气久吸会使人嗅觉减弱，必须高度警惕。

8. 汞是化学实验室常用物质，毒性很大，且进入体内不易排出，形成积累性中毒。使用汞不能直接暴露于空气中，其上应加水或其他液体覆盖；汞若洒落出来必须立即收集，再用硫磺粉覆盖洒落处。

[事故举例] 1994 年北京海淀某著名高校发生中毒案，受害者先莫名掉头发，全身剧痛，医院无法确诊，病情迅速恶化、昏迷，进入 ICU 抢救。其同学利用当时的互联网，在国际上求救，初步断定为铊中毒，随后利用普鲁士蓝解毒治疗，但受害者落下终身后遗症，于 2023 年不幸去世。

参考处理方法：本案例具有特殊性，铊和铊盐并不是实验室常见试剂，具有很强的毒性，其盐理化性质稳定，易溶于水，通常无色无味。本案例中毒者非实验室成员。应从药品和实验室管理制度入手，保障该类药品不得流出实验室外。

（四）防创伤

1. 倾注药剂时，不得俯视容器，防止溶液飞溅到自己脸上。

2. 加热试管时，试管口不要向着自己或旁人。

3. 向塞子中插入玻璃管（棒）或温度计时要预先用水或甘油润滑，然后一手固定塞子，另一手在离塞子不远处用力缓慢旋转插入，防止玻棒折断。

4. 稀释浓酸、浓碱要将其慢慢倒入水中，而不能相反。

5. 口径不一致的玻璃仪器不要勉强连接，角度、用力宜合适。

第三节　化学实验各种伤害的处理

化学实验室发生的各种伤害，如果不及时进行处理，会使得危害扩大，甚至危及人员生命，同时对实验室设备硬件、周围环境都会产生不良的影响。

1. 割伤　通常是由于玻璃仪器的破损而引起皮肤的划伤，较多的是发生在手部。伤口中如留有玻璃碎片，应取出；如大量出血，应止血后敷上消炎药和止血粉，包上纱布。若割破动脉要用手按住或用带子扎住血管的近心端。小的伤口用蒸馏水洗净缠上创可贴即可，注意伤口上不得污染上化学药品。

2. 烫伤　化学实验如需高温条件（如触及热的蒸汽、沸水等）容易发生烫伤。烫伤后，在烫伤处涂上烫伤油膏或抹上苦味酸溶液；烫出的水疱不能刺破，用凡士林或油脂涂伤口，不要用水冲洗。

3. 烧伤　属于小面积、浅度的，立刻取来冷水或冰水把伤处浸泡在冷水中 0.5 ~ 1 h，等到从冷水中拿出来感觉不疼了再涂些常用药物，用干净的敷料、绷带包扎好。如果烧伤面大，程度严重要立即送往医院。

4. 冻伤　实验如在低温下或使用低温试剂如液氮，可能会发生冻伤，这时须用手按摩冻伤处加速血液流动并涂上冻伤膏。

5. 爆炸伤　如发生爆炸伤首先要立即止血，然后迅速转入医院。

6. 腐蚀伤　被酸、碱等试剂腐蚀后首先要擦去致创伤的物质，酸腐蚀伤时以 3% ~ 5% 碳酸氢钠溶液冲洗，碱腐蚀伤用 2% 的醋酸液洗，溴腐蚀伤用 2% 的硫代硫酸钠冲洗，最后用大量的水冲洗，拭干后涂上烫伤油膏。

要特别注意保护眼睛，若眼睛受到伤害立即用大量水冲洗 10 min 以上。酸或溴溅进眼内大量水冲洗后再用 1% 的碳酸氢钠溶液洗眼，碱溅进眼内大量水冲洗后用 1% 的硼酸溶液洗眼。异物进入眼内应先清除异物再处理，切勿用手搓揉。

第四节　中毒的处理

实验室是学习区和操作区，不是生活区，有毒有害实验区与学习区明确分开，因此不能在实验室睡觉，不存放和烧煮食物，不在实验室饮食。

1. 误食毒物　若未咽下应立即吐出，再用大量水漱口。

2. 毒物误食咽下　先服用牛奶或鸡蛋清，再将 30 g 硫酸镁溶于水，口服催吐。也可饮 5 ~ 10 ml 稀硫酸铜溶液，再用手指伸入咽喉促使呕吐，然后立即送医院治疗。

3. 误食强酸　先饮用大量水，然后服用氢氧化铝软膏、鸡蛋清、牛奶。

4. 误食强碱　也先饮用大量水，然后服用醋、酸果汁、鸡蛋清、牛奶。

5. 2 份活性炭、1 份氧化镁和 1 份鞣酸混合物称为万能解毒剂，加水成糊状就可以服用。

6. 重金属中毒　可饮服牛奶、食用蛋白质，也可采用螯合物解毒，同时输 10% 的右旋醣酐溶液或 20% 的甘露醇溶液促进排尿。

7. 气体中毒　应将中毒者移至新鲜空气处，解开中毒者衣服纽扣，马上进行人工呼吸。如氯气中毒，可吸入少量乙醇和乙醚的混合蒸气。

第五节　常见危险设备的使用维护及注意事项

对实验室危险设备的检查保养可以减少事故的发生，提高设备的使用寿命，保障实验人员的安全，提升实验室的整体形象。

一、总的原则

化学实验室中的危险设备主要是各种电气装置、机械装置、高（低）温装置和大量使用的玻璃仪器。如果不了解这些设备的性能，不按照规程仔细操作，就会酿成重大事故。对危险装置的使用一般应注意：

1. 使用设备前要了解设备的基本构造、性能、原理和操作规范，清楚设备所处的状态，最好先让有经验的人示范后自己再动手。

2. 如设备工作在比较极端的条件下（如高温、低温、高压、真空、高速等）要预先估计可能的意外并做好防护，操作时要特别谨慎。

> **[事故举例]** 有些同学为节约空间，将用钠处理的溶剂和二氯甲烷溶剂处理装置共用一个装置与大气相连，发生爆炸，原因是密度较大的卤代烷会顺着相同的管道进入用钠丝干燥的溶剂的体系，发生非常剧烈的偶联反应。
>
> 参考处理方法：采用不同化学方法处理的设备需做适当的物理和空间隔离。

3. 实验过程中要密切注意设备工作是否正常，如果发生异常情况要立即停止运转，并立即报告维修人员，禁止设备带"病"工作。

> **[事故举例]** 2004年2月28日晚，某实验室的反应釜破裂了，并且有小的火苗，该实验室研究人员迅速关掉电源并用灭火器将火扑灭。
>
> 参考处理方法：首先查找事故根源，如是否为控温失当引起过热，是否为反应釜质量问题或可能存在其他化学反应，根据原因正确处理。

4. 每次实验结束要按操作规程正常关机，并填写仪器使用的情况说明。

化学实验中常见的设备方面危险主要包括以下几个方面：电、高压（如钢瓶）、低压（如真空泵）、高温（如马弗炉）、低温（如冻干机）、高速（如离心机）等。

二、电的安全

现代化学实验室都离不开电，电力除照明外几乎是实验室所有仪器设备的动力来源。实验室常用频率50Hz、220V的交流电。由于用电而引起的灾害称为电气灾害，主要是起火、爆炸和触电。电气灾害的成因是由于设备或电路发热或者是产生电火花，但更多的是触电事故，因此用电应该注意：

1. 各种电气设备及电线应始终保持干燥，防止浸湿，以防短路，不要用湿手去操作各种仪器。

2．安装电气设备必须加装接地保护装置，防止机壳带电。

3．必须使用合格的、绝缘性能好的插头和插座；电源插座须有效固定，大功率仪器使用专用插座；不私自乱拉乱接电线、电缆，禁止多个接线板串接供电，接线板不宜直接置于地面。

> **[事故举例]** 2004 年 2 月 17 日某高校实验室发生火灾，经消防局认定事故原因为实验室的电线长期受到工作台震动摩擦和挤压，造成部分电线断开，引发打火，进而造成火灾，实际经济损失约 40 多万元，实验室停用将近 2 个月。
>
> 参考处理方法：对于老旧实验室要常态化检查电路、电气设备。

4．任何带电的元件都不能裸露在外，应当加防护罩，比如闸刀、开关等。

5．在设备附近不要放置易燃物。

6．对电压高、电流大的设备要划定危险区域，做好警示标记。

7．经常清除沾在电气设备上的油污。

8．不要用电笔去试高压电。

9．对直流电气设备要注意电源的正负极，不要接反。

10．选用连接导线要根据电器的额定电流，导线的容许电流量要大于电器和保险丝的额定电流，并将连接处接牢。不可选用胶皮有破损或老化的导线。

11．接好线路仔细检查后再接通电源。

12．定期检查仪器的绝缘情况，及时消除漏电的隐患。

13．检修设备时要穿上绝缘胶靴，戴橡皮手套等防护用具，关闭电源才能打开机壳，禁止带电作业；对电容器等电气元件注意切断电源后可能还留有电荷；检修断电时切记做好提示，防止他人在情况未明时合闸。

14．强电实验室禁止存放易燃、易爆、易腐蚀品，保持通风散热。

为防止用电事故，保护电气设备的正常运转，通常在电路和仪器上采用一定的保护装置，其中保险丝（fuse）（图 20-2）是最常用的。保险丝是串联在电路中的低熔点合金丝，一般含铅 75%，含锡 25%，当电路发生短路产生瞬间的强电流时保险丝会立即熔断。

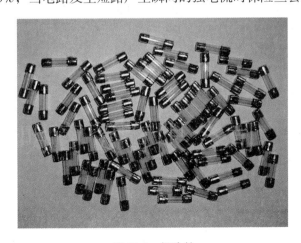

图 20-2　保险丝

保险丝选用注意事项：

1．配电盘上的保险丝的额定电流要大于所供电的设备的最大总电流量，但又不能超出太多而失去保险作用；

2．开关保险丝的电流不能超过开关的额定值；

3．每台仪器都应该安装相应的保险丝，常见保险丝的规格如表 20-2 所示。

表 20-2　常见保险丝的规格

直径（mm）	额定电流（A）	熔断电流（A）
0.52	2	4
0.54	2.25	4.5
0.60	2.5	5
0.71	3	6
0.81	3.75	7.5
0.98	5	10
1.02	6	12
1.25	7.5	15
1.51	10	20
1.67	11	22
1.75	12	24
1.98	15	30
2.40	20	40
2.78	25	50

三、触电

触电是电流流过人体的现象。触电的危险程度取决于电流、电压和通电时间，还随个体的年龄、性别、体质而异。电流对人体的影响是：人体通过 1 mA 的电流会有发麻的感觉，10 mA 就会相当痛苦，20 mA 肌肉强烈收缩（人不能自主离开带电体），50 mA 时呼吸困难，到 100 mA 就是致命的。直流电对人体也有类似的危险。从电压方面看，人体的电阻分为皮肤电阻和体内电阻两部分，皮肤电阻潮湿时约 2000 Ω，干燥时约 5000 Ω，体内电阻则远小于皮肤电阻，大约 150～500 Ω。因此人体的电阻主要由皮肤电阻决定，皮肤潮湿电阻下降很大，易发生触电事故。另外人体电阻的大小与电压也有关系，电压越高人体电阻相应越低，因此接触高压电是相当危险的，接近高压电也是不允许的，因为会有感应电流的形成，见表 20-3 和表 20-4。

表 20-3　不同电压对人体的影响

电压（V）	接触时对人体的影响
10	为全身在水中的跨步电压的界限
20	湿手的安全的界限
30	干燥手的安全的界限
50	没有生命危险的安全的界限
100～200	危险性迅速增大
>200	发生生命危险
～3000	易被带电体吸引
>10000	有被弹开脱险的可能

表 20-4　不同电压的安全距离

电压（kV）	能接近的最小安全距离（cm）
3	15
6	15
10	20
20	30
30	45
60	75
100	115
140	160
270	300

若发生触电事故，应做到：

1．立即切断电源。如不能切断电源要戴上绝缘手套或利用绝缘物将带电体和触电者分开。

2．将触电者平放在空气新鲜的地方，舒展其身体；如情况严重立即施行人工呼吸或心脏按压，同时立即报警；如有外伤也立刻进行处理。

3．触电后均应送往医院继续抢救治疗。

四、高压装置

化学实验室常见的高压装置有高压釜和气瓶，如操作不当极容易发生事故，高压装置的危害是可能发生物理性爆炸，爆炸产生的碎片以高速飞出使人身和财产受到重大损失。同时爆炸冲击波也是重大的危害。爆炸通常会引起燃烧和二次爆炸，因此使用高压装置绝不能大意。要做到：

1．选择适合实验目的和要求的质量合格的高压设备，熟悉装置的构造及其使用方法，严格按照规程谨慎操作。

2．将高压装置放置在损害范围最小的地方（如墙角），尽量配备防爆设施并在附近挂出标志。

3．要经常定期检查高压装置的各个部件和安全设施。

（一）高压釜

实验室广泛使用的高压釜由高压容器主体、电加热器、搅拌器、压力计、高压阀、安全阀等几部分组成。需要注意的是：

1．在指定的地点使用高压釜，不要轻易搬动。

2．了解高压釜的最高使用压力和温度，实验时不得超过此压力和温度。

3．校正高压釜压力计，正常使用的压力应在其标示值的一半以内。

4．放入高压釜内的原料不应超过主体容积的 1/3，温度计要准确插入到反应体系中。

5．定期检查高压釜的各部件，特别是阀门、仪表和衬垫等。

（二）气瓶

化学实验室里另一类常见高压装置是各种气瓶，可根据气瓶的颜色识别所贮存的气体，但同时也要看标签和字样的颜色，详见表 20-5 和图 20-3。

表 20-5　不同气瓶的瓶体颜色

气体名称	气瓶瓶体颜色
氧气	天蓝色
氢气	深绿色
氮气	黑色
氩气	灰色
氦气	棕色
氨气	黄色
二氧化碳	黑色
压缩空气	黑色
煤气	灰色

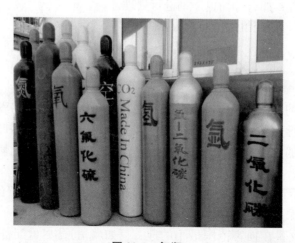

图 20-3　气瓶

气瓶的一般注意事项：

1．不同的气瓶不能随便交叉使用，即使是同一种气体钢瓶由于对纯度的要求不同也不能混用，比如"高纯氮"和"普通氮"气瓶。

2．各种气压表一般也不能混用。

3．气瓶使用时都装有分压阀（图20-4），打开气源前分压阀应关闭，先开总阀，观察总压力表的读数，它表示的是气瓶剩余气体的量，然后再慢慢打开分压阀调节到所需的压力；关闭气源应先关上总阀，再打开分压阀使分压表回零，最后让分压阀处于关闭状态。注意通常情况下总阀和分压阀的开关操作是相反的。

4．开启总阀和分压阀应站在气压表的侧面，人不要对着阀门防止气流冲出。

5．气瓶应放置在阴凉、干燥、远离热源的地方，竖直固定，避免阳光直射，易燃气体气瓶要远离氧气瓶和明火。

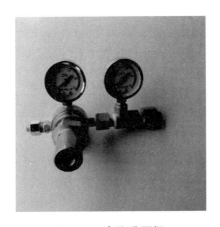

图 20-4　气瓶分压阀

6．气瓶内的气体不可全部用尽，防止空气的混入。确认"满、使用中、空瓶"三种状态。使用完毕，应及时关闭气瓶总阀。

7．搬运气瓶时要旋上保护帽，使用专门的手推车。

8．特别应注意不同类型的气瓶，包括：

（1）氧气瓶　氧气瓶瓶口严禁油污；压力计要使用专门的氧压计，不能与其他的压力计混用；排放氧气时注意附近有无可燃物。

（2）氢气瓶　要在通风良好的地方缓慢打开气瓶，让气流平稳流出；不可靠近明火；要用肥皂水检漏；不可与氧气瓶存放在一起。

（3）氯气瓶　在通风良好的地方进行，不可混入水分防止腐蚀，不宜存放半年以上。

（4）氨气瓶　使用时注意通风，避免冻伤，可在有水的地方使用。

（5）乙炔气瓶　储存使用时瓶要竖放；严禁烟火，注意是否漏气。

五、高温装置

化学实验中经常使用电炉、电热套、电烤箱、马弗炉等，如果操作错误会发生烧伤、火灾或爆炸等危险。一般应注意：

1．熟悉高温装置的使用，高温实验应在具备防火设施的实验室进行。

2．做好个人的防护准备，如抗热辐射的衣服、干燥的手套、防护眼镜等。

3．高温设备要离开实验台面、墙面 1 cm 以上，与高温装置直接接触的材料必须是耐火、耐高温的。

4．高温设备禁止与水接触以防水蒸气的汽化和爆炸。

5．注意电加热设备在高温下导电性增强，防止触电。

6．加热过程中防止产生局部过热现象而出现意外。

六、低温装置

低温也是某些化学实验所必须的条件，特别是某些仪器（如磁共振仪）正常工作的基础。化学上获得低温的方法有使用冷冻机器和冷冻剂。特别是采用冷冻剂由于方法简便经常采用，如表 20-6 所示。对于冰水混合物、冰盐混合物构成的冷冻剂是普通低温，一般没有危险性，但像干冰、液氮就有冻伤的可能性，需要十分注意。

表 20-6   常见制冷剂和制冷温度

制冷剂	制冷温度（℃）
冰水混合物	−4
冰盐混合物	−20
氟利昂 22	−40.8
干冰	−78.9
氟利昂 13	−81.5
NO（液）	−89
液氧	−183
液态空气	−195
液氮	−195.8
液氢	−252.87
液氦	−268.9

使用冷冻机器和冷冻剂需要注意的是：

1．干冰与丙酮、乙醇等有机溶剂混合能得到 −80 ～ −60℃的低温，但要注意防火。

2．不要用手去触摸冷冻剂，也不得触摸装有冷冻剂的容器。

3．液氮类的液化气体不能存放在密闭的容器中，必须有排气口，放在没有阳光照射、通风良好的地方。

4．注意实验材料会由于温度很低而变脆，容易造成破裂而增加危险性。

5．液氧对皮肤、黏膜均有伤害，液氧挥发时对不易燃烧的物质也可能会引起激烈的化学反应。液氮的沸点比液氧低，液化空气随时间延长氧的含量会越来越大，危险性也增大。

6．在贮存和运输含冷冻剂的杜瓦罐注意不要受到撞击。

七、玻璃仪器

玻璃仪器在实验室中被广泛使用，普通玻璃的硬度不高，导电导热性差，容易脆裂，是产生事故的主要原因。

1. 不得使用有裂痕的玻璃仪器，特别是在加热、高压和真空的情况下。

[**事故举例**]　某学生做萃取实验前发现分液漏斗有一个裂痕，以为没有问题，但在手中刚一摇晃就裂开了。

参考处理方式：严禁使用有裂缝的玻璃仪器。使用前检查分液漏斗是否漏水，方法是关闭颈部旋塞，注入适量的蒸馏水，观察，如果不漏水，则关闭上磨口塞、左手握住旋塞，右手按住上磨口塞，倒立分液漏斗，检查是否漏水。若不漏水，则正立分液漏斗，将上磨口塞旋转180°，再次倒立分液漏斗，检查。

2. 不能加热的玻璃仪器如容量瓶、称量瓶、滤瓶、试剂瓶不得直火加热。

3. 烧杯、烧瓶及试管等能加热的玻璃仪器一般壁薄，注意均匀加热。

4. 加工玻璃仪器时要特别注意容器内不能有可燃物。

5. 平底薄壁的三角瓶不能用来做减压操作。

6. 拔出紧闭的瓶塞时不能正对着瓶口；对一时不能拔出的瓶塞不要强行用力，应先采取其他方法。

[**事故举例**]　某一个博士生，在处理久置不用的四氢呋喃时，刚一拔磨口活塞，就发生了爆炸，满脸血肉模糊。

参考处理方式：久置不用的四氢呋喃中可能有过氧化物，可采用蒸馏等方法加以提取，处理时要采取相应的安全措施，如穿戴防护品、避免直接接触药品、通风良好等。

（胡　新）

思考题

1. 下面的错误操作是化学实验室常见的，如何预防和正确操作？

　（1）用有机质匙称量二乙酰过氧物；

　（2）贮存过氧化氢浓溶液时用密封塞子；

　（3）将渗透浓硫酸的抹布与沾有废油的抹布丢弃在一起；

　（4）铝粉着火时用水灭火；

　（5）在滤纸上洗涤还原性镍催化剂然后把滤纸丢入垃圾箱中；

　（6）将经甲醇分解的金属钠丢入水中；

　（7）蒸馏苯的过程中忘记加入沸石；

（8）用丙酮洗涤烧瓶，然后置于干燥箱中进行干燥；

（9）蒸馏硝化反应物蒸至剩下很少残液；

（10）使用氰化钾后吃东西；

（11）设备发生故障切断电源开关进行修理，但未做任何提示；

（12）在实验桌上把刚加热完的电热器的电源开关断开后就离开；

（13）在高压釜里放入占容器有效容积 80% 左右的原料进行实验。

2. 化学实验室常见高温、高压设备有哪些？如何正确操作？

3. 接线板电插座是实验室常用电设备，查阅文献介绍其国家标准和使用注意事项。

第二十一章 化学实验废弃物的管理和处理

化学实验废弃物是指化学实验结束后最终形成的与实验无关且不再需要的试剂药品和相关垃圾，通常是以混合物的形态出现，包括废固、废液、废气等。化学废弃物的种类繁多，如果不加以处理和管理而直接排放到大气和水域中，就会对环境造成很大污染，严重影响人民群众的身体健康。因此对废弃物的管理是化学安全的重要方面，若疏忽大意也会造成严重事故和灾难。处理废弃物的原则是按化学危险品特性，用化学的或物理的方法处理废弃物，不得任意抛弃、污染环境。易泄漏或渗漏危险品需用容器包装密封，放在指定区域。

第一节 化学不相容物质

与工业废弃物相比，实验室废弃物的数量少但种类多，且组成也不固定，总的原则是根据废弃物的性质实行分类处理，将不相容的化学物质（表 21-1）分离开，放在各自的橱柜、箱子、试管或桶里。

表 21-1 不相容的化学物质表

化学物质	不相容的物质
乙酸	铬酸、硝酸、羟基化合物、乙二醇酯、高氯酸、过氧化物、高锰酸
丙酮	高浓度硝酸和硫磺酸混合物
乙炔	氯、溴、铜、氟、银、汞
碱及碱性金属	水、四氯化碳以及其他氯化碳氢化合物、二氧化碳、卤素
氨（无水）	汞（在压力计中）、氯、次氯酸钙、碘酒、溴、氢氟酸
硝酸铵	酸、金属粉末、硫磺、易燃液体、有机物或易燃物、氯酸盐
苯胺	硝酸、过氧化氢
含砷的物质	任意还原剂
叠氮化物	酸
溴	氨、乙炔、丁二烯、丁烷、甲烷、丙烷、氢气、乙炔二钠、苯、分隔的金属、松脂
氧化钙	水
活性炭	次氯酸钙、所有氧化剂
氯酸盐	铵盐、酸、金属粉末、硫磺、分隔的有机物或易燃物
铬酸及三氧化铬	乙酸、萘、樟脑、甘油、酒精、易燃液体
氯	氨、乙炔、丁二烯、丁烷、甲烷、丙烷、氢气、碳化钠、苯、分隔的金属、松脂
二氧化氯	氨、甲烷、磷化氢、硫化氢
铜	乙炔、过氧化氢
异丙苯过氧化氢	酸（有机和无机）

续表

化学物质	不相容的物质
氰化物	酸
易燃液体	硝酸铵、铬酸、过氧化氢、硝酸、过氧化钠、卤素
氟	其他化学物质
碳氢化合物	氟、氯、溴、铬酸、过氧化钠
氢氰酸	硝酸、碱
氢氟酸（无水）	氨（含水的、无水的）
硫化氢	硝酸气体、氧化性气体
次氯酸盐	酸、活性炭
碘酒	乙炔、氨（含水的、无水的）、氢气
汞	乙炔、雷酸、氨
硝酸盐	酸
硝酸（浓缩）	乙酸、苯胺、铬酸、氢氰酸、硫化氢、易燃液体和气体、铜、黄铜、重金属
亚硝酸盐	酸
硝基烷	无机碱、胺
草酸	银、汞
氧气	油、油脂、氢气，易燃液体、固体、气体
高氯酸	乙酸酐、铋、铋合金、酒精、纸、木头、油、油脂
过氧化物、有机物	酸（有机和无机）
白磷	空气、氧气、碱、还原剂
钾	四氯化碳、二氧化碳、水
氯酸钾	硫磺酸及其他酸
高氯酸钾	硫磺酸及其他酸
高锰酸钾	甘油、乙二醇酯、苯甲醛、硫磺酸
硒醚	还原剂
银	乙炔、草酸、酒石酸、硝酸化合物、雷酸
钠	四氯化碳、二氧化碳、水
硝酸钠	硝酸铵和其他硝酸盐
过氧化钠	乙醛、甲醇、冰醋酸、乙酸酐、苯甲醛、二硫化碳、甘油、乙酸乙酯、乙醚
硫化物	酸
硫磺酸	氯酸钾、高氯酸钾、高锰酸钾、轻金属化合物
碲化物	还原剂

资料来源于戴维斯《化学物质及实验室安全手册》。

一些主要的不能互相混合的废弃物有：①过氧化物与有机物；②氰化物、硫化物、次氯酸盐与酸；③盐酸、氢氟酸与不挥发性酸；④铵盐、挥发性胺与碱。在处理时需十分注意。

[事故举例]　某研究所废液桶多次发生爆炸，原因是将酸性液体和碱性液体、氧化性液体和还原性液体混放在一起。

参考处理方法：根据化学不相容性，应设置多个废液桶，将不能互混的废弃物质分别存放。有条件的场所这些废液桶应保持足够的距离。

第二节　化学实验室常见废弃物的处理方法

由于实验目的和内容不同，化学实验室产生的废液、废气、废固等废弃物，毒性和数量有很大差别。为了保证师生的健康，防止环境污染，对化学废弃物的管理须遵守《中华人民共和国环境保护法》《中华人民共和国大气污染防治法》和《中华人民共和国水污染防治法》等法规。废弃物需要按照操作规程进行处理，实验室对有害化学物不具备处理条件，通常运送到指定地点或专门的公司进行废弃处理。应遵循以下原则：

1．要按照国家有关规定制定详细的危险废物转移程序，移交给相关部门或公司统一处理。

2．危害废弃物接收单位如实填写接受联单，联单保存期限为5年。

3．对每种化学品的废弃物和安全处理应有明确的书面程序。

4．危险废弃物应按化学特性和危险特性，进行分类收集和暂存。废弃的化学试剂应存放在原试剂瓶中，保留原标签，并瓶口朝上放入专用废固箱中。

5．严禁将实验室危险废弃物直接排入下水道，严禁与生活垃圾、感染性废弃物或放射性废弃物等混装。

一、实验室废弃物分类处理

化学实验室废弃物分类和处理为：

（一）废气的处理

产生少量有害气体的化学实验应在通风橱内进行，废气通过排风机排到室外，避免实验室内空气污染。通风橱排气口需有一定高度，使有害气体易于扩散。产生废气量大的实验必须有吸收或处理装置，如二氧化碳、二氧化硫、氯气、硫化氢、氯化氢等可先通入碱液中，使其大部分被吸收后再排出，一氧化碳可点燃转成二氧化碳。

（二）废液的处理

分为无机和有机两类废液。废液应分类装入专用废液桶中，液面不超过容量的3/4。废液桶须满足耐腐蚀、抗溶剂、耐挤压、抗冲击的要求（将废液桶置于托盘中）。

1．无机废液类

（1）含重金属废液：废液含有任一类重金属（如铁、钴、铜、锰、镉、铅、镓、铬、钛、汞、锡、铝、镁、镍、锌、银等）。

（2）含氰废液：废液含有游离氰离子（需保存在pH10.5以上的条件下）或含氰基的化

合物（配合物）。

（3）含氟废液：废液含有氟酸或氟化合物。

（4）酸碱性废液：废液含有无机酸或碱。

2．有机废液类

（1）油脂类：如轻油、松节油、油漆、重油、杂酚油、绝缘油（脂）、润滑油、冷却油及动植物油（脂）等。

（2）不含卤素类有机溶剂类：溶剂不含脂肪族卤素类化合物或芳香族卤素类化合物，如醇、醚、酸、苯类等。

（3）含卤素类有机溶剂类：含有脂肪族卤素类化合物，如三氯甲烷（氯仿）、氯甲烷、二氟甲烷、碘甲烷等或含芳香族卤素类化合物，如氯苯、苯甲氯等。

有机溶剂的回收，乙醚、氯仿、乙醇、四氯化碳等废液都可以通过水洗后再用试剂处理，最后通过蒸馏收集沸点左右馏分。如废乙醚可置于分液漏斗中，先用水洗、中和后用 0.5% 高锰酸钾溶液洗至紫色不退，再用水洗后用 0.5% ～ 1% 硫酸亚铁溶液洗涤，除去过氧化物，再次用水洗后用氯化钙干燥、过滤、分馏、收集 33.5 ～ 34.5 ℃馏分。

（三）废固的处理

实验中出现的废固不能随便乱放，不能丢进废品箱内和排进管道中，防止火灾和环境污染，如有机性污泥。废固不能直接倒入垃圾桶，必须将其在适当的地方用适当的方法处理成无害物。有的废固具有可燃性和污染性，如废弃检查样本、废弃标本、人体或动物残肢、器官或组织、废弃透析用具、废弃血液或血液制品等。有的废固不可燃但有污染性和伤害性，如针头、刀片、缝合针、注射器、培养皿、试管、试玻片等；破碎玻璃和其他有棱角的锐利废料，不能丢进废纸篓内，要收集于特殊废品箱内处理。

对以上废弃物需要遵循：

1．要充分了解废弃物的化学性质、组成，选择无破损耐腐蚀的容器分类收集废弃物，贴上标签，注明成分、含量，并放在安全的地点妥善保存。收集废弃物的容器均需加密封盖。

2．对毒性大、易燃、发出臭味的废弃物应尽快进行处理，不能久置，通常废弃物品的堆放时间不超过 1 年。

[事故举例] 2001 年，位于常州市的某化工学院实验大楼发生火灾。据有关方面人士指出，火灾地点为实验大楼四楼的两间化工研究室，室内堆放的主要是化工产品和试验品。火势燃烧猛烈并向五楼蔓延，0 时 40 分实验大楼大火被扑灭。

参考处理方法：在实验室不准放置过量的试剂及药品（存放量：100 L 或 100 kg/50m²，其中易燃易爆类不超过 50 L 或 50 kg/50m²）。使用过的试剂及药品须分类回收，严格按程序进行回收处理。

3．废弃物中若有过氧化物、硝酸甘油等易爆炸性物质一定要谨慎处理。

4．处理废弃物的过程中要密切观察各种现象，防止意外。

5．实验后的滤纸、包药纸、一次性用品等，不要随意丢入垃圾箱内，必须放到指定的容器里；不能将装有化学废弃物质的容器或没有被漂洗的容器扔到普通垃圾堆。

6．存放废弃物品的容器必须是防漏的，受到污染的实验室垃圾（如玻璃器皿，手套，薄毛巾等）可放入干净的双层塑料袋里。

7．积极考虑废弃物的综合利用，比如将废酸、废碱互相中和，回收甲醇。

二、处理方法

对不同的化学废弃物质要根据它们的化学性质分别采用不同的方法来处理。化学实验室常用的废液处理方法有化学法（中和法、焚烧法、电解法、沉淀法、水解法）、物理法（吸附法、离子树脂交换法、蒸发浓缩法、膜分离法、萃取法）、生物处理法等。

（一）化学法

化学法是使废弃物与化学试剂发生化学反应被除去的方法，常见的有以下几种

1．中和法　　常用于处理酸、碱废液，也可将酸、碱废液互相中和。

2．还原中和法　　如 Cr^{4+} 还原成 Cr^{3+} 后再进行中和，生成难溶性的 $Cr(OH)_3$ 沉淀：

$$4H_2CrO_4 + 6NaHSO_3 + 3H_2SO_4 \rightarrow 2Cr_2(SO_4)_3 + 3Na_2SO_4 + 10H_2O$$

$$Cr_2(SO_4)_3 + 6NaOH \rightarrow 2Cr(OH)_3 \downarrow + 3Na_2SO_4$$

3．氯碱法　　含氰化物的废液，用氢氧化钠溶液调至 pH 值在 10 以上，再加入 3% 的高锰酸钾使氰化物氧化分解。氰化物含量高的废液用碱性氧化法处理，即 pH 值在 10 以上加入次氯酸钠使氰化物氧化分解。

如用含氯氧化剂分解氰基为 N_2 和 CO_2：

$$NaCN + NaOCl \xrightarrow{pH\geq10} NaOCN + NaCl$$

$$2NaOCN + 3NaOCl + H_2O \xrightarrow{pH=8} N_2 \uparrow + 3NaCl + 2NaHCO_3$$

4．氢氧化物沉淀法　　含铅、镉的废液，用消石灰 $[Ca(OH)_2]$ 将 pH 值调至 8～10，使 Pb^{2+}、Cd^{2+} 生成 $Pb(OH)_2$ 和 $Cd(OH)_2$ 沉淀，加入硫酸亚铁作为共沉淀剂。少量残渣可埋于地下。如将 Cd^{2+} 转化成难溶于水的 $Cd(OH)_2$ 而分离：

$$Cd^{2+} + Ca(OH)_2 \rightarrow Cd(OH)_2 \downarrow + Ca^{2+}$$

把 Pb^{2+} 转变成难溶性的 $Pb(OH)_2$：

$$Pb^{2+} + Ca(OH)_2 \rightarrow Pb(OH)_2 \downarrow + Ca^{2+}$$

本法可使 Zn、Fe、Mn、Ni、Cr、As、Sb、Al、Co、Ag、Sn、Bi 很多重金属生成氢氧化物沉淀而除去。

5．共沉淀法　　含汞盐的废液先调至 pH 值在 8～10，加入过量硫化钠，使其生成硫化汞沉淀，再加入共沉淀剂硫酸亚铁，生成的硫化铁将水中的悬浮物硫化汞微粒吸附共沉淀，排除清液，残渣用焙烧法回收汞，或再制成汞盐。但需注意的是一定要在通风橱内进行。含砷废液，加入氧化钙，调节 pH 值为 8，生成砷酸钙和亚砷酸钙沉淀，或调节 pH 值至 10 以上，加入硫化钠与砷反应，生成难熔、低毒的硫化物沉淀。用 Na_2S 或 $NaHS$ 把 Hg^{2+} 转变为难溶

于水的 HgS（调废液 pH=8～10），再加入共沉淀剂硫酸亚铁而分离除去。此法也适合重金属离子，如含铅、镉的废液。

6. 氧化分解法　如处理有机汞废液，用 NaOCl+NaOH、H_2SO_4 进行氧化；黄磷、磷化氢、卤素氧化磷、卤化磷、硫化磷等废液在碱性条件下用 H_2O_2 氧化；有机类废液用 H_2O_2、$KMnO_4$、NaOCl、H_2SO_4+HNO_3、HNO_3+$HClO_4$、H_2SO_4+$HClO_4$ 及铬酸等将其氧化分解；含氰基溶液在 pH > 10 的条件下用 $KMnO_4$ 使其分解，氧化后按无机废液处理。低浓度含酚废液加次氯酸钠或漂白粉使酚氧化为二氧化碳和水。

7. 焚烧法　用于可燃性物质的废液；需使用配有洗涤器的焚烧炉。适合含大量有机溶剂的废液，燃烧要置于燃烧炉中，难以燃烧的物质可与可燃性物质混合燃烧，燃烧时要注意有害气体的产生。对用氢氧化物沉淀法和共沉淀法产生的沉淀可焚烧处理。

8. 水解法　适合有机酸、无机酸的酯类和部分有机磷化合物，可加入 NaOH 进行水解。

（二）物理法

1. 吸附法　利用吸附剂对废水中某些溶解性物质及胶体物质的选择性吸附，进行废水处理的一种方法。分为物理吸附和化学吸附。物理吸附由于吸附剂分子与被吸附分子之间存在分子之间引力，化学吸附是指吸附剂与被吸附物质之间发生化学反应，生成了化学键，如处理含砷废液、除去含汞等重金属的有机废液。

2. 离子交换树脂法　主要用于重金属离子废水处理，通过离子交换剂上的可交换离子与溶液中的其他同性质离子的交换反应，去除废水中重金属离子。例如，用强碱性阴离子交换树脂吸附 Cr^{4+}，强酸性阳离子交换树脂除去 Cd^{2+}、Pb^{2+}，含硼废液用阴离子交换树脂吸附。

3. 溶剂萃取法　与水不相混合的有机废液萃取分离后焚烧处理，但形成乳浊液不能用此法。再如高浓度含酚废水用乙酸丁酯萃取，重新蒸馏回收酚。

（三）生物法

对含乙醇、乙酸、动植物油脂、蛋白质及淀粉等通过微生物的作用而容易分解的物质适用此法。

（胡　新）

思考题

1. 化学实验室经常产生的废弃物有哪些？
2. 实验室存放化学废弃物的容器如何选择？
3. 废弃的乙醚和四氯化碳如何回收利用？

第二十二章　实验室灭火

实验室火灾可能由于易燃化学物质的不当使用、电气设备故障、燃气泄漏等原因引发，对人员生命安全、设施设备及研究资料构成严重威胁。实验室需配备并维护消防设备，实验人员要熟悉火灾应急程序，如发生火灾立即报警、尝试初级灭火或及时撤离。严格执行规范操作和防火规定是预防火灾的关键。

第一节　灭火原理

危险化学品容易发生火灾、爆炸事故，但不同的化学品以及在不同情况下发生火灾时，其扑救方法差异很大，若处置不当，不仅不能有效扑灭火灾，反而会使灾情进一步扩大。此外，由于化学品本身及其燃烧产物大多具有较强的毒害性和腐蚀性，极易造成人员中毒、灼伤。因此，扑救化学危险品火灾是一项极其重要又非常危险的工作。

一、火灾类型

根据可燃物的类型和燃烧特性，火灾类型可分为：

A类　固体物质火灾，燃烧时能产生灼热的余烬，如木材、煤、棉、毛、麻、纸张等。

B类　液体或可熔化的固体物质火灾，如煤油、柴油、甲醇、乙醇、沥青、石蜡等。

C类　气体火灾，如煤气、天然气、甲烷、乙烷、氢气等。

D类　金属火灾，如钾、钠、镁、铝镁合金等。

E类　带电物体燃烧的火灾。

F类　烹饪器具内动植物油脂火灾。

二、灭火原理

根据燃烧的 3 个必要条件（可燃物、助燃剂、达到燃点）可知，只要抑制其中的一个条件就可以达到灭火的目的，因此灭火的原理有 3 种，也是主要的办法。

1. 隔离可燃物　一旦出现火情，迅速将未点燃的可燃物疏散出着火区，或者在火区的外围造出隔离带，这样可以控制火情的蔓延和扩大。比如发现燃气着火迅速关闭阀门，森林火灾挖沟隔离等。

2. 冷却降温　是最常用的灭火方法。水是最常用的灭火剂，通过喷洒大量的水和其他低温物质使正在燃烧的物质冷却到其燃点以下从而终止燃烧。比如木材的燃点约 290℃，燃烧的温度 600 ~ 900℃，通过浇水能灭火。

3. 隔绝助燃剂　因燃烧通常是在空气中进行，断绝新鲜的空气，由于燃烧过程不断消耗氧气，当氧气浓度低到一定程度后燃烧就不能持续进行，在燃烧物上覆盖砂子就是采取这一原理，此外常用还有泡沫、二氧化碳、水蒸气、干粉、湿毛毯、湿棉被等，但爆炸性物品的火灾不能使用覆盖物的方法灭火。

一旦发生火情，实验人员应及时采取灭火措施，防止火势的蔓延扩展，如立即切断电源，关闭气源阀门，关闭通风，为防止火灾危及相邻设施，必须及时采取保护措施，迅速疏散受火势威胁的物资，用湿布或石棉布覆盖火源灭火等。如果是可燃液体着火，应控制火势蔓延扩大，移除一切可燃物。若火势较猛，应根据具体情况，选用适当的灭火器进行灭火，并立即与有关部门联系，请求救援。化学危险物品、电气设备等火灾，灭火时需根据燃烧物的性质选用适当的灭火剂，使用多种灭火方法。扑救火灾的一般原则是首先报警，同时组织指挥灭火；灭火人员不应单独灭火；先救人、后救物，尽力减少生命财产损失。发生化学品火灾时，应始终保持出口清洁和畅通。灭火时还应考虑人员的安全，防止中毒和窒息。

三、几类物质的灭火注意事项

1. 气体　燃烧时应立即切断气源，而不是直接灭火，因气体继续外漏会形成爆炸性气氛，达到爆炸极限遇火星会发生爆炸，损失要比火灾大得多。液化气体类火灾，切忌盲目扑灭火势，在没有采取堵漏措施的情况下，要保持稳定燃烧。否则，可燃气体与空气混合，遇着火源就会发生爆炸。

2. 液体和固体　灭火要根据物质本身的化学和物理性质来确定具体的灭火方法。易燃固体、自燃物品一般可用水和泡沫，控制燃烧范围。在扑救过程中应不时向燃烧区域上空及周围喷射雾状水，消除周围一切火源，逐步扑灭。酒精及可溶于水的液体着火，可以用水。但不溶于水的汽油、乙醚、甲苯等有机溶剂着火，这类低闪点易燃液体的主要灭火剂为泡沫、二氧化碳、干粉和砂土，不要用水，而且闪点越低越无效；对一般易燃固体，水是首推的灭火剂，但对与水发生化学反应的物质，严禁用水、泡沫、酸碱等湿性灭火剂扑救，只能用干粉、砂土或其他适当灭火剂。爆炸物品火灾，切忌用沙土盖压，以免增强爆炸时的威力；有毒品和腐蚀品的火灾时，尽量使用低压水流或雾状水，避免腐蚀品、有毒物质溅出。遇酸类或碱类腐蚀品最好调制相应的中和剂稀释中和。

3. 不能用水灭火的情况

(1) 金属钠、钾、镁、铝粉、电石、过氧化钠着火。

(2) 比水轻的易燃液体，如汽油、苯、丙酮等着火。

(3) 有灼烧的金属或熔融物的地方着火。

(4) 电器、导线或带电系统着火。

第二节　灭火器的种类和使用

火灾发生初期，火势比较小，如能正确使用好灭火器材，就能将火灾消灭在初期阶段，不至于使小火酿成大灾，从而避免重大损失。灭火器是小型灭火装置，根据可燃物的性质应选用不同的灭火器（表22-1）。灭火器的种类按移动方式可分为手提式和推车式，按驱动灭火剂的动力来源可分为储气瓶式、储压式、化学反应式，按所充装的灭火剂则可分为泡沫、干粉、卤代烷、二氧化碳、酸碱、水等。无论用何种灭火器，皆应从火的四周开始向中心扑灭。各种灭火器存放要取用方便，注意防冻保温，防止喷口阻塞。

表 22-1　可燃物与灭火器（剂）

可燃物	灭火器或灭火剂
木材、纤维、纸张等	水或泡沫灭火器
有机液体、油脂等	二氧化碳、干粉、泡沫灭火器
可燃气体、液化气	干粉灭火器
金属、电器	干砂土、石棉布、四氯化碳灭火器

（一）泡沫灭火器

泡沫灭火器（图 22-1）喷出的是一种体积较小、比重较轻的泡沫群，其比重远小于一般的易燃液体，它可以漂浮在液体表面，将燃烧物与空气隔开，达到窒息灭火的目的。灭火器内含碳酸氢钠溶液和硫酸铝溶液，分别盛放在不同的容器中，使用时将筒身颠倒两种溶液生成硫酸氢钠、氢氧化铝及大量二氧化碳泡沫喷出。它最适用于扑救固体火灾。因为泡沫具有一定的黏性，能粘在固体表面，所以对扑救固体火灾也有效果。但金属燃烧不能用泡沫灭火器，因为活泼金属在二氧化碳中能继续燃烧。电气火灾也不能用泡沫灭火器，防止触电。泡沫灭火器不用时切勿倒置。适用对象是扑救一般 B 类火灾，如油制品、油脂等火灾，但不能扑救 B 类火灾中的水溶性可燃易燃液体的火灾，如醇、酯、醚、酮等；也可适用于 A 类火灾，不能扑救 C 类和 D 类火灾。使用泡沫灭火器时，首先要检查喷嘴是否被异物堵塞，然后用手指捂住喷嘴将筒身上下颠倒几次，将喷嘴对着火点就会有泡沫喷出。注意的是不可将筒底、筒盖对着人体，以防止万一发生爆炸时伤人。

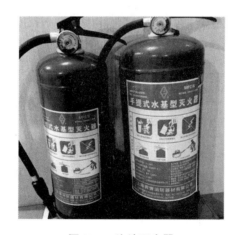

图 22-1　泡沫灭火器

（二）卤代烃灭火器

1."1211"灭火器　"1211"灭火器是利用装在筒内的高压氮气将"1211"灭火剂喷出进行灭火的，属于储压式，"1211"灭火剂分子式为 CF_2ClBr ，是使用广泛的一种卤代烷灭火剂。为低沸点的气体，具有毒性小、灭火效率高、久储不变质的特点，适应于扑救各种易燃可燃烧体、气体、固体及带电设备的火灾。使用灭火器前要拆除铅封，拔掉安全销，将喷嘴对准着火点，用力紧握压把启开阀门，使储压在钢瓶内的灭火剂从喷嘴处猛力喷出。

2. 四氯化碳灭火器   扑灭电气火灾可用，四氯化碳迅速气化成很重的气体包住燃烧物，使燃烧物与空气隔绝，因其绝缘性好，不损坏设备，特别适用于精密仪器、图书资料等。但在狭小的和通风不良的场所不能使用，因四氯化碳有毒，高温时能同金属作用产生氯气，甚至分解爆炸，也可能形成剧毒的光气，现已停止使用。钾、钠、铝等在高温时能使四氯化碳发生强烈的分解甚至爆炸，也不能用此灭火器。

（三）二氧化碳灭火器

筒内装有高压液态二氧化碳，使用时打开阀门，液态二氧化碳喷出立刻汽化，迅速降低温度同时稀释氧气浓度而灭火。由于采用的是急速降温法，瞬间能达到 −78℃，因此绝不能对人身体使用，喷射后人员要立刻离开，喷射过程中也要防止手被冻伤。由于二氧化碳灭火剂具有绝缘性好，可以用来扑灭电气引起的火灾，但不可以用于镁等活泼金属引起的火灾。适用于扑救贵重仪器和设备、图书资料、仪器仪表及 600V 以下的带电设备的初期火灾。使用二氧化碳灭火器（图 22-2）一手拿好喇叭筒对准货源，另一手打开开关即可。

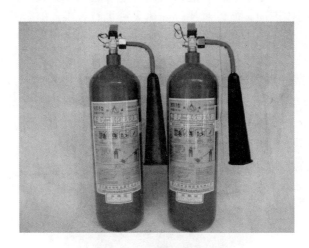

图 22-2   二氧化碳灭火器

（四）干粉灭火器

干粉灭火器（图 22-3）适用于油类、电器、可燃气体及遇水燃烧物，灭火原理是隔绝灭火，灭火剂是由具有灭火效能，经干燥、粉碎、混合而成干燥且易于流动的无机盐微细粉末，如磷酸铵盐、碳酸氢钠、氯化钾和添加剂等。通过在加压气体的推动下喷出的粉末与火焰发生作用而灭火，同时也有稀释氧和冷却的作用。干粉灭火器是以二氧化碳为动力，将粉末喷出扑救火灾的。由于筒内的干粉是一种细而轻的泡沫，所以能覆盖在燃烧的物体上，隔绝燃烧体与空气而达到灭火。因为干粉不导电，又无毒，无腐蚀作用，因此可用于扑救带电设备的火灾，也可用于扑救贵重、档案资料和燃烧体的火灾。它扑灭平面上的火效果比较好，用于一些非平面的物体着火，或者是着火的地方风力大容易把干粉吹开就无效，对垂直面和高处的火苗扑灭效果也很差。注意对电子、电器、汽车是致命的损害。适用于易燃、可燃液体、气体及带电设备的初起火灾；磷酸铵盐干粉灭火器可扑救固体类物质的初起火灾，但都不能扑救金属燃烧火灾。使用干粉灭火器时，首先要拆除铅封，拔掉安全销，手提灭火器喷射体，用力紧握压把启开阀门，储存在钠瓶内的干粉即从喷嘴猛力喷出。

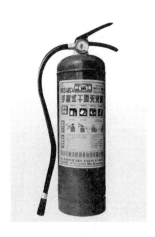

图 22-3　干粉灭火器

（五）高效阻燃灭火器

内充高效阻燃剂，为无色透明、不燃、无毒、无腐蚀、无污染的物质，可以喷射自己身上，有阻燃隔热作用，也可以灭电火，灭火效果好，无毒害。如在无法扑火的情况下，可将此灭火器（图 22-4）喷向自己，全身喷洒可以阻隔燃烧且不留污迹，然后在 1 分钟之间迅速逃离。

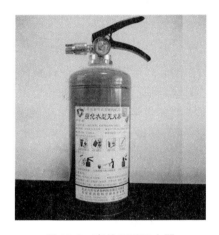

图 22-4　高效阻燃灭火器

（六）酸碱灭火器

适用于扑救 A 类初起火灾，如木、织物、纸张等燃烧的火灾，不能用于扑救 B 类火灾、C 类可燃性气体和 D 类轻金属火灾，也不能用于带电物体的火灾。

第三节　火场常识

危险化学品容易发生火灾、爆炸事故，不同的化学品在不同情况下发生火灾时扑救方法差异很大，若处置不当，不仅不能有效扑灭火灾，反而会使灾情进一步扩大。此外，由于化学品本身及其燃烧产物大多具有较强的毒害性和腐蚀性，极易造成人员中毒、灼伤，因此，扑救化学危险品火灾是一项极其重要又非常危险的工作，需要掌握一定的火场常识（图 22-5）。

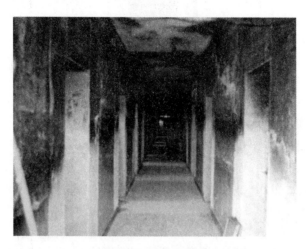

图 22-5　着火后场景

1. 实验前一定要找到安全出口指示，熟悉实验室所在建筑的消防通道，通常消防通道可以沿着墙找到的，有的楼还有墙外的楼梯可以逃生。

2. 听到着火呼救声后，不要打开门看是否真的着火，先摸摸门把手或门板，从温度确认是否着火，因为燃烧会让走廊空气稀薄，盲目打开门会将火引入房间。一旦确证已着火泼水在门板地板上，用湿毛巾等堵住门缝以延缓火势；

3. 实验中若衣服着火，可用湿布、石棉布或厚外衣裹灭，如果燃烧面积较大，可就地打滚灭火，也可用自来水冲灭，切勿奔跑。

4. 火灾初期一定要冷静，如果火势不大，要迅速切断进入火灾事故地点的一切物料；使用移动式灭火器或现场其他各种消防设备、器材扑灭初期火灾和控制火源；迅速切断电源、气源。

5. 所配备的灭火器只能扑救小火，若火势不小，就赶紧求救并迅速撤离，千万不要因为抢救财产而因小失大。

6. 撤离时猫腰用湿毛巾捂着嘴扶着墙跑，因为门是开在墙上，且火势会造成房屋坍塌，沿着墙走不易被砸死、砸伤，消防队员也是沿着墙壁搜救遇难者的，注意切勿乘坐电梯！不要匍匐前行，一是速度太慢，二是如果大家都没有匍匐可能会被踩伤；

7. 如果通道被火封住了，就躲到有窗户的房间或者阳台上去以向外求助；

8. 若在二、三楼可以跳楼求生，用织物（或者消防水带）连接成绳，也可以先将缓冲物（如棉被、床垫等）抛到地面，减小冲击。一定要记住不到万不得已，切勿跳楼！

9. 在没有防护的情况下，不要以为自己跑得快就能从火里冲出去，因为火场的温度很高，即使火苗没有扫到人，头发和衣物仍会瞬间燃烧。

（胡　新）

思考题

1．灭火的原理是什么？
2．如何选择灭火器？
3．实验室引起化学着火的原因有哪些？

参考文献

[1] 国务院．危险化学品安全管理条例（中华人民共和国国务院令第 344 号）．2002.
[2] 国务院．易制毒化学品管理条例（中华人民共和国国务院令第 445 号）．2005.
[3] 国务院．麻醉药品和精神药品管理条例（中华人民共和国国务院令第 442 号）．2005.
[4] 顾小炎．化学实验室安全管理．北京：科学技术文献出版社，2023.
[5] 王国清，赵翔．实验室化学安全手册．北京：人民卫生出版社，2012.
[6] 冯建跃．高校实验室化学安全与防护．杭州：浙江大学出版社，2013.

第二十三章 与医用化学实验安全防护相关的法规

与医用化学实验安全防护相关的法律、法规主要包括《危险化学品安全管理条例》（2013年修订）、《易制毒化学品管理条例》（2018年修正版）、《剧毒化学品购买和公路运输许可证件管理办法》，以及《作业场所安全使用化学品公约》等。

第一节 危险化学品安全管理

一、危险化学品目录

危险化学品目录，由国务院安全生产监督管理部门会同国务院工业和信息化、公安、环境保护、卫生、质量监督检验检疫、交通运输、铁路、民用航空、农业主管部门，根据化学品危险特性的鉴别和分类标准确定、公布，并适时调整。

二、危险化学品的使用和储存

1. 危险化学品安全管理，应当坚持安全第一、预防为主、综合治理的方针，强化和落实企业的主体责任。使用危险化学品的单位的主要负责人对本单位的危险化学品安全管理工作全面负责。其主要负责人必须保证本单位危险化学品的安全管理符合法律、行政法规规定和国家标准、行业标准要求的安全条件，并且建立、健全安全管理规章制度和岗位安全责任制度。

2. 使用危险化学品的单位，其使用条件（包括工艺）应当符合法律、行政法规的规定和国家标准、行业标准的要求，并根据所使用的危险化学品的种类、危险特性以及使用量和使用方式，建立、健全使用危险化学品的安全管理规章制度和安全操作规程，保证危险化学品的安全使用。

3. 使用危险化学品的单位必须对从业人员进行安全教育、法制教育和岗位技术培训。从业人员应当接受教育和培训，考核合格后上岗作业；对有资格要求的岗位，应当配备依法取得相应资格的人员。

4. 危险化学品的包装应当符合法律、行政法规、规章的规定，以及国家标准、行业标准的要求。危险化学品包装物、容器的材质以及危险化学品包装的形式、规格、方法和单件质量（重量），应当与所包装的危险化学品的性质和用途相适应。

三、危险化学品储存

1．储存危险化学品的单位，应当根据其储存的危险化学品的种类和危险特性，在作业场所设置相应的监测、监控、通风、防晒、调温、防火、灭火、防爆、泄压、防毒、中和、防潮、防雷、防静电、防腐、防泄漏以及防护围堤或者隔离操作等安全设施、设备，并按照国家标准、行业标准或者国家有关规定对安全设施、设备进行经常性维护、保养，保证安全设施、设备的正常使用。

2．危险化学品应当储存在专用仓库、专用场地或者专用储存室（以下统称专用仓库）内，并由专人负责管理；剧毒化学品以及储存数量构成重大危险源的其他危险化学品，应当在专用仓库内单独存放，并实行双人收发、双人保管制度。危险化学品的储存方式、方法以及储存数量应当符合国家标准或者国家有关规定。

3．储存危险化学品的单位，应当在其作业场所和安全设施、设备上设置明显的安全警示标志。储存危险化学品的单位，应当在其作业场所设置通信、报警装置，并保证处于适用状态。储存危险化学品的单位应当建立危险化学品出入库核查、登记制度。

四、危险化学品和储存设备的处置

储存危险化学品的单位转产、停产、停业或者解散的，应当采取有效措施，及时、妥善处置其危险化学品生产装置、储存设施以及库存的危险化学品，不得丢弃危险化学品；处置方案应当报所在地县级人民政府安全生产监督管理部门、工业和信息化主管部门、环境保护主管部门和公安机关备案。安全生产监督管理部门应当会同环境保护主管部门和公安机关对处置情况进行监督检查，发现未依照规定处置的，应当责令其立即处置。

五、危险化学品的登记与事故应急救援

1．危险化学品的登记　国家实行危险化学品登记制度，并为危险化学品安全管理、事故预防和应急救援提供技术、信息支持。危险化学品生产企业、进口企业，应当向国务院安全生产监督管理部门负责危险化学品登记的机构（以下简称危险化学品登记机构）办理危险化学品登记。对同一企业生产、进口的同一品种的危险化学品，不进行重复登记。危险化学品生产企业、进口企业发现其生产、进口的危险化学品有新的危险特性的，应当及时向危险化学品登记机构办理登记内容变更手续。

2．危险化学品的事故应急救援　危险化学品单位应当制定本单位事故应急救援预案，配备应急救援人员和必要的应急救援器材、设备，并定期组织演练。危险化学品单位应当将其危险化学品事故应急预案报所在地设区的市级人民政府安全生产监督管理部门备案。

发生危险化学品事故，事故单位主要负责人应当立即按照本单位危险化学品应急预案组织救援，并向当地安全生产监督管理部门和环境保护、公安、卫生主管部门报告；道路运输、水路运输过程中发生危险化学品事故的，驾驶人员、船员或者押运人员还应当向事故发生地交通运输主管部门报告。

发生危险化学品事故，有关地方人民政府应当立即组织安全生产监督管理、环境保护、公安、卫生、交通运输等有关部门，按照本地区危险化学品事故应急预案组织实施救援，立

即组织营救和救治受害人员，疏散、撤离或者采取其他措施保护危害区域内的其他人员；迅速控制危害源，测定危险化学品的性质、事故的危害区域及危害程度；针对事故对人体、动植物、土壤、水源、空气造成的现实危害和可能产生的危害，迅速采取封闭、隔离、洗消等措施；对危险化学品事故造成的环境污染和生态破坏状况进行监测、评估，并采取相应的环境污染治理和生态修复措施。为减少事故损失，防止事故蔓延、扩大，采取必要措施，不得拖延、推诿。

六、法律责任

1. 使用国家禁止使用的危险化学品，或者违反国家关于危险化学品使用的限制性规定使用危险化学品的，由安全生产监督管理部门责令停止生产、经营、使用活动，处 20 万元以上 50 万元以下的罚款；有违法所得的，没收违法所得；构成犯罪的，依法追究刑事责任。有前款规定行为的，安全生产监督管理部门还应当责令其对所生产、经营、使用的危险化学品进行无害化处理。

2. 危险化学品相关单位未对其铺设的危险化学品管道设置明显的标志，或者未对危险化学品管道定期检查、检测；进行可能危及危险化学品管道安全的施工作业，施工单位未按照规定书面通知管道所属单位，或者未与管道所属单位共同制定应急预案、采取相应的安全防护措施，或者管道所属单位未指派专门人员到现场进行管道安全保护指导；危险化学品包装物、容器的材质以及包装的形式、规格、方法和单件质量（重量）与所包装的危险化学品的性质和用途不相适应；未在作业场所和安全设施、设备上设置明显的安全警示标志，或者未在作业场所设置通信、报警装置；危险化学品专用仓库未设专人负责管理，或者对储存的剧毒化学品以及储存数量构成重大危险源的其他危险化学品未实行双人收发、双人保管制度；储存危险化学品的单位未建立危险化学品出入库核查、登记制度；危险化学品专用仓库未设置明显标志；危险化学品进口企业不办理危险化学品登记，或者发现其生产、进口的危险化学品有新的危险特性不办理危险化学品登记内容变更手续的，由安全生产监督管理部门责令改正，可以处 5 万元以下的罚款；拒不改正的，处 5 万元以上 10 万元以下的罚款；情节严重的，责令停产停业整顿。

3. 危险化学品相关单位对重复使用的危险化学品包装物、容器，在重复使用前不进行检查；未根据其生产、储存的危险化学品的种类和危险特性，在作业场所设置相关安全设施、设备，或者未按照国家标准、行业标准或者国家有关规定对安全设施、设备进行经常性维护、保养；未依照规定对其安全生产条件定期进行安全评价的；未将危险化学品储存在专用仓库内，或者未将剧毒化学品以及储存数量构成重大危险源的其他危险化学品在专用仓库内单独存放；危险化学品的储存方式、方法或者储存数量不符合国家标准或者国家有关规定；危险化学品专用仓库不符合国家标准、行业标准的要求；未对危险化学品专用仓库的安全设施、设备定期进行检测、检验的，由相关部门责令改正，处以罚款；拒不改正的，责令停产停业整顿直至由原发证机关吊销其相关许可证件，并由工商行政管理部门责令其办理经营范围变更登记或者吊销其营业执照；有关责任人员构成犯罪的，依法追究刑事责任。

4. 储存、使用剧毒化学品、易制爆危险化学品的单位不如实记录储存、使用的剧毒化学品、易制爆危险化学品的数量、流向；储存、使用剧毒化学品、易制爆危险化学品的单位发现剧毒化学品、易制爆危险化学品丢失、被盗，或者依照规定转让其购买的剧毒化学品、易制爆危险化学品，未易规定向公安机关报告；储存剧毒化学品的单位或剧毒化学品、易制爆危险化学品的购买单位未依规定将剧毒化学品的储存数量、储存地点以及管理人员的情况，或者购买的剧毒化学品、易制爆危险化学品的品种、数量以及流向信息报所在地县级人民政府公安机关备案的，由相关部门责令改正，可以处以罚款。

5. 危险化学品相关单位转产、停产、停业或者解散，未采取有效措施及时、妥善处置其危险化学品生产装置、储存设施以及库存的危险化学品，或者丢弃危险化学品的，由安全生产监督管理部门责令改正，处 5 万元以上 10 万元以下的罚款；构成犯罪的，依法追究刑事责任。危险化学品的单位转产、停产、停业或者解散，未依照规定将其危险化学品生产装置、储存设施以及库存危险化学品的处置方案报有关部门备案的，分别由有关部门责令改正，可以处 1 万元以下的罚款；拒不改正的，处 1 万元以上 5 万元以下的罚款。

6. 危险化学品相关单位发生危险化学品事故，其主要负责人不立即组织救援或者不立即向有关部门报告的，依照《生产安全事故报告和调查处理条例》的规定处罚。危险化学品相关单位发生危险化学品事故，造成他人人身伤害或者财产损失的，依法承担赔偿责任。

第二节　剧毒化学品管理

为加强对剧毒化学品购买和公路运输的监督管理，保障国家财产和公民生命财产安全，根据《中华人民共和国道路交通安全法》《危险化学品安全管理条例》等法律、法规的规定，制定了《剧毒化学品购买和公路运输许可证件管理办法》。

剧毒化学品，按照国务院安全生产监督管理部门会同国务院公安、环保、卫生、质检、交通部门确定并公布的剧毒化学品目录执行。

一、剧毒化学品单位的登记

国家对购买和通过公路运输剧毒化学品行为实行许可管理制度。购买和通过公路运输剧毒化学品，应当依法申请取得《剧毒化学品购买凭证》《剧毒化学品准购证》和《剧毒化学品公路运输通行证》。未取得上述许可证件，任何单位和个人不得购买、通过公路运输剧毒化学品。使用剧毒化学品的单位，应当向国务院经济贸易综合管理部门负责危险化学品登记的机构办理危险化学品登记。

储存剧毒化学品的单位，应当如实记录其储存的剧毒化学品、易制爆危险化学品的数量、流向，并采取必要的安全防范措施，防止剧毒化学品丢失或者被盗；发现剧毒化学品丢失或者被盗的，应当立即向当地公安机关报告。储存剧毒化学品的单位，应当设置治安保卫机构，配备专职治安保卫人员。

对剧毒化学品以及储存数量构成重大危险源的其他危险化学品，储存单位应当将其储存数量、储存地点以及管理人员的情况，报所在地县级人民政府安全生产监督管理部门（在港区内储存的，报港口行政管理部门）和公安机关备案。

二、剧毒化学品的安全评价

使用剧毒化学品的单位，应当对本单位的生产、储存装置每年进行一次安全评价；生产、储存、使用其他危险化学品的单位，应当对本单位的生产、储存装置每两年进行一次安全评价。安全评价报告应当对生产、储存装置存在的安全问题提出整改方案。安全评价中发现生产、储存装置存在现实危险的，应当立即停止使用，予以更换或者修复，并采取相应的安全措施。安全评价报告应当报所在地设区的市级人民政府负责危险化学品安全监督管理综合工作的部门备案。

三、剧毒化学品的记录与报告义务

剧毒化学品的使用单位，应当对剧毒化学品的产量、流向、储存量和用途如实记录，并采取必要的保安措施，防止剧毒化学品被盗、丢失或者误售、误用；发现剧毒化学品被盗、丢失或者误售、误用时，必须立即向当地公安部门报告。

四、剧毒化学品的储存

剧毒化学品必须在专用仓库内单独存放，实行双人收发、双人保管制度。储存单位应当将储存剧毒化学品的数量、地点以及管理人员的情况，报当地公安部门和负责危险化学品安全监督管理综合工作的部门备案。

五、法律责任

1. 未申领《剧毒化学品购买凭证》《剧毒化学品准购证》《剧毒化学品公路运输通行证》，擅自购买、通过公路运输剧毒化学品的，由公安机关依法采取措施予以制止，处以 1 万元以上 3 万元以下罚款；对已经购买了剧毒化学品的，责令退回原销售单位；对已经实施运输的，扣留运输车辆，责令购买、使用和承运单位共同派员接受处理；对发生重大事故，造成严重后果的，依法追究刑事责任。

2. 剧毒化学品未在专用仓库内单独存放，或者未实行双人收发、双人保管，或者未将储存剧毒化学品的数量、地点以及管理人员的情况，报相关部门备案的，由相关部门责令立即或者限期改正，处以罚款；逾期不改正的，由原发证机关吊销危险化学品生产许可证、经营许可证和营业执照；构成犯罪的，依法对负有责任的主管人员和其他直接责任人员追究刑事责任。

第三节 易制毒化学品管理

国家对易制毒化学品的生产、经营、购买、运输和进口、出口实行分类管理和许可制度。易制毒化学品分为三类。第一类是可以用于制毒的主要原料，第二类、第三类是可以用于制毒的化学配剂。

禁止走私或者非法购买、转让、运输易制毒化学品。禁止使用现金或者实物进行易制毒化学品交易。但是，个人合法购买第一类中的药品类易制毒化学品药品制剂和第三类易制毒化学品的除外。购买易制毒化学品的单位，应当建立单位内部易制毒化学品管理制度。

一、第一类易制毒化学品的购买管理

申请购买第一类易制毒化学品的，应当向行政主管部门提交企业营业执照（或组织成立批准文件）和合法使用需要的证明，行政主管部门审批通过后取得购买许可证。

申请购买第一类中的药品类易制毒化学品的，由所在地的省、自治区、直辖市人民政府食品药品监督管理部门审批；申请购买第一类中的非药品类易制毒化学品的，由所在地的省、自治区、直辖市人民政府公安机关审批。

经营单位销售第一类易制毒化学品时，应当查验购买许可证和经办人的身份证明。对委托代购的，还应当查验购买人持有的委托文书。经营单位在查验无误、留存上述证明材料的复印件后，方可出售第一类易制毒化学品；发现可疑情况的，应当立即向当地公安机关报告。

第一类易制毒化学品的销售情况，应当自销售之日起 5 日内报当地公安机关备案；第一类易制毒化学品的使用单位，应当建立使用台账，如实记录销售的品种、数量、日期、购买方等情况，并保存 2 年备查。

二、第二类、第三类易制毒化学品的购买管理

购买第二类、第三类易制毒化学品的，应当在购买前将所需购买的品种、数量，向所在地的县级人民政府公安机关备案。个人自用购买少量高锰酸钾，无须备案。第二类、第三类易制毒化学品的销售情况，应当自销售之日起 30 日内报当地公安机关备案。

三、医疗机构的易制毒化学品购买

持有麻醉药品、第一类精神药品购买印鉴卡的医疗机构购买第一类中的药品类易制毒化学品的，无须申请第一类易制毒化学品购买许可证。个人不得购买第一类、第二类易制毒化学品。

四、法律责任

1．未经许可或者备案擅自购买易制毒化学品，伪造申请材料骗取易制毒化学品购买许可证，使用他人的或者伪造、变造、失效的许可证购买易制毒化学品的，由公安机关没收非法购买的易制毒化学品，以及非法购买易制毒化学品的设备、工具，处非法购买易制毒化学品货值 10 倍以上 20 倍以下的罚款，货值的 20 倍不足 1 万元的，按 1 万元罚款；有违法所得的，没收违法所得；有营业执照的，由工商行政管理部门吊销营业执照；构成犯罪的，依法追究刑事责任。对违法行为的单位或者个人，有关行政主管部门可以自做出行政处罚决定之日起 3 年内，停止受理其易制毒化学品购买许可申请。

2．易制毒化学品购买单位未按规定建立安全管理制度，将许可证或者备案证明转借他人使用，超出许可的品种、数量购买易制毒化学品，购买单位不记录或者不如实记录交易情况、不按规定保存交易记录或者不如实、不及时向公安机关和有关行政主管部门备案销售情况，易制毒化学品丢失、被盗、被抢后未及时报告，造成严重后果，除个人合法购买第一类

中的药品类易制毒化学品药品制剂以及第三类易制毒化学品外，使用现金或者实物进行易制毒化学品交易的，由相关部门给予警告，责令限期改正，处以罚款；没收违反规定购买的易制毒化学品；逾期不改正的，责令限期停产停业整顿；逾期整顿不合格的，吊销相应的许可证。

3. 购买易制毒化学品的单位或者个人拒不接受有关行政主管部门监督检查的，由负有监督管理职责的行政主管部门责令改正，对直接负责的主管人员以及其他直接责任人员给予警告；情节严重的，分别对单位和直接负责的主管人员处以罚款；有违反治安管理行为的，依法给予治安管理处罚；构成犯罪的，依法追究刑事责任。

第四节　相关警示案例的反思与探讨

一、江苏神华药业有限公司"3·7"较大爆炸生产安全事故

2019 年 3 月 7 日上午 10 时 53 分许，江苏神华药业有限公司（以下简称神华公司）发生一起爆炸事故，造成 3 人死亡、7 人受伤，部分设备损坏和房屋倒塌，直接经济损失约 842 万元。

有关部门事后查明，事故发生的直接原因：神华公司合成二线为了提高原料利用效率，在没有进行论证和风险评估的情况下，利用现有的谷氨酰胺生产线上的不锈钢浓缩罐，并参照谷氨酰胺生产过程的浓缩工艺对阿昔莫司合成母液进行浓缩，浓缩岗位当班操作人员浓缩阿昔莫司合成母液过程中，浓缩时间过长，使罐内物料（包括阿昔莫司、阿昔莫司合成原料 5- 甲基吡嗪 -2- 羧酸和过氧化氢等）温度、浓度升高，产生激烈化学反应，引发爆炸。

二、案例分析

危险化学物品的生产、存储单位应当严格遵守安全评估制度，制度性评估有利于早发现风险和早化解危险。本案中，事故发生的直接原因是神华公司合成二线在没有进行论证和风险评估的情况下，利用现有的谷氨酰胺生产线上的不锈钢浓缩罐（该浓缩罐为风险安全生产因素）。如果使用不锈钢浓缩罐的方案进行安全性评估和可行性论证，则不会造成重大人员伤亡和经济利益损失。依据我国《危险化学品安全管理条例》第二十二条的规定："生产、储存危险化学品的企业，应当委托具备国家规定的资质条件的机构，对本企业的安全生产条件每 3 年进行一次安全评价，提出安全评价报告。安全评价报告的内容应当包括对安全生产条件存在的问题进行整改的方案。"该条规定是法规范层面上的 3 年一次安全评估，在企业内部风险自我控制方面，其理应类推式用好安全评估制度，对安全性不确定的方案开展事前安全性评估和可行性论证，从而筑牢危险化学品的生产使用安全坝。

（王　岳　王　雨）

思考题

1．根据《危险化学品安全管理条例》的规定，危险化学品的范围包括哪些物质？
2．危险化学品单位使用危险化学品，应做到哪些方面确保安全使用？
3．简述危险化学品的登记制度，以及一旦发生事故后的应急救援措施有哪些。
4．简述法律法规对剧毒化学品使用单位，在记录、报告和储存方面的要求。
5．简述法律法规对易制毒化学品的分类，以及医疗机构的易制毒化学品购买方面有哪些要求。

参考文献

1．李健，白晓昀，任正中，等．2011—2013 年我国危险化学品事故统计分析及对策研究 [J]．中国安全生产科学技术，2014，10 (06)：142-147.
2．叶元兴，马静，赵玉泽，等．基于 150 起实验室事故的统计分析及安全管理对策研究 [J]．实验技术与管理，2020，37 (12)：317-322.
3．李悦天，刘雪蕾，赵小娟，等．高校危险化学品分类分级管理实践与探索 [J]．中国环境监测，2021，37 (04)：12-19.
4．王志奎，杨文玉，张八合．化学实验室危险、剧毒、易制毒化学品的管理异同 [J]．实验室研究与探索，2011，30 (05)：189-191.

中英文专业词汇索引